Das große

LEXIKON
der
LANDAPOTHEKE

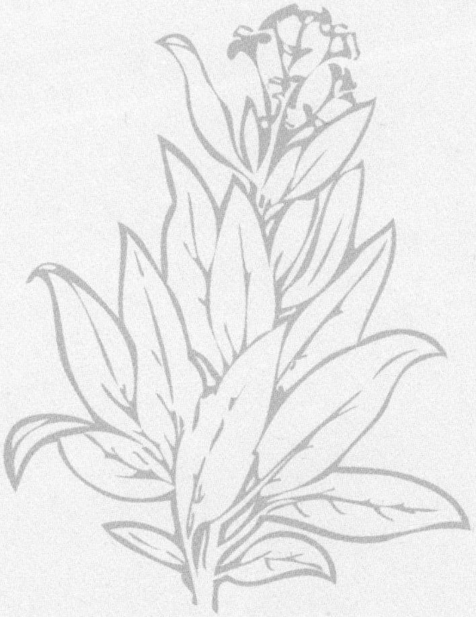

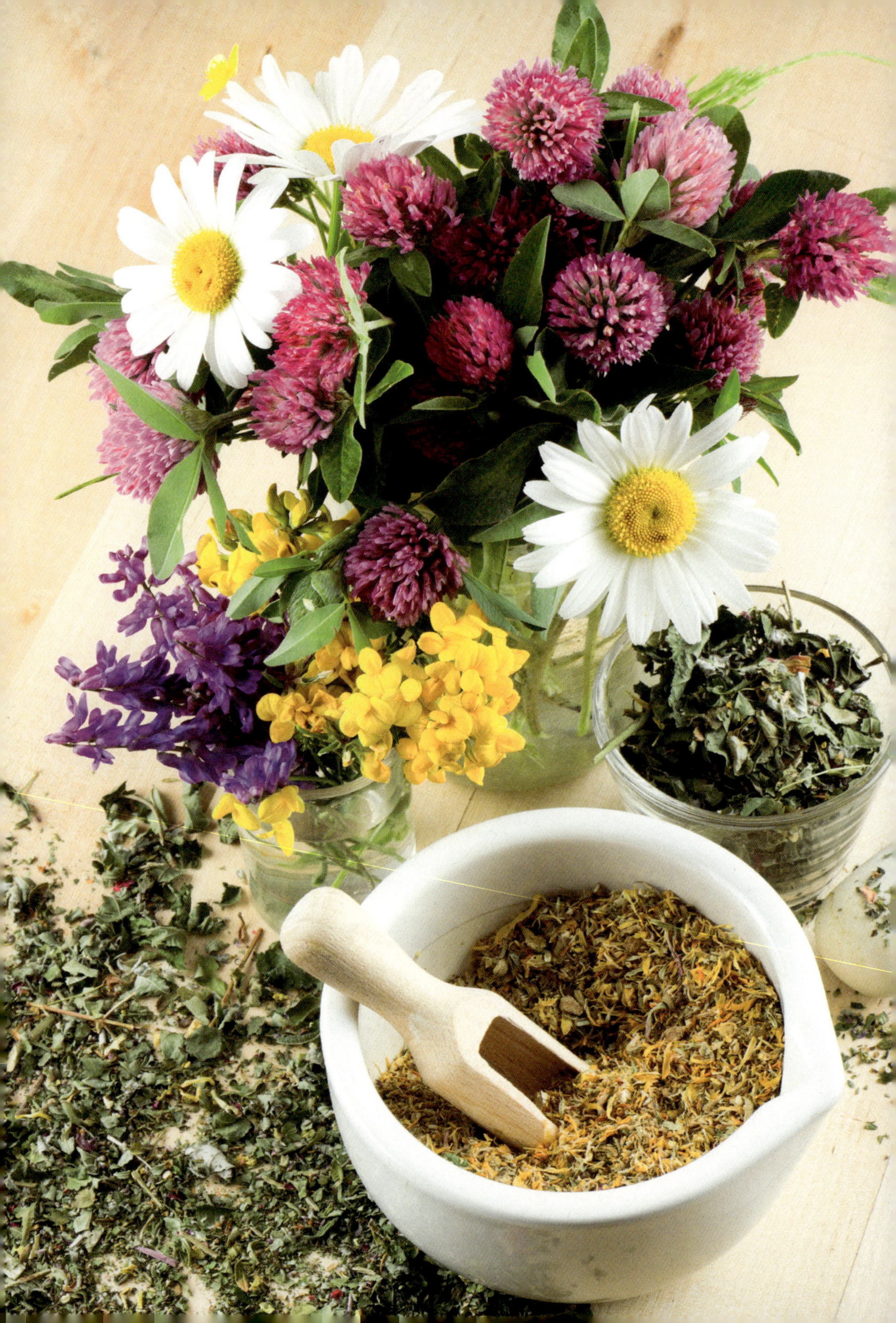

Das große
LEXIKON
der
LANDAPOTHEKE

OTUS

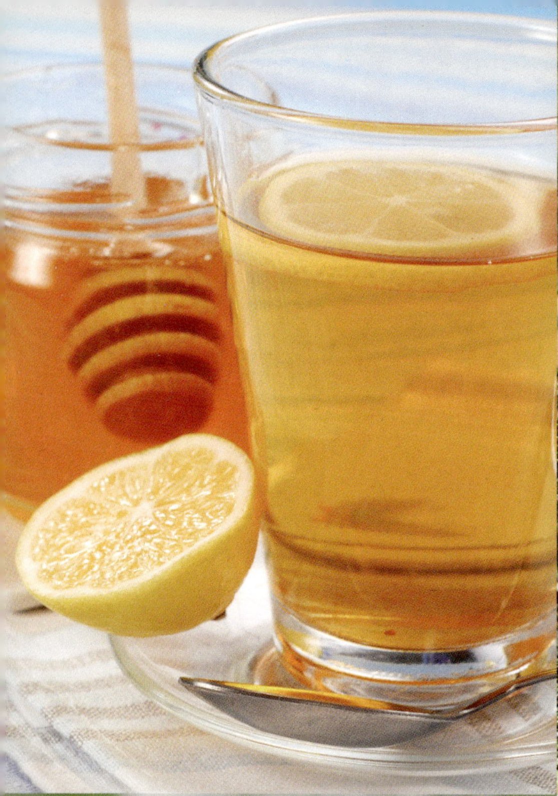
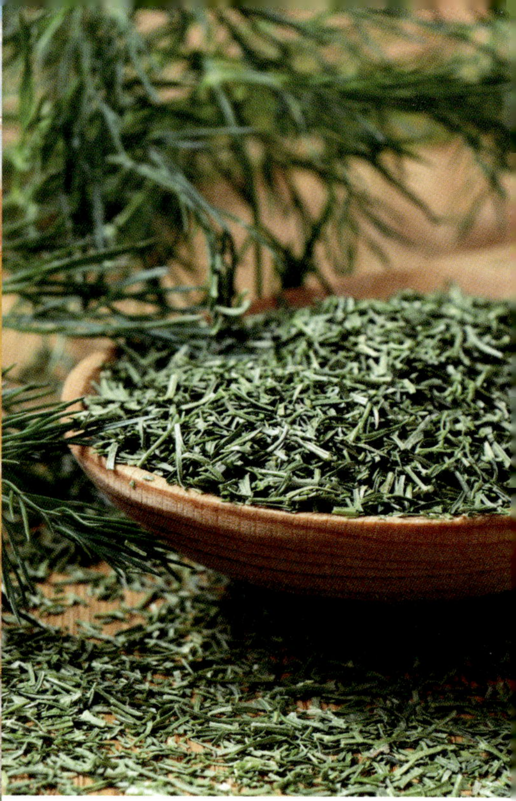
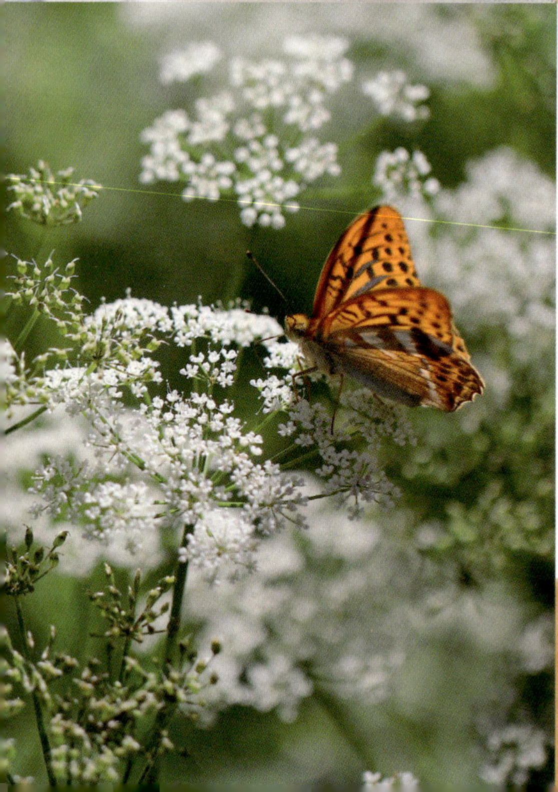
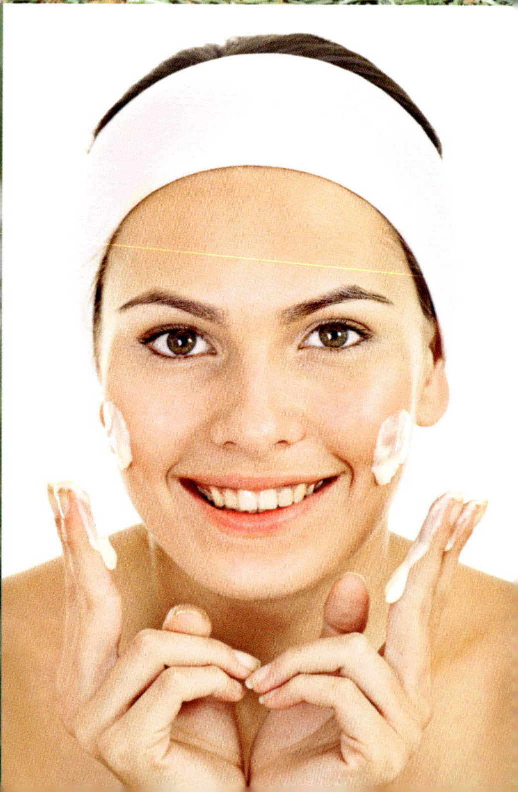

Inhaltsverzeichnis

Einleitung

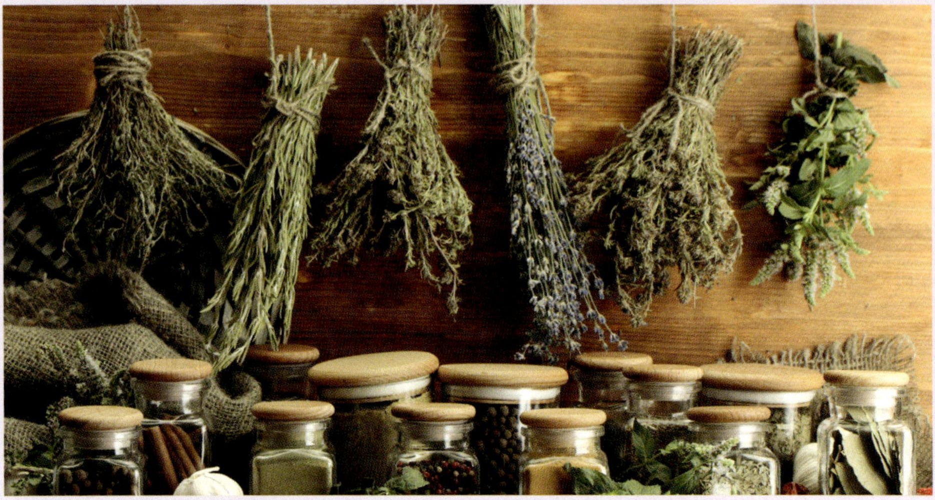

„Gegen jede Krankheit ist ein Kraut gewachsen" sagt ein altes, geläufiges Sprichwort. Es meint, dass die Natur viele Blätter, Blüten, Früchte oder Wurzeln bereithält, die der Mensch zum Gesundbleiben und Gesundwerden braucht. Ob Johanniskraut bei leichten bis mittelschweren Depressionen, kalte Güsse bei niedrigem Blutdruck oder heiße Wickel bei Magenkrämpfen – Das Wissen um die Heilpflanzen und ihren richtigen Gebrauch wurde jahrhundertelang gehütet wie ein Schatz und von Generation zu Generation weitergegeben.

In der Mitte des 20. Jahrhunderts hatte die Schulmedizin mit ihrer krankheitsorientierten Sichtweise die Naturheilkunde nahezu verdrängt. Aber seit einiger Zeit ist ein Wandel spürbar. Der Trend geht wieder zurück zur Natur. Beinahe in Vergessenheit geratene Heilverfahren erleben eine Renaissance. Immer mehr Menschen möchten ihr Wohlbefinden lieber zunächst auf natürlichem Weg unterstützen und leichte Beschwerden ganz ohne Chemie und Arzneimittel lindern. Sogar immer mehr Ärzte und Krankenkassen erkennen mittlerweile die Leistungen der Naturheilkunde an. An manchen Universitäten werden sogar entsprechende Fächer gelehrt.

Dieser Ratgeber möchte Sie deshalb zur Naturheilkunde hinführen. Aber er ist nicht zur Behandlung schwerer oder chronischer Krankheiten gedacht. Diese gehören unbedingt in die Hände eines erfahrenen Arztes.

Stattdessen soll dieses Büchlein Sie dazu ermutigen, den kleineren Unpässlichkeiten des Alltags wie Husten, Schnupfen, Magengrummeln oder Kopfschmerzen sanft selbst zu Leibe zu rücken. Und im Falle eines schwereren Krankheitsverlaufs kann es die schulmedizinische Behandlung vielleicht sogar sinnvoll ergänzen. Allerdings setzt beides ein gewisses Verständnis für den menschlichen Körper und seine Abläufe sowie einen verantwortungsvollen Umgang mit den vorhandenen Therapiemöglichkeiten voraus. Weil nicht jeder auf diesem Gebiet sicher ist, möchte Sie dieses Buch dabei an der Hand nehmen.

Deshalb erhalten Sie im ersten Teil dieses Buches einen umfassenden Einblick in den menschlichen Körper und seine Funktionsweise. Auch typische Erkrankungen und Einschränkungen werden vorgestellt. Welche Heilpflanzen für welche Körperpartien besonders nützlich sind, wird Ihnen ebenso verraten, sodass Sie gleich bei der entsprechenden Heilpflanze nachschauen können.

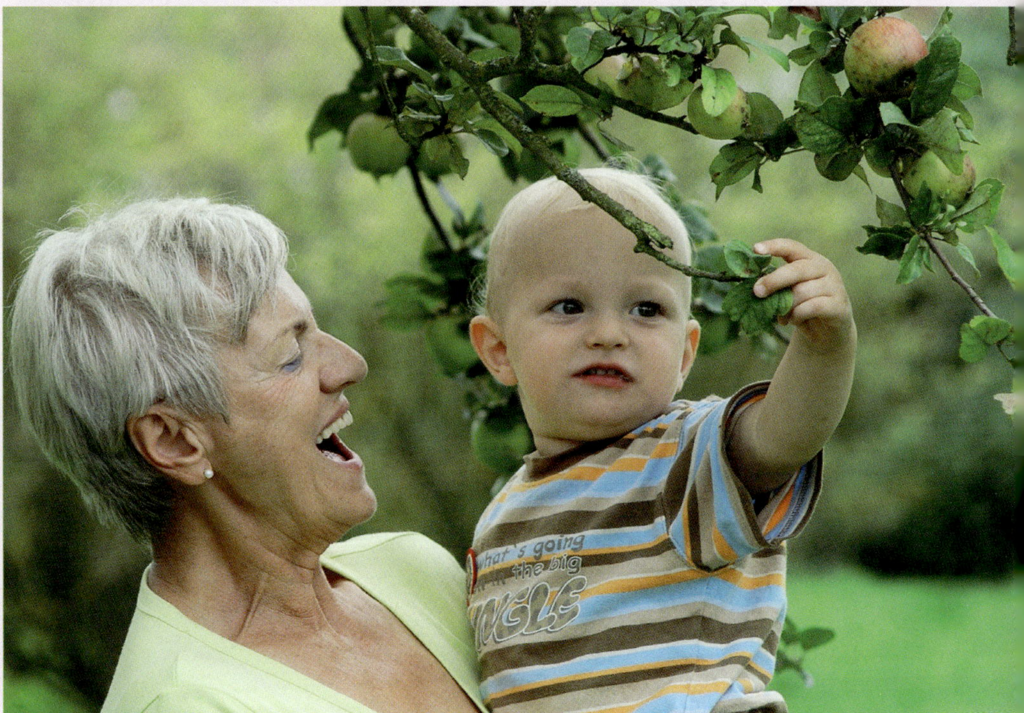

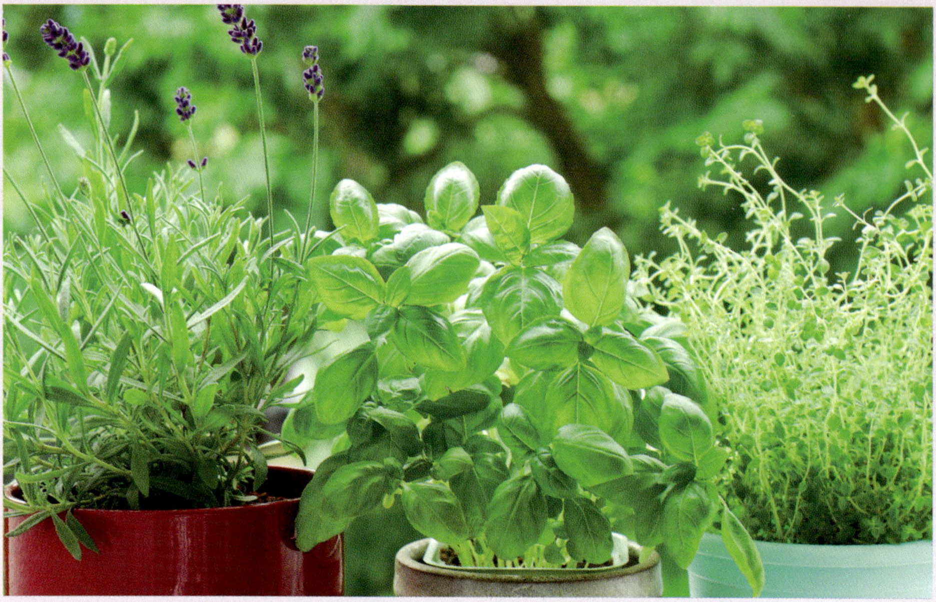

Im zweiten Teil lernen Sie mehr als 70 gängige Heilpflanzen kennen, die in Deutschland entweder wild wachsen oder über die Apotheken erhältlich sind. Sie erfahren, in welchen Pflanzenteilen die begehrten Inhaltsstoffe stecken, wie sie wirken und wozu sie eingesetzt werden können.

Im dritten Teil stellen wir Ihnen einige Anwendungen vor, die Sie ohne größere Vorkenntnisse selbst durchführen können. Es handelt sich dabei um alte Hausmittel, auf die schon die Großmutter schwor. Sie sind leicht herzustellen, die nötigen Utensilien dazu finden sich in jedem Haushalt.

Werfen Sie doch in einer ruhigen Minute mal einen Blick hinein. Am besten sogar vorsorglich, also noch bevor sich die nächste Erkältung angekündigt hat. So sind Sie im Ernstfall bei sich und Ihrer Familie gut gewappnet.

Aber auch hier gilt: Wenn sich die Beschwerden innerhalb weniger Tage nicht deutlich bessern oder sogar verschlimmern, vielleicht sogar Fieber auftritt, sollten Sie besser einen Arzt aufsuchen. Sein Einverständnis lohnt sich auch, wenn Sie an Allergien leiden, regelmäßig Medikamente (zum Beispiel Hormone) einnehmen müssen oder schwanger sind.

Viel Spaß beim Lesen und eine gute, rundum gesunde Zeit!

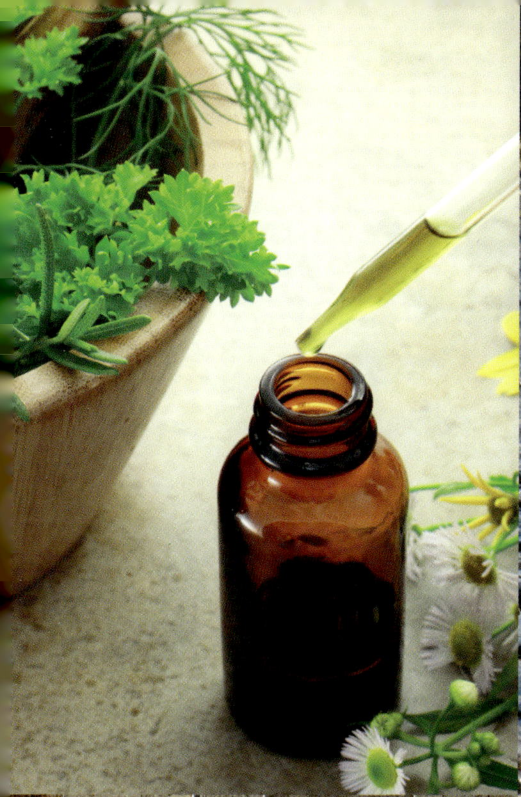
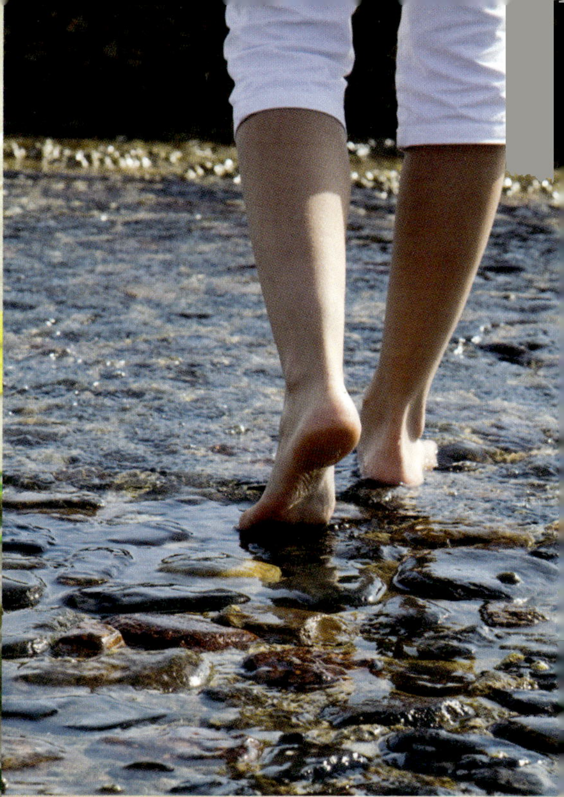
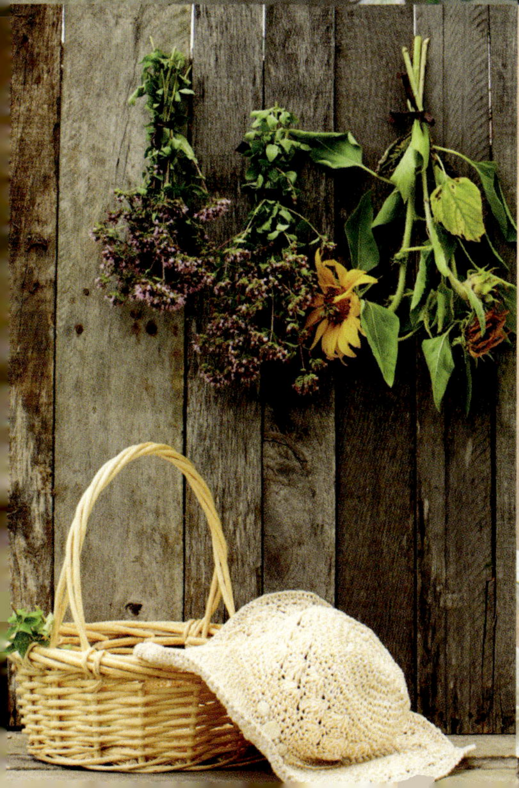
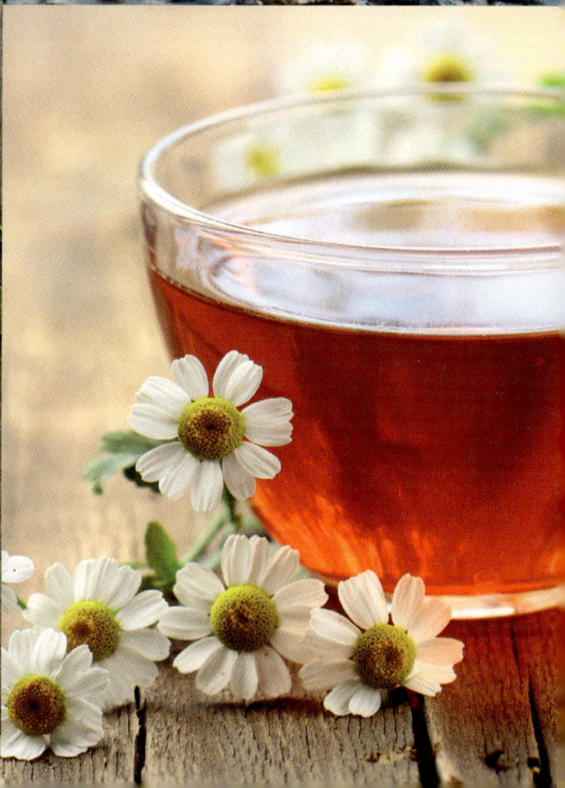

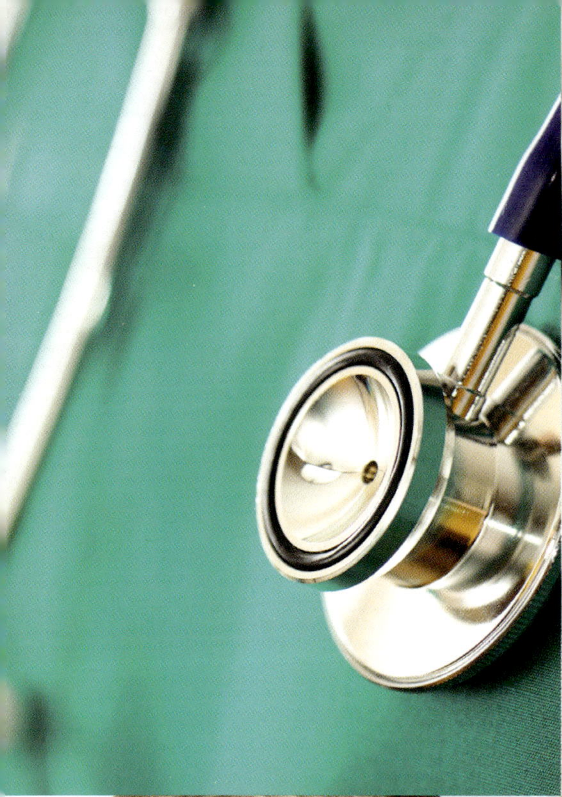
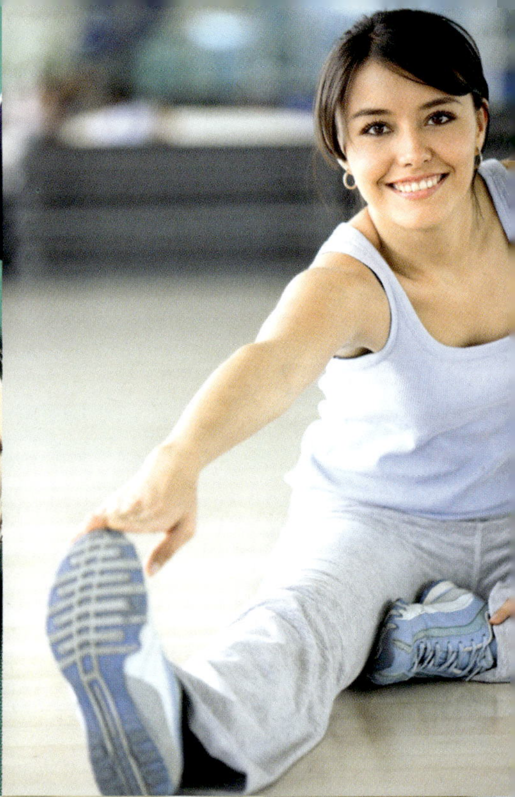
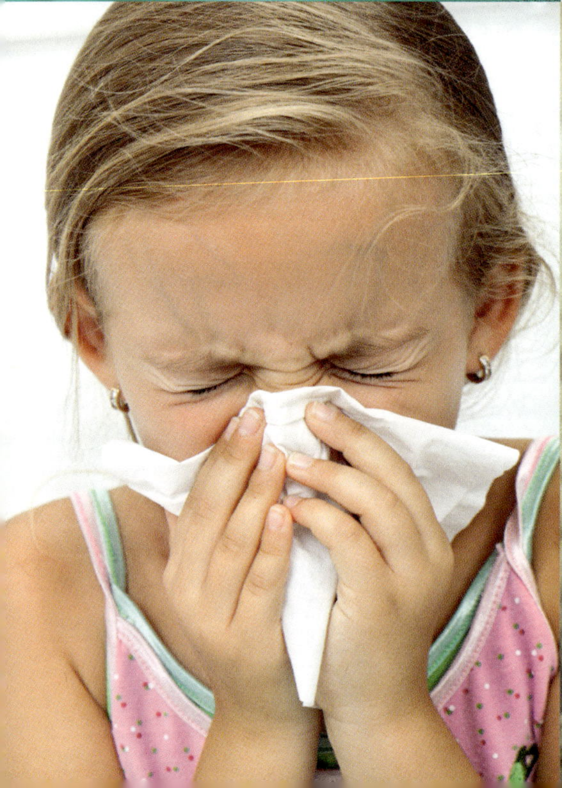
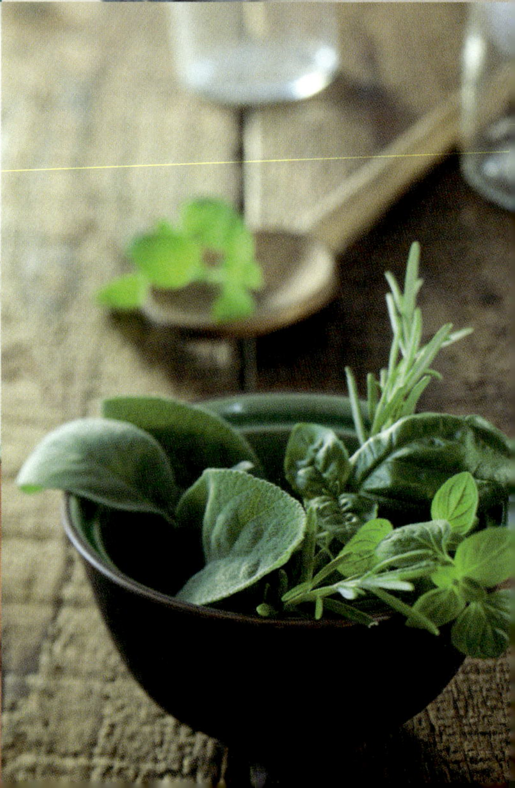

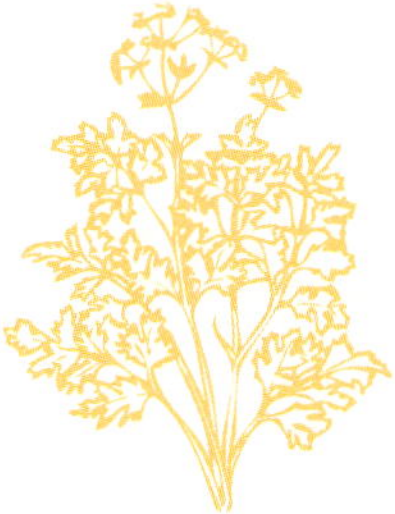

Gesundheits-lexikon *von A–Z*

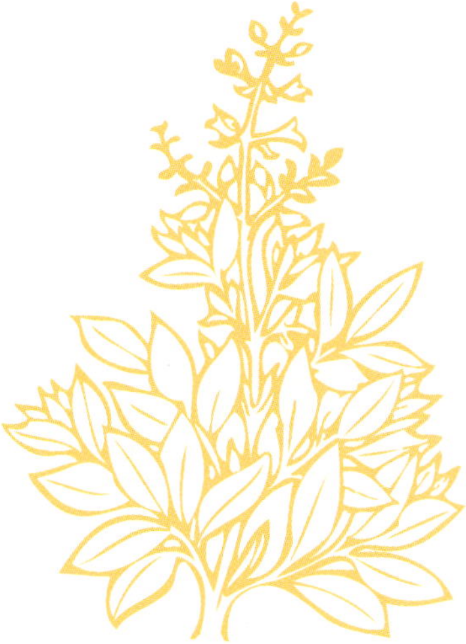

Die Atmungsorgane

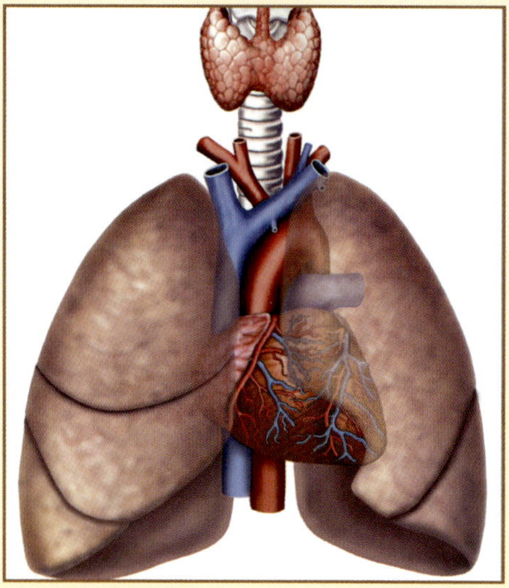

Die Anatomie

Zu den oberen Atemwegen gehören die beiden Nasenhöhlen mit der Nasenscheidewand, der Mund und der Rachenraum. Hier schließt sich der Kehlkopf an, der mit dem knorpeligen Kehldeckel die Luftröhre beim Schlucken vor Fremdkörpern schützt. Gelangen trotzdem Fremdkörper hinein, wird hier der Hustenreflex aktiviert. Im Kehlkopf wird auch die menschliche Stimme erzeugt. Unterhalb des Kehlkopfes beginnt die etwa 10 cm lange Luftröhre, die sich hinter dem Brustbein in den linken und den rechten Hauptbronchus mit je einem Lungenflügel aufteilt. Hier verzweigen sich die Bronchien in immer kleinere und feinere Äste, die Bronchiolen mit den finalen Kammern (Lungenbläschen). Zwischen den Lungenbläschen und ihren feinen Blutgefäßen findet der Gasaustausch statt: Sauerstoff aus der Atemluft gelangt ins Blut und Kohlendioxid wieder in Ausatemluft zurück. Für diesen Gasaustausch stehen ca. 100 qm an Lungenfläche zur Verfügung.

Der Atemmechanismus

In Ruhe atmet der Mensch ungefähr 16-mal pro Minute. Das entspricht etwa acht Liter Luft. Unter Belastung kommen bis zu 80 Liter pro Minute zusammen. Gesteuert wird der Atemrhythmus im Gehirn, wo der Sauerstoff- und Kohlendioxidgehalt im Blut gemessen wird. Beim Einatmen erweitert sich der Brustraum, wodurch die Atemluft in die Lungen strömt. Beim Ausatmen verkleinert er sich wieder, indem die Muskulatur und das Zwerchfell erschlafft. Das presst die Luft wieder aus den Lungen. Das Anspannen der Bauchmuskeln verstärkt den Atemmechanismus.

Typische Beschwerden

Aspiration Miteinatmen von Fremdkörpern, körpereigenen Feststoffen oder Flüssigkeiten, zum Beispiel von Erbrochenem oder Magensaft. Der überwiegende Teil wird durch einen starken Hustenreiz oder durch Niesen wieder nach draußen befördert. Gelangen diese Stoffe dauerhaft bis in die

Lungen (zum Beispiel beim Rauchen), können sie Entzündungen auslösen.

Asthma bronchiale Chronische entzündliche Erkrankung der Atemwege. Allergisches Asthma entsteht durch Allergien auf eingeatmete Stoffe, beim nicht allergischen Asthma kommen Medikamente, Infektionen und reizende Stoffe als Auslöser in Betracht. Symptome: Beim asthmatischen Anfall führt eine Verengung der Atemwege zu schwerer Atemnot, die im schlimmsten Fall zur Erstickung führen kann. Auffällig ist ein pfeifendes Geräusch beim Ausatmen. Oft tritt ein belastender Hustenreiz hinzu. Behandlung: Bei einem Anfall sollte der Erkrankte vorsichtig beruhigt und ihm bekannte Inhalationssprays gegeben werden. Eine aufrecht sitzende Position mit nach hinten aufgestützten Armen kann die Atmung verbessern. Geht der Anfall nicht vorüber oder verschlimmert sich die Situation, handelt es sich um einen Notfall. Dann ist unter Angabe des Erstickungsnotfalls schleunigst ein Arzt zu rufen. Grundsätzlich sollte die Ursache einer Asthmaerkrankung beseitigt werden. Leider ist dies oft nur teilweise möglich. Zur Linderung der Beschwerden stehen aber viele Medikamente zur Verfügung. Patient und Arzt erarbeiten ein Behandlungsschema, das vom Patienten eingehalten werden sollte. Er sollte seine Notfallmedikamente immer griffbereit halten und sein Umfeld sowohl über seine Erkrankung als auch über Notfallmaßnahmen unterrichten.

Auswurf Schleim, der mit eingeatmetem Staub durch Husten ausgestoßen wird. Bei Erkrankungen kann der Auswurf auch Blut oder Eiter enthalten. Seine Untersuchung auf Inhalt und Zusammensetzung kann Aufschluss über Erkrankungsursachen geben.

Bronchitis Meist durch Viren verursachte Entzündung der unteren Luftwege. Typisch sind schmerzhafter Husten, Fieber und Kopfschmerzen, manchmal von Auswurf begleitet.

Brustschmerzen Überwiegend vom Brustkorb ausgehende Schmerzen, meist infolge von Erkältungen, Stößen oder Rückenschmerzen. Länger anhaltende Beschwerden sollten vom Arzt abgeklärt werden, um eine Lungenentzündung oder einen Herzinfarkt auszuschließen.

Erkältung Oftmals primär durch Viren verursachte Entzündungen der Atemwege, bei der klarer Schleim durch die Nase austritt. Häufig befallen zudem Bakterien die entzündeten Schleimhäute. Folge ist eine eitrige Entzündung, der Auswurf wird trübe. Gegen bakterielle Entzündungen helfen Antibiotika, gegen virale Infekte sind sie wirkungslos.

Kurzatmigkeit, Atemnot Behinderung der normalen Atmung, zum Beispiel durch behinderte Luftwege oder Erkrankungen der Lunge, des Herzens oder Stoffwechsels. Auch Muskellähmungen oder Rippenbrüche führen zu Atemnot.

Lungenemphysem Überblähung der Lungenbläschen, die in der Folge miteinander verschmelzen und größere, unelastischere Emphysemblasen bilden. Da die Gasaustauschfläche und die Elastizität der Lunge durch diesen Prozess eingeschränkt werden, kommt es zu Atemnot und einer Sauerstoffminderversorgung.

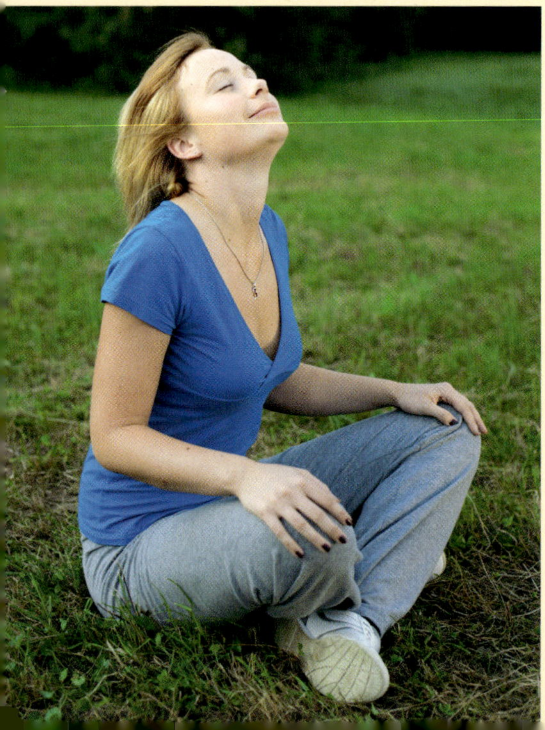

Lungenentzündung Durch Bakterien ausgelöste Entzündung des Lungengewebes, meist durch eine verminderte Immunabwehr infolge einer Grund- oder Vorerkrankung begünstigt. Lungenentzündungen gehören zu den häufigsten Todesursachen weltweit. Symptome: Husten, Atemnot, Fieber, Schüttelfrost und ein allgemeines Schwächegefühl. Die so genannte atypische Pneumonie macht sich durch Kopf- und Gliederschmerzen und trockenen Husten bemerkbar. Allerdings kann es dem Patienten jedoch gut gehen. Behandlung: Bettruhe, Schonung und insbesondere ausreichendes Trinken reichen neben Antibiotika bei jüngeren, abwehrstarken Patienten meist aus. Abwehrschwache Menschen benötigen oft eine intensive medizinische Betreuung.

Lungenödem Flüssigkeitseinlagerung im Lungengewebe, meist als Folge einer Grunderkrankung. Das Lungenödem führt zu Atemnot und macht sich durch rasselnde Geräusche bemerkbar.

Mukoviszidose, Zystische Fibrose Erbkrankheit mit zähem körpereigenen Schleim, zum Beispiel in den Atemwegen. Regelmäßig treten hier entzündliche Erkrankungen auf, da sie durch den Schleim ständig gereizt werden (Husten). Hinzu kommen Verdauungsstörungen mit Durchfall. Die Erkrankung mindert die Lebenserwartung.

Pilzerkrankungen der Lunge Durch Pilzsporen (zum Beispiel Candida albicans) in der Atemluft ausgelöste Infektion der Atemwege, meist durch eine eingeschränkte Immunabwehr begünstigt (zum Beispiel eine HIV-Infektion). Bei gesunden Menschen richten Pilzsporen normalerweise keinen Schaden an.

Pseudo-Krupp auch: Kehlkopfkartarrh. Schleimhautschwellung im Kehlkopf- und Rachenraum, die eine Verengung der Atemwege verursacht. Ähnlich dem Krupp-Syndrom fallen Heiserkeit und ein bellender Husten auf, Pseudo-Krupp wird allerdings von Viren ausgelöst. Die Krankheit betrifft vor allem junge Kinder, die schlimmstenfalls daran ersticken können.

Schlafapnoe Atemunregelmäßigkeiten mit Atempausen während des Schlafs. Symptome: Menschen mit Schlafapnoe sind mit Sauerstoff unterversorgt und können sich nur schlecht erholen.Der gestörte Nachtschlaf kann extreme Müdigeit am Tag verursachen und zu gravierenden Belastungen im Alltag führen. Oft sind Konzentrationsstörungen, Vergesslichkeit, Angstzustände und Depressionen die Folge. Behandlung: Die Gründe der Schlafapnoe sind zu klären und möglichst zu beseitigen. Die Sauerstoffversorgung im Schlaf verbessert sich durch eine Atemmaske mit kontinuierlichem Atemluftüberdruck.

Schnarchen Laute Atemgeräusche beim Schlafen durch Luftverwirbelungen an Kehlkopf und Gaumensegel. Grundsätzlich kann Schnarchen bei jedem Menschen auftreten. Es wird jedoch ein Zusammenhang von Schnarchen und Alkoholgenuss vermutet. Auch eine behinderte Nasenatmung (zum Beispiel bei Polypen) oder eine Infektion können Auslöser sein.

Seitenstechen Stichartige Schmerzen in den seitlichen Flanken während oder nach verstärkter Atmung (zum Beispiel durch Sport). Als Ursache werden Muskeldehnungsschmerzen des Zwerchfells vermutet.

Hilfreiche Heilpflanze

- **Huflattich**

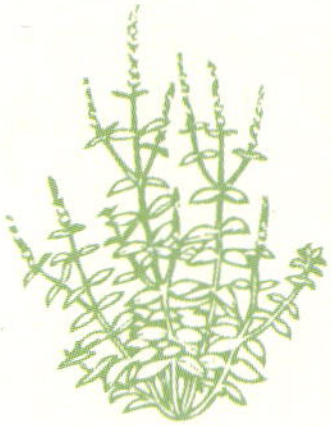

Das Auge

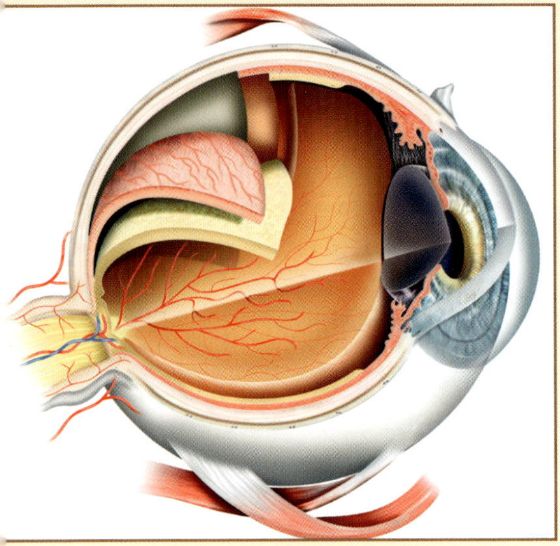

Die Anatomie

Der Augapfel liegt in der Augenhöhle und hat die Form einer Kugel. Von außen nach innen besteht er aus drei Häuten: der Lederhaut, der Aderhaut und der Netzhaut.

Die Lederhaut ist eine harte weiße und größtenteils undurchsichtige Membran. Sie fängt den Binnendruck des Auges auf und schützt den Augapfel vor Verletzungen durch Schläge oder Stöße. Im vorderen Abschnitt geht sie in die dünnere und durchsichtige Hornhaut über. Die mittlere Aderhaut ist reich an Blutgefäßen, um die benachbarten Schichten zu ernähren. Pigmentzellen geben ihr eine schwarze Farbe und machen den Augapfel zu einer Dunkelkammer, in die Licht nur durch die Pupille einfallen kann. Der vorderste Abschnitt der Aderhaut wird als Regenbogenhaut (Iris) bezeichnet. Ihren Namen hat sie von den Pigmenten, denen sie ihre individuelle Farbe verdankt. Sie funktioniert wie die Blende einer Kamera, indem sie den Lichteinfall in das Auge durch Verengung oder Weitung der Pupille reguliert. Das erfolgt durch unwillkürliche Muskelkontraktionen und hat Einfluss auf das Scharfsehen: Das Auge sieht so die nahen Dinge besser und deutlicher. Die Netzhaut ist die innerste der Augenhäute. Sie ist für die Bildentstehung verantwortlich, indem sie die optischen Signale in elektrische umwandelt und zur Auswertung an das Gehirn weitergeleitet.

Für das Farbensehen sind etwa 3 bis 6 Millionen Zapfenzellen auf der Netzhaut verantwortlich, hinzu kommen 75 bis 125 Millionen Stäbchenzellen für die Schwarzweißempfindung. Auf sie trifft das einfallende Licht, nachdem es Hornhaut, vordere Augenkammer, Pupille, Linse und Glaskörper durchlaufen hat. Nun wird der Lichtreiz von den Zapfen und Stäbchen verarbeitet und als Nervenimpuls über den Sehnerv zum Gehirn geleitet. Unser Auge kann bis zu 160 verschiedene Farbtöne unterscheiden, wobei die Farbstärke von der Lichtstärke abhängt.

Typische Beschwerden

Altersweitsichtigkeit Fehlsichtigkeit aufgrund eines altersbedingten Elastizitätsverlustes der Linse. Sie bricht das Licht nicht mehr in der Stellung, die für ein nahes Sehen nötig ist. Meist hilft eine Lesebrille.

Bindehautentzündung Entzündung der Augenbindehaut durch Bakterien, die oft mit Fremdkörpern eingeschleppt werden. Da die Entzündung auf die Hornhaut (Hornhautentzündung) übergreifen kann und ein Fremdkörpergefühl am Auge hervorruft, sollte eine Bindehautentzündung vom Augenarzt behandelt werden.

Doppeltsehen Optische Fehlsichtigkeit des Auges, bei der die Bilder beider Augen nicht deckungsgleich sind. Ganz gleich, ob es plötzlich auftritt oder allmählich – Doppeltsehen ist grundsätzlich ein alarmierendes Zeichen. Verletzungen, Entzündungen oder Durchblutungsstörungen können die Ursache sein. Störungen können auch bei der Übertragung der Seheindrücke zum Gehirn und bei der Verarbeitung der Eindrücke im Gehirn selbst auftreten.

Farbenblindheit Eine meist erbliche Farbfehlsichtigkeit, bei der die Farben eines Grundfarbbereiches nicht klar von denen eines anderen Grundfarbbereiches unterschieden

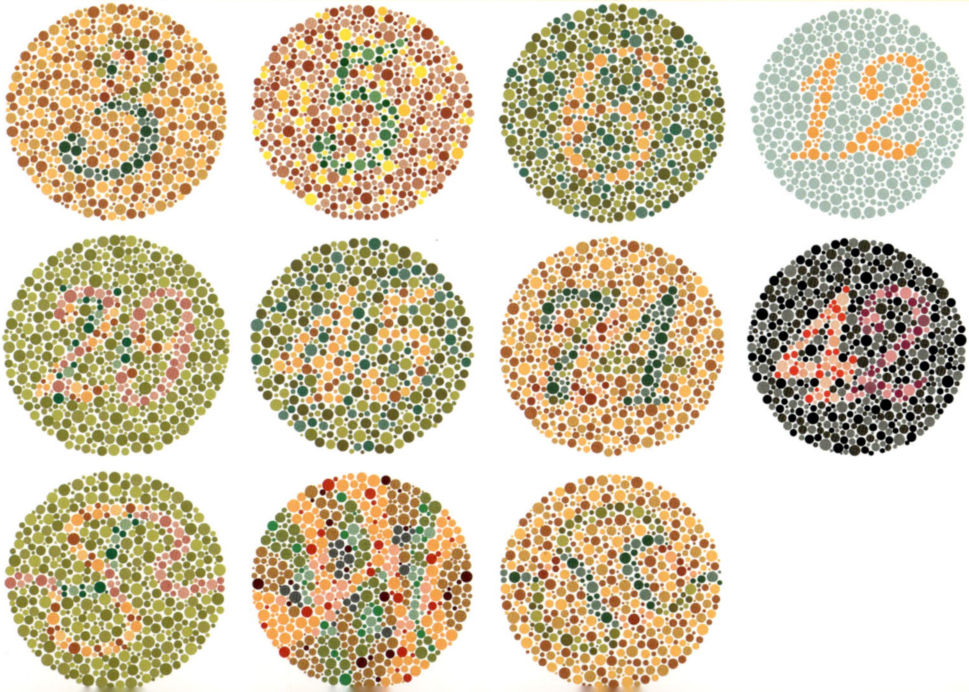

werden können (zum Beispiel Rotgrünschwäche). Eine vollkommene Farbblindheit, die durch die Unfähigkeit gekennzeichnet ist, überhaupt Farben sehen zu können, kommt selten vor.

Fremdkörpergefühl Gefühl eines Fremdkörpers auf dem Augapfel oder unter den Augenlidern. Oft befindet sich tatsächlich ein Fremdkörper am Auge, es kommt allerdings auch vor, dass die Gleitfähigkeit der Augenlider durch einen Mangel an Tränenflüssigkeit vermindert wird. Das reizt das Auge. In diesem Fall muss künstliche Tränenflüssigkeit eingeträufelt werden.

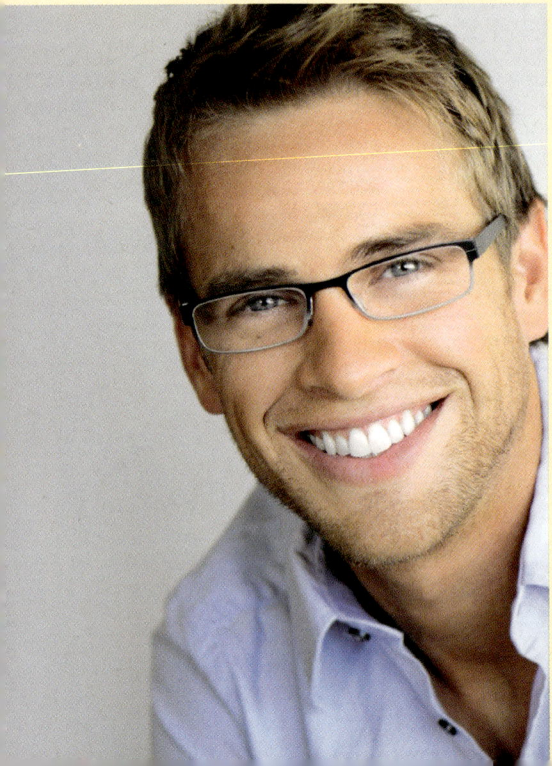

Gerstenkorn Knoten im Bereich des Augenlides, der durch Entzündung einer Tränendrüse entsteht. Er wird nicht besonders groß und heilt normalerweise von alleine ab.

Gesichtsfeldausfälle Sehstörung, bei der gering durchblutete Netzhautanteile ihren Bildanteil nicht richtig verarbeiten können, sodass dieser in der Berechnung des Gesamtsichteindrucks im Gehirn fehlt. Im Normalfall beginnt das Gehirn, die fehlenden Informationen mit denen des gesunden Auges zu kompensieren, sodass der Patient bei länger bestehenden Netzhautschäden trotzdem einen kompletten Seheindruck erhält. Oftmals liegen Durchblutungsstörungen der Netzhaut zugrunde. Weiterhin kommen Schäden an der Netzhaut vor, die in der ersten Zeit den Patienten störende Gesichtsfeldausfälle verursachen.

Glaukom auch: Grüner Star. Erhöhter Augeninnendruck, der zur Erblindung führen kann. Er entsteht zum Beispiel durch einen verstopften Abflusskanal für das Kammerwasser und tritt häufig zusammen mit erhöhtem Blutdruck auf. Die Patienten sehen verschwommen, leiden unter heftigen Kopfschmerzen bis zu Übelkeit und Erbrechen. Ein solcher Glaukomanfall ist ein Notfall und muss sofort ärztlich behandelt werden.

Hagelkorn Knoten im Bereich des Augenlides, der durch Entzündung einer Talgdrüse entsteht. Das Hagelkorn wird etwa erbsengroß und in der Regel operativ entfernt.

Hornhautentzündung Entzündung der Augenhornhaut, meist von Bakterien oder Viren ausgelöst. Um eine dauerhafte Hornhautschädigung zu vermeiden, gibt man frühzeitig Antibiotika und versucht die Entzündung abzuwenden.

Hornhautverkrümmung Unregelmäßige Krümmung der Hornhaut. Sie führt dazu, dass die einfallenden Lichtstrahlen nicht richtig auf der Netzhaut abgebildet werden. Diese oft angeborene Störung lässt sich durch eine Brille oder Kontaktlinsen beheben.

Hornhautverletzungen Verletzungen der Hornhaut, meist durch einen Fremdkörper (Steine, auch Chemikalien) ausgelöst. Insbesondere bei Kontakt mit Chemikalien müssen die Augen sofort mit klarem Wasser gespült werden, Berührungen des Auges sind zu vermeiden, ein Augenarzt sollte aufgesucht werden. Verletzungen der Hornhaut können zu bleibenden Sehveränderungen führen. Daher ist beim Arbeiten mit Maschinen oder Chemikalien stets eine Schutzbrille zu tragen.

Katarakt auch: Grauer Star. Linsentrübung, die meist im höheren Lebensalter auftritt und die Sehkraft fortschreitend einschränkt, bis nur noch Hell- und Dunkelunterschiede wahrgenommen werden können. Die Behandlung erfolgt operativ, wobei nach der Entfernung der getrübten Linse eine künstliche Linse eingesetzt wird.

Kurzsichtigkeit Optische Fehlsichtigkeit des Auges, bei der nur nahe gelegene Gegenstände scharf gesehen werden. Kurzsichtigkeit lässt sich einfach mit einer Brille oder Kontaktlinsen ausgleichen.

Makuladegeneration Funktionsverlust der Sehzellen im Bereich des schärfsten Sehens, das Gesichtsfeld bleibt bis auf sein Zentrum intakt. Man unterscheidet die ererbte Form der Makuladegeneration von der altersbedingten.

Hilfreiche Heilpflanzen

- Fenchel
- Petersilie
- Veilchen

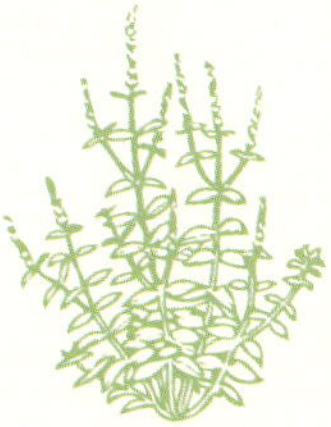

Netzhautablösung Ablösung der inneren Anteile der Netzhaut von ihrer Versorgungsschicht. Während kleinere Ablösungen oftmals unbemerkt ablaufen, schränken großflächige Ablösungen das Sehen ein. Sie müssen untersucht und eventuell mit einer Laserbehandlung behoben werden.

Rotes Auge Erweiterung der feinen Blutgefäße des Auges, meist durch Reizung infolge von Fremdkörpern (Staub, Wimpern). Manchmal steckt eine Entzündung oder allergische Reaktion dahinter.

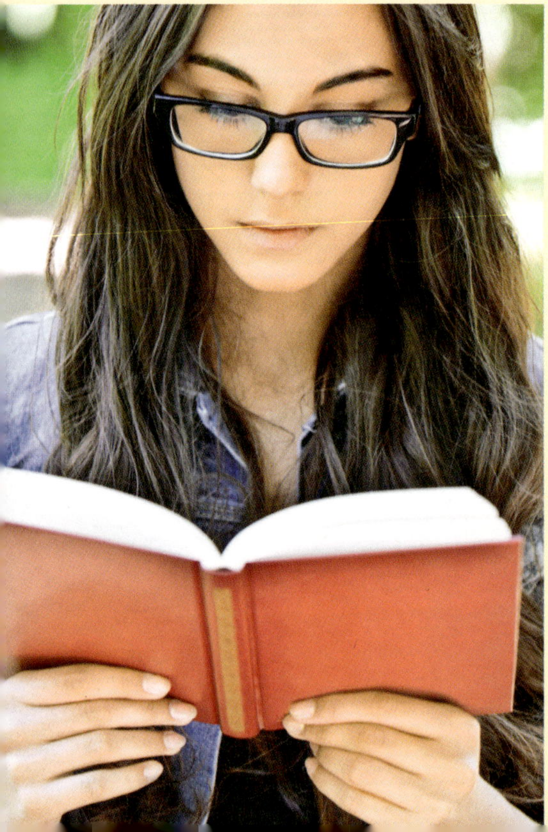

Rotgrünblindheit Häufige Form der Farbblindheit.

Schielen Gleichgewichtsstörung des Augenmuskels, die eine Fehlstellung der Augen bewirkt. Je nach Stellung der Augen zueinander unterscheidet man zwischen Innen- und Außenschielen. Leichte Achsabweichungen sowie die daraus entstehenden Bildfehler werden mit geeigneten Brillen beziehungsweise Linsen korrigiert. Starkes, lange anhaltendes und sehr auffälliges Schielen mit großer Beeinträchtigung des Sehbildes bedarf meist einer Operation.

Sehbehinderung Einschränkung des Sehens, meist durch eine Störung der Hornhaut, der Linse, des Glaskörpers oder der Netzhaut. Es kann aber auch vorkommen, dass der Sehnerv geschädigt ist oder Sehbahnen im Hirn nicht richtig funktionieren (selten).

Weitsichtigkeit Optische Fehlsichtigkeit des Auges, bei der nur weit gelegene Gegenstände scharf gesehen werden. Weitsichtigkeit lässt sich einfach durch eine Brille oder Kontaktlinsen ausgleichen.

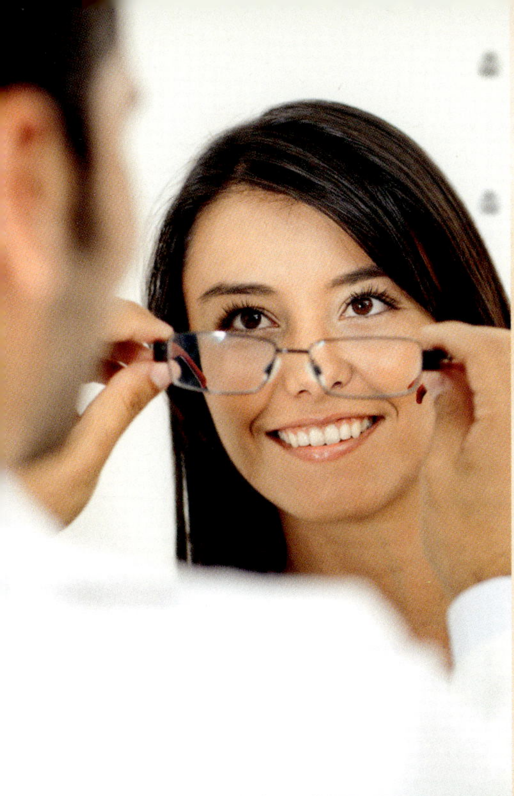
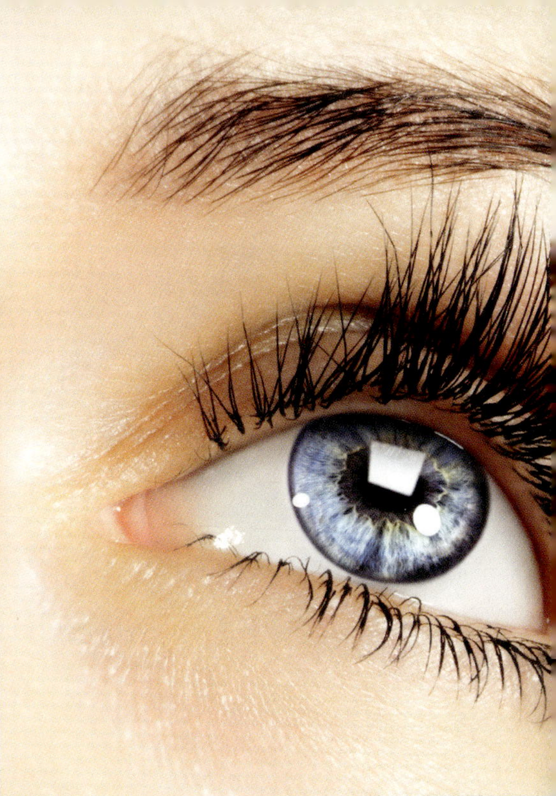
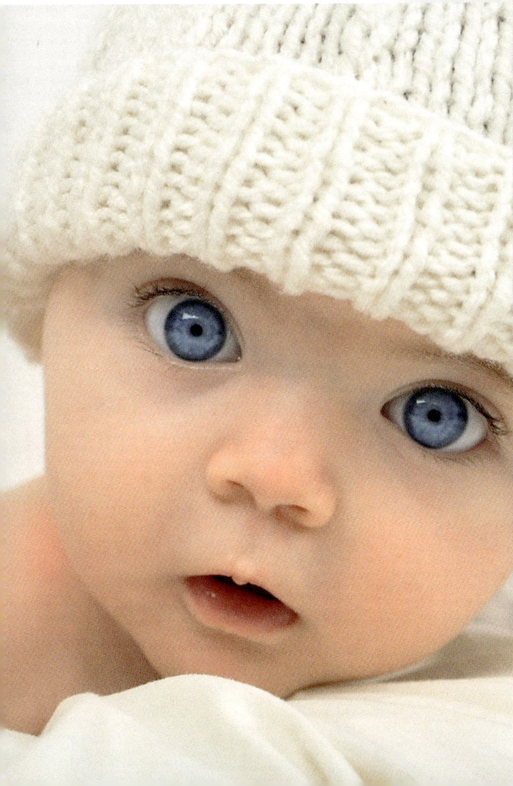
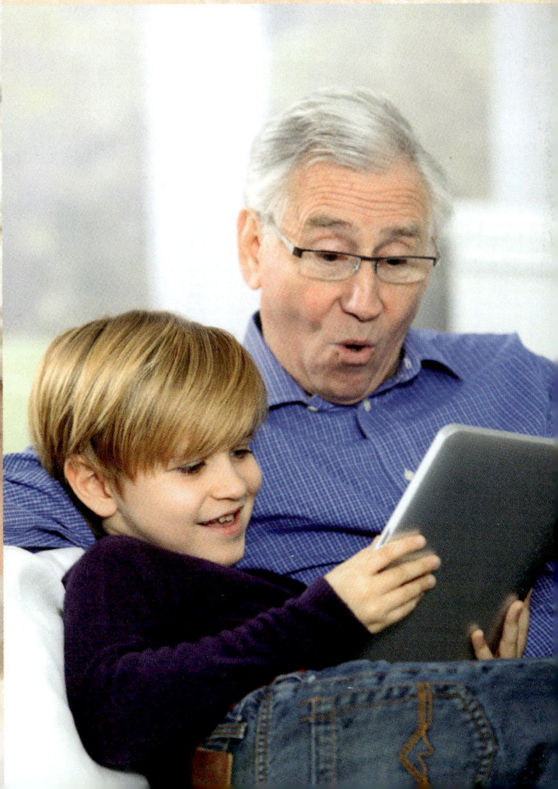

Der Bewegungsapparat

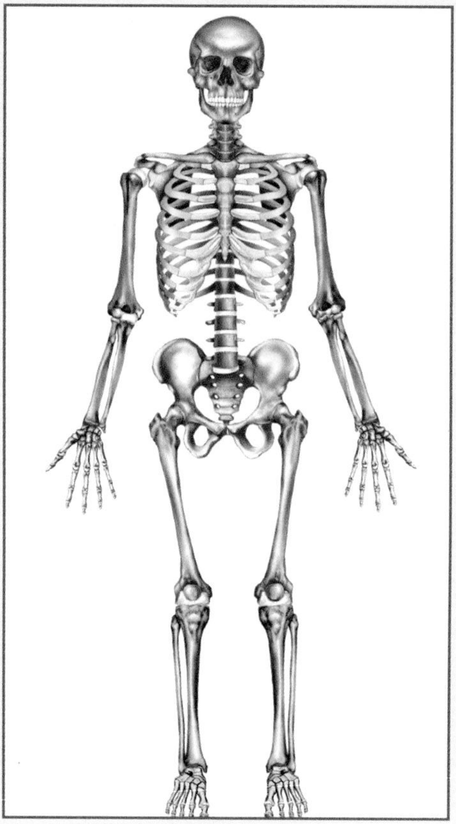

Das Skelett

Das Skelett ist das Knochengerüst des Menschen. Es besteht aus mehr als 200 Knochen und macht beim Erwachsenen im Schnitt etwa 18 Prozent des Körpergewichts aus. Die einzelnen Knochen variieren je nach Lage und Funktion und unterscheiden sich zum Beispiel durch ihre Größe. So kann der Oberschenkelknochen einer großen Person bis zu einem halben Meter lang werden, während das Gehörknöchelchen im Ohr nur wenige Millimeter misst. Das Skelett schützt die lebenswichtigen Organe, wie die Schädelknochen das Gehirn und die Rippen das Herz und die Lunge.

Die einzelnen Knochen sind durch unterschiedliche Mechanismen miteinander verbunden. Bei den sogenannten kontinuierlichen Knochenverbindungen sind sie durch Bänder, Knorpel- oder Knochensubstanz fest und nahezu unbeweglich verknüpft, wie etwa bei den Schädelknochen oder an der Verschmelzung der Kreuzbeinknochen. Diskontinuierliche Knochenverbindungen sind das, was umgangssprachlich als „Gelenk“ bezeichnet wird: die Enden von mindestens zwei Knochen, zwischen denen der Gelenkspalt liegt. Hinzu kommen eine mit Schleimhaut ausgekleidete Gelenkkapsel und, je nach Aufgabe des Gelenks,

Der Aufbau

Der Bewegungsapparat ist ein Überbegriff für die Gesamtheit der Knochen und Gelenke sowie der daran ansetzenden Bänder, Sehnen und Muskeln. Mit seiner Hilfe werden dem Menschen die Bewegung im Raum und das mechanische Einwirken auf seine Umwelt möglich. Auch die Verständigung durch Sprache, Gestik und Mimik sind Funktionen des Bewegungsapparats.

zusätzlich stabilisierende Bänder, Bandscheiben und Schleimbeutel. Unterschiedliche Gelenkformen sind das Kugelgelenk (z.B. Schultergelenk), das Scharniergelenk (z.B. zwischen Elle und Oberarm), das Eigelenk (z.B. zwischen Hand und Speiche), das Sattelgelenk (z.B. am Daumen) und das Drehgelenk (z.B. zwischen Elle und Speiche).

Die Muskulatur

Die Bewegung in den Gelenken wird durch die Skelettmuskulatur möglich, vor allem durch ihre Fähigkeit zur Verkürzung. Das ist durch ihren Aufbau aus einzelnen bis zu 12 Zentimeter langen Muskelfasern möglich. Die Skelettmuskulatur ist willentlich beeinflussbar. Das unterscheidet sie von der sogenannten Glatten Muskulatur, die zum Beispiel im Magen-Darm-Trakt oder den Blutgefäßen auftritt. Ihre Kontraktion erfolgt langsam und unwillkürlich, ausgelöst zum Beispiel durch Impulse des vegetativen Nervensystems. Muskulatur befindet sich auch in Ruhe in einem Spannungszustand, dem Ruhetonus (Tonus). Die Kraft eines Muskels ist abhängig von dem Querschnitt seiner Muskelfasern.

Typische Beschwerden

Arthritis Entzündliche Gelenkerkrankung. Unterschieden wird die bakterielle Form von der nicht bakteriellen, zu der unter anderem die rheumatoide Arthritis zählt. Angegriffene Gelenke können dabei zerstört werden. Typische Symptome sind lokale Rötungen, Schwellungen, Überwärmung, Funktionsbehinderungen und Schmerzen. Bakterielle Entzündungen werden mit Antibiotika behandelt. Eine rheumatoide Arthritis ist mit Medikamenten nur schwer zu beeinflussen. Oft wird das betroffene Gelenk bzw. Teile davon operativ entfernt.

Arthrose Nicht entzündliche Gelenkerkrankung, bei der Gelenke durch Abnutzung geschädigt oder zerstört werden. Ständige Bewegungseinschränkungen und Schmerzen sind die Folge. Eine Heilung ist nicht möglich, man kann lediglich die Beschwerden lindern und das Fortschreiten der Krankheit verlangsamen. In schweren Fällen muss das Gelenk durch eine Endoprothese, ein implantiertes Kunstgelenk, operativ ersetzt werden.

Bandscheibenvorfall Erkrankung der Wirbelsäule, bei der die Bandscheibe auf die Nerven im Wirbelkanal drückt. Ein Bandscheibenvorfall entsteht oft durch Abnutzung oder Fehlbelastung und ist von Schmerzen und Funktionsausfällen begleitet. Die Behandlung erfolgt meist durch Krankengymnastik, in schweren Fällen muss operiert werden.

Gelenkversteifung Vollständige Gelenksteife, zum Beispiel nach einer schweren Verletzung wie einem komplizierten Bruch oder einer starken Entzündung.

Gicht Stoffwechselstörung infolge eines erhöhten Harnsäurespiegels, bei der Harnsäure in den Gelenken auskristallisiert. Abwehrzellen versuchen, die Fremdkörper abzubauen, es entsteht eine schmerzhafte Entzündung. Es empfiehlt sich eine purinarme Diät (Verzicht auf Innereien, Hülsenfrüchte, Alkohol). Auch entzündungshemmende Medikamente können helfen.

Hexenschuss Umgangssprachliche Bezeichnung für einen plötzlich auftretenden Schmerz im Rücken, oftmals mit Bewegungseinschränkungen verbunden. Ursache ist meist ein eingeklemmter Ischiasnerv, meist durch eine ruckartige oder ungeschickte Bewegung. Schmerzstillende und entzündungshemmende Medikamente sowie eine Chiro- und Physiotherapie können hilfreich sein.

Karpaltunnelsyndrom Chronische Druckschädigung des Medianusnervs im Verlauf an der Innenseite des Handgelenks (so genannter Karpaltunnel), oft nach Brüchen oder entzündungsbegleitenden Schwellungen. Das Karpaltunnensyndrom verursacht meist nächtliche starke Schmerzen und Missempfindungen

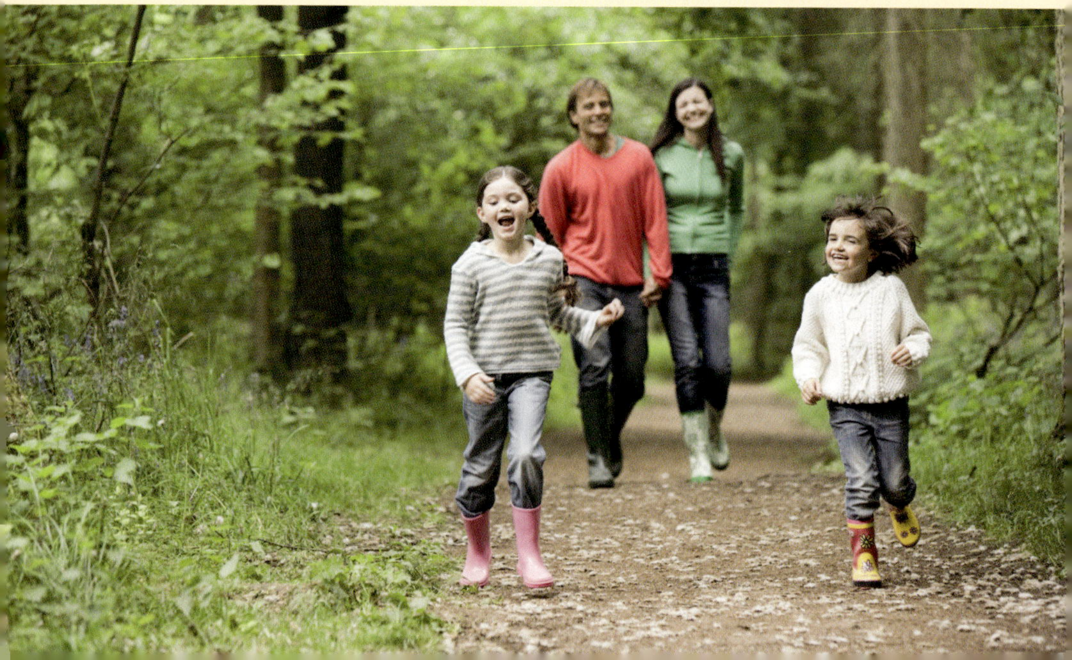

an der Hand. Die Verengung lässt sich operativ beheben.

Kniegelenkserguss Vermehrte Flüssigkeitsansammlung im Kniegelenk, zum Beispiel durch eine Entzündung, Verletzung oder Überbeanspruchung. Das Gelenk schmerzt und wird in seiner Funktion behindert. Geht die Schwellung bei Ruhigstellung nicht von selbst zurück, muss das Gelenk punktiert werden.

Knochenmarksentzündung Entzündung der Knochenmarkhöhle oder des Knochens selbst, etwa durch Bakterien. Häufig dringen Staphylokokken über das Blut oder direkt über einen offenen Knochenbruch in den Knochen ein. Sie verursachen Reaktionen der körpereigenen Abwehr und stören die Durchblutung, sodass der Knochen absterben kann. Häufig ist eine Operation notwendig.

Rachitis Knochenerweichung aufgrund eines Vitamin-D-Mangels. Vitamin D wird mit Hilfe von Sonnenlicht in der Haut produziert und ist wichtig für den Aufbau von Kalzium im Knochengewebe. Ein Mangel an Licht und Kalzium verhindert die ausreichende Verkalkung der Knochen – sie weichen auf. Besonders für Kinder im Wachstum ist deshalb eine ausreichende Vitamin-D- und Kalziumversorgung wichtig.

Rückenschmerzen Schmerzen oder Unbehagen im Rückenabschnitt, der sich von den untersten Rippen bis zum unteren Ende des Gesäßes erstreckt. In vielen Fällen ist schlechtes Sitzen und zu wenig Bewegung die Ursache. Manchmal steckt auch ein Bandscheibenvorfall, Osteoporose oder eine verbogene Wirbelsäule (Skoliose) dahinter.

Schiefzehe Krankhafte Fehlstellung der großen Zehe. Ursache ist meist zu spitzes/enges Schuhwerk.

Sehnenscheidenentzündung Entzündung der Sehnenscheiden, vor allem im Handgelenk oder dem Sprunggelenk. Ursache ist oftmals eine Überbelastung, die die Seh-

Hilfreiche Heilpflanzen

- Arnika
- Beinwell
- Gänseblümchen
- Gartenkürbis
- Johanniskraut
- Löwenzahn
- Meerrettich
- Pfefferminze
- Ringelblume
- Wacholder

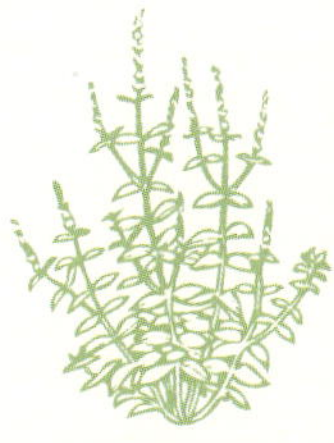

nenscheiden entzünden lassen. Bei Schonung heilt die schmerzhafte Entzündung meist von allein ab. Bei häufigen Entzündungen können die Sehnenscheiden vernarben und die Bewegung der Sehnen behindern, dann sind sie operativ zu entfernen.

Skoliose Seitliche Verformungen der Wirbelsäule. Diese Fehlstellungen verursachen, je nach Heftigkeit, im Laufe des Lebens zunehmend Probleme wie Bandscheibenvorfälle und auffällige Haltungsschäden.

Tennisarm Schmerzhafte Reizung der Sehnenansätze von Muskeln des Unterarms. Schonung, Krankengymnastik, Massagen, Reizstrom und entzündungshemmende Medikamente können helfen.

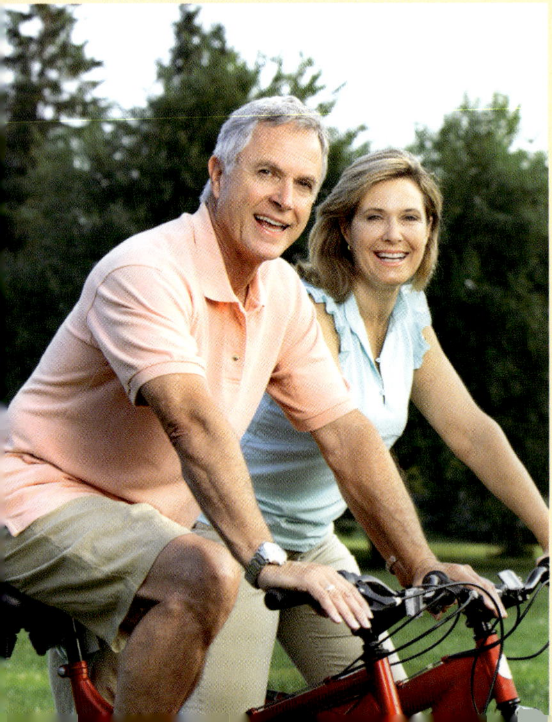

Überbein Umgangssprachliche Bezeichnung für eine gutartige Geschwulstbildung im Bereich einer Gelenkkapsel oder oberflächlichen Sehnenscheide. Der Grund für ihre Entstehung ist unbekannt; eine Über- oder Fehlbelastungen des Gelenkes wird als Ursache angenommen. Wenn sie stören oder schmerzen, werden sie meist operativ entfernt.

X-Beine/O-Beine Abweichungen von der Ideallinie der Stellung des Oberschenkelknochens zu Becken und Unterschenkel. Abweichungen der Knie nach außen werden als O-Beine, Abweichungen nach innen als X-Beine bezeichnet.

Zerrung Überdehnung einzelner Muskelfasern, Sehnen und Bänder nach plötzlicher Überbeanspruchung. Das betroffene Körperteil schmerzt und schwillt an. Oft hilft längerfristige Schonung, wobei die Beweglichkeit durch vorsichtige Bewegung erhalten werden sollte. Mögliche Entzündungen können durch Salbenverbände verhindert werden. Gründliches Aufwärmen vor dem Sport mindert das Risiko für eine Zerrung.

Das Blut

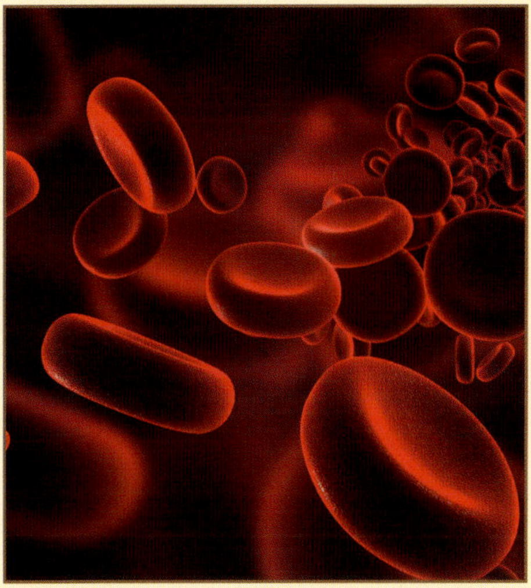

Funktionen des Blutes

Das Blut dient in erster Linie dem Transport und hält so das innere Milieu des Körpers im Gleichgewicht. Auf seinem Weg durch den Körper wird seine Zusammensetzung permanent verändert. So befördert es Sauerstoff von der Lunge zu den Geweben und nimmt auf seinem Rückweg zur Lunge Kohlendioxid mit. Es transportiert Nährstoffe aus dem Darm zu den Orten ihres Verbrauchs und befördert unverwertbare Substanzen zu den Ausscheidungsorganen. Außerdem speichert es Wärme, indem es die in der Muskelarbeit gebildete Energie aufnimmt und sie im Körper verteilt. Weitere wichtige Aufgaben sind der Schutz vor übermäßigem Blutverlust durch seine Fähigkeit, zu gerinnen und so Wunden zu schließen. Außerdem schützt es den Körper vor Eindringlingen, sodass es an der körpereigenen Abwehr beteiligt ist. Der Anteil des Blutes am Körpergewicht beträgt etwa 6–8 Prozent. Beim Erwachsenen entspricht dies einem Blutvolumen von 4–6 Litern. Der Großteil davon ist das flüssige Plasma, in dem die zellulären Bestandteile (Erythrozyten, Leukozyten und Thrombozyten) und sonstige Substanzen wie Elektrolyten (vor allem Salz), Transportproteine, Hormone und Nahrungsbestandteile schwimmen.

Die Erythrozyten

Die Erythrozyten bilden den größten Anteil an den Blutkörperchen. Es sind kernlose, in der Mitte eingedellte Scheiben. Ihre Form bringt eine große Oberfläche mit sich und begünstigt so den Gastransport. Dazu notwendig ist sein roter Farbstoff Hämoglobin, das Sauerstoff binden kann. Erythrozyten sind verformbar und können so auch winzige Haargefäße passieren. Sie werden im Knochenmark gebildet. Nach einer Lebensdauer von 100–120 Tagen im Blut werden sie von Zellen in der Leber, der Milz und dem Knochenmark aufgenommen und abgebaut. Dabei bildet sich aus dem Hämoglobin der Gallenfarbstoff Bilirubin.

Die Leukozyten

Die Leukozyten sind kernhaltige Zellen. Im Körper übernehmen sie eine Art Polizeifunktion. Sie sind beweglich und dadurch in der Lage, die Wände der Blutgefäße zu durchdringen. Durch Bakterien, Bakteriengifte, abnorme Körperzellen oder Antigen-Antikörper-Komplexe werden sie angelockt, können den ganzen Erreger oder auch Teilchen aufnehmen und durch Enzyme zerstören. Ihre Anzahl kann sich deshalb je nach Zustand des Organismus stark verändern.
So nimmt die Leukozytenzahl nach einer Mahlzeit leicht, bei entzündlichen Erkrankungen stark zu.
Leukozyten werden ebenfalls im Knochenmark gebildet. Ihre Lebensdauer liegt bei höchstens zwei Tagen.

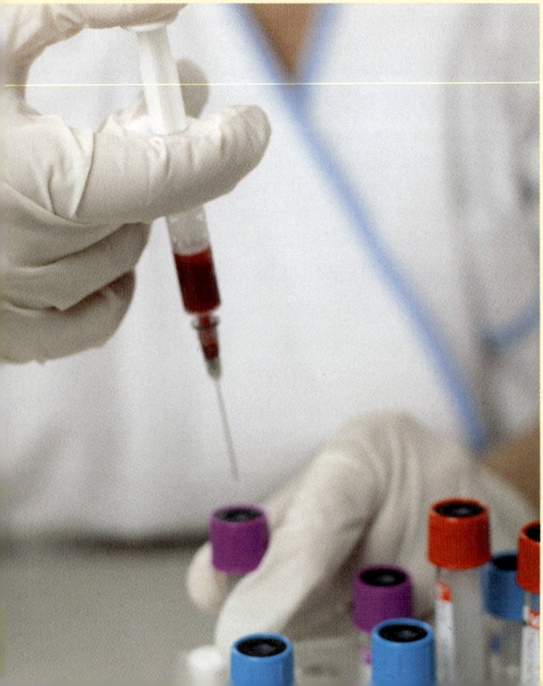

Die Thrombozyten

Thrombozyten sind farblose Plättchen, die durch Abschnürung aus den Knochenmarksriesenzellen entstehen. Sie stehen am Anfang der Blutgerinnung: Sie legen sich an der verletzten Stelle an, setzen Thrombokinase frei und lösen auf diese Weise den Gerinnungsprozess aus.

Typische Beschwerden

Anämie Blutarmut durch einen Mangel an roten Blutkörperchen (Erythrozyten) bzw. an Hämoglobin, die die Versorgung des Körpers mit Sauerstoff vermindert. Ursachen können ein Blutverlust, ein vermehrter Abbau der roten Blutkörperchen oder Knochenmarksschädigungen sein. Auch Folsäure-, Eisen- oder Vitamin-B12-Mangel können Blutarmut auslösen. Symptome: Müdigkeit, Konzentrationsstörungen, Herzklopfen und Atemnot bei Belastung, Schwindelgefühl und Blässe. Behandlung: Die Therapie richtet sich nach der Grunderkrankung. Bei einer Anämie durch Nährstoffmangel werden entsprechende Präparate verabreicht.

Bluterkrankheit Vererbte Störung der Blutgerinnung, die hauptsächlich bei Männern auftritt. Bei der Behandlung werden die fehlenden Gerinnungsstoffe zugeführt, was den Betroffenen ein weitgehend normales Leben ermöglicht.

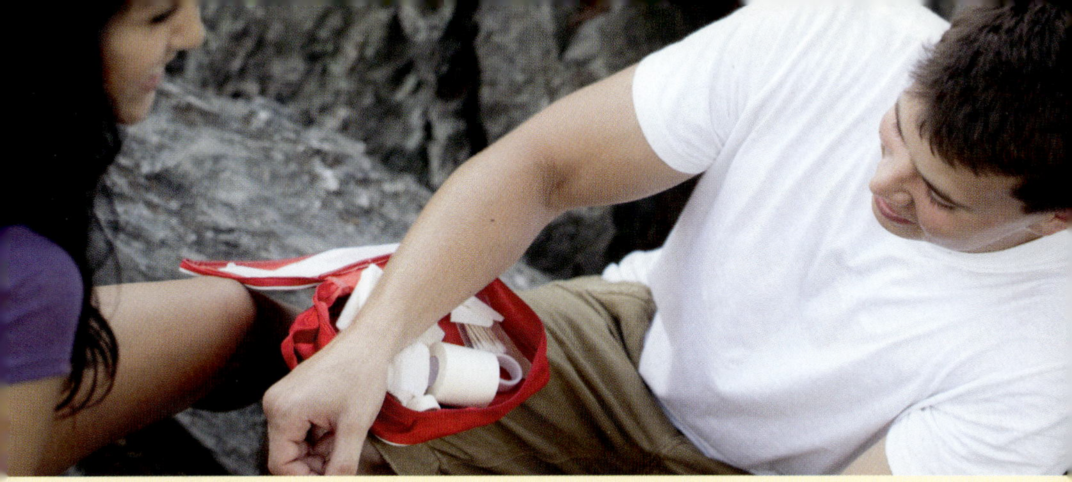

Lymphome Bezeichnung für gut- oder bösartige Lymphknotenvergrößerungen, etwa bei Entzündungen, Leukämien oder krebsbedingten Tochtergeschwulsten.

Milzvergrößerung Vergrößerung der Milz zum Beispiel durch Infektions- oder Krebserkrankungen. Sie kann auf der linken Seite unterhalb des untersten Rippenbogens ertastet werden.

Thrombophilie Erhöhte Neigung zur Bildung von Blutgerinnseln. Häufig besteht eine erbliche Vorbelastung. Thrombophilie wird medikamentös behandelt.

Thrombose Bildung eines Blutgerinnsels in einem Gefäß, vor allem in den Venen. Wird es zu groß, kann es den Blutfluss stark einschränken. Die Beine sind geschwollen, überwärmt und schmerzen. Körperliche Ruhe (vor allem im Sitzen), Zigarettenrauchen und hormonelle Faktoren, wie die Einnahme der „Pille", vergrößern die Gefahr einer Thrombose. Gesunde Ernährung, ausreichendes Trinken (Kaffee oder schwarzer Tee zählt nicht) und Bewegung helfen einer Thrombose vorzubeugen.

Thrombozytopenie Verminderte Anzahl von Thrombozyten im Blut, was zu einer Beeinträchtigung der Blutgerinnung führt. Sinkt die Zahl der Thrombozyten unter eine kritische Grenze, können betroffene Patienten spontan bluten.

Hilfreiche Heilpflanzen

- Bärlauch
- Hirtentäschelkraut
- Ringelblume
- Rosmarin

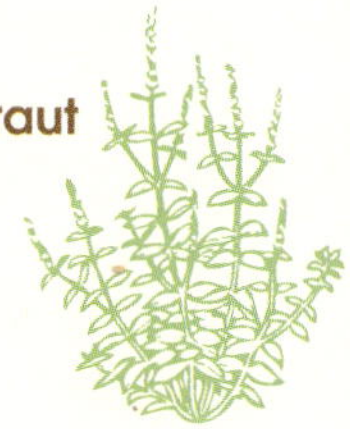

Die Geschlechtsorgane

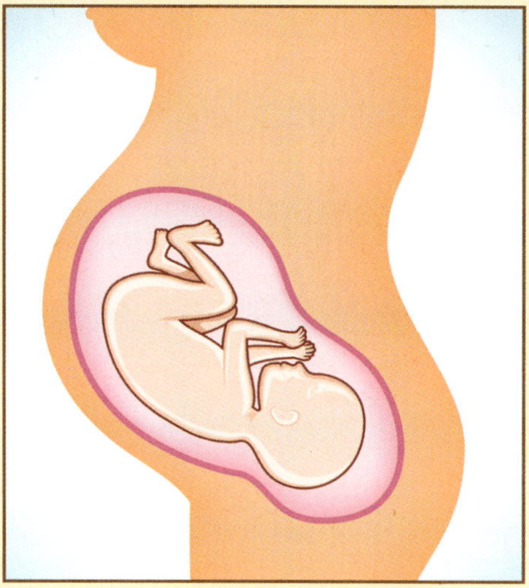

Der Mann

Die äußeren Geschlechtsorgane des Mannes unterteilen sich in Glied (Penis) und Hodensack. Das männliche Glied ist ein zylindrisch geformtes Organ. Den Hauptteil des Gewebes nimmt der Schwellkörper ein, der sich bei Erregung mit Blut füllt und so zur Erektion des Gliedes führt. Das Glied endet in der Eichel, die durch eine seichte Furche, den Hals, vom Penisschaft getrennt ist. Die Eichel ist sehr empfindlich und wird deshalb von der frei verschiebbaren Vorhaut geschützt. Im Inneren des Giedes verläuft die Harnröhre. Der Hodensack enthält die Hoden.

Die Hoden bilden das Hormon Testosteron, außerdem entwickeln und vermehren sich die Spermien. Die Ausführungsgänge münden in den Nebenhoden. Die Nebenhoden sitzen den Hoden als gut tastbare kleine längliche Organe auf. Sie bestehen aus gewundenen Kanälchen, die ein Sekret absondern, den Samen speichern und ableiten. Hier erfahren die Keimzellen ihre endgültige Reifung.

Die Samenleiter sind etwa 40 Zentimeter lange Schläuche. Sie verlaufen beidseitig aus dem Hodensack nach oben durch den Leistenkanal, durchdringen die Prostata und münden in die Harnröhre. Die Bläschendrüsen liegen zwischen Blasengrund und Mastdarm. Der Ausführungsgang mündet mit dem Samenleiter zusammen. Sie sondern eine eiweißhaltige Flüssigkeit ab. Die Prostata ist eine kastanienförmige Drüse, die den hinteren Teil der Harnröhre umschließt. Sie produziert ein Sekret, das beim Samenerguss in die Harnröhre abgegeben wird und sich dort mit der Samenflüssigkeit vermischt.

Der männliche Samen (Sperma) wird beim Geschlechtsakt durch den Samenerguss in die weibliche Scheide entleert. Er besteht aus den Spermien und der Samenflüssigkeit. Letzere dient den Spermien als Transportmittel und zum Schutz gegen das saure Scheidensekret. Der Samenfaden zeigt eine lebhafte Beweglichkeit, wodurch er durch die Gebärmutter in die Eileiter wandern kann. Trifft das Spermium auf eine Eizelle, kann es zur Befruchtung kommen. Dabei dringt nur jeweils ein Samenfaden in die Eizelle ein. Aus dieser befruchteten Eizelle entwickelt sich das Kind.

Die Frau

Die beiden großen Schamlippen sind an ihrer Außenseite behaart und umschließen den Scheidenvorhof, in welchen vorn die Harnröhre und weiter hinten die Scheide mündet. Die äußeren Geschlechtsorgane werden als Vulva bezeichnet. Die beiden kleinen Schamlippen werden erst durch das Öffnen der großen Schamlippen sichtbar. Die schmalen Falten sind unbehaart und umschließen schützend die empfindliche Klitoris. Ihre inneren Schleimhautfältchen berühren sich, so dass der Scheidenvorhof zunächst nicht sichtbar ist. Die Bartholinischen Drüsen sitzen an der Basis der kleinen Schamlippen. Sie sondern ein schleimiges Sekret ab, das die Genitalien gleitfähig macht. Die Klitoris entspricht bis zu einem gewissen Grad dem Penis. Wie dieser besitzt auch sie Schwellkörper und ist bei sexueller Erregung durch Blutfüllung schwell- und verlagerungsfähig.

Die Eierstöcke sind die Geschlechtsdrüsen der Frau. Sie sind zwischen Gebärmutter und Beckenwand flexibel an Bändern aufgehängt, Jeder Eierstock enthält zirka 200.000 Eizellen, wovon etwa 300–400 Eizellen während der Geschlechtsreife zur Reife kommen. Die Eileiter verbinden die beiden Eierstöcke mit der Gebärmutter. Die Gebärmutter ist ein muskulöses Hohlorgan und hat etwa die Form und Größe einer Birne. Sie liegt zwischen Harnblase und Mastdarm im kleinen Becken. Sie ist mit Bändern befestigt und die Verbindung mit der Scheide ist beweglich und locker. Dadurch wird die enorme Vergrößerung der Gebärmutter in der Schwangerschaft ermöglicht. Die Wand der Gebärmutter besteht aus einer flexiblen Muskelschicht, die während der Schwangerschaft erheblich zunimmt. Die innere Schleimhautschicht sondert einen Schleim ab, der im Halskanal einen besonderen Schleimpfropf bildet. Außen ist die Gebärmutter teils von Bindegewebe eingehüllt, teils von Bauchfell überzogen. Die Scheide ist Begattungsorgan und zugleich Geburtskanal. Sie ist ein muskulöser Schlauch von etwa 10 Zentimeter Länge und zwischen Harnblase und Harnröhre einerseits und Mastdarm andererseits angelegt. Sie ist durch das Jungfernhäutchen fast völlig verschlossen und reißt beim ersten Geschlechtsverkehr ein. Nach einer Geburt bleiben davon nur kleine Wärzchen übrig.

Typische Beschwerden

Chlamydieninfektion Entzündung des Geschlechtsbereiches mit Beschwerden beim Wasserlassen und zuweilen trüb-eitrigem Ausfluss. Chlamydien werden durch Geschlechtsverkehr übertragen. Eine Chlamydieninfektion während der Schwangerschaft kann das ungeborene Kind schädigen. Beim Mann kann sie eine Entzündung der Nebenhoden und Hoden auslösen. Unbehandelt können sie zu Unfruchtbarkeit führen.

Erektionsstörung Einschränkung bei der Versteifung des Glieds. Ursachen sind Durchblutungsstörungen, Bluthochdruck, Veränderungen an den Nerven etwa infolge einer Stoffwechselerkrankung, Hormonstörungen, aber auch Stress.

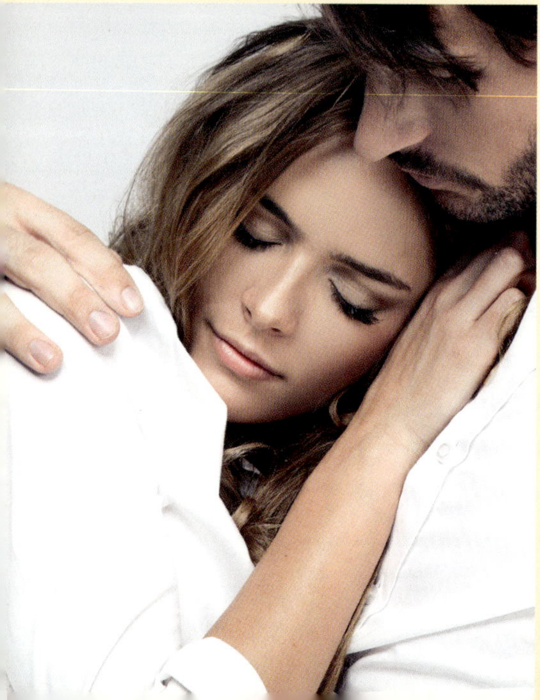

Flüssigkeitsansammlung im Hoden Oft lange bestehende häufig problemlose, eingekapselte Flüssigkeitsansammlung. Sie lässt sich mit Hilfe des Ultraschalls gut sichtbar machen.

Genitalherpes Virusinfektion der Geschlechtsteile mit Rötungen, kleinen Bläschen sowie Schmerzen und Juckreiz. Außerdem kann es bei der Frau zu Entzündungen der Harnröhre, der Scheide und Gebärmutter sowie der Harn-Samenröhre und Prostata des Mannes kommen. Der Herpes kann sogar in andere Körperbereiche verschleppt werden.

Impotenz Unfähigkeit des Mannes, Kinder zu zeugen, etwa durch zu wenige, funktionslose oder zu viele eingeschränkt funktionsfähige Spermien. Auch die Unfähigkeit, den Geschlechtsakt einzugehen oder durchzuführen (Impotencia coeundi), gehört zur Impotenz.

Muskelauswüchse der Gebärmutter Gutartige Geschwülste der Gebärmuttermuskulatur, die oft während der Wechseljahre auftreten. Werden diese Wucherungen zu groß, verursachen sie Blutungen und andere Beschwerden. Meist zieht man dann die Entfernung der Myome oder der gesamten Gebärmutter in Betracht.

Regelschmerzen Krampfartig-wellenförmige Schmerzen während der Menstruation einer Frau.

Sterilität, Unfruchtbarkeit Unfähigkeit, befruchtungsfähige Keimzellen zu bilden oder die Spermien freizusetzen. Ursachen sind Fehlbildungen oder Hormonstörungen, die dazu führen, dass zu wenige oder missgebildete Spermien produziert werden. So ist die Befruchtung der Eizelle auf natürlichem Weg nicht möglich.

Wechseljahre Umstellung des weiblichen Hormonhaushaltes ab dem 40. Lebensjahr, bei der die Reifung und Freisetzung von Eizellen allmählich eingestellt wird. Es kommt zu unregelmäßigen Blutungen, Müdigkeit, Kopfschmerzen, Schwindel, Schlafstörungen und Hitzewallungen. Auch Depressionen können auftreten. Zwischen dem 55. und 65. Lebensjahr stellt der Körper die Östrogenproduktion fast völlig ein. Es findet dann kein Eisprung und damit keine Regelblutung mehr statt.

Hilfreiche Heilpflanzen

- Beifuß
- Dill
- Frauenmantel
- Nachtkerze
- Schafgarbe

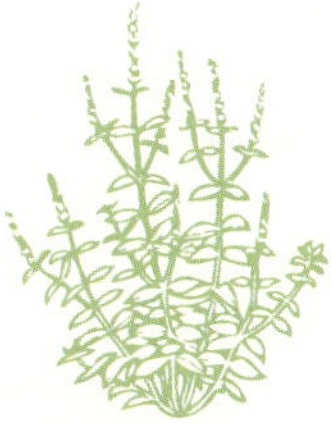

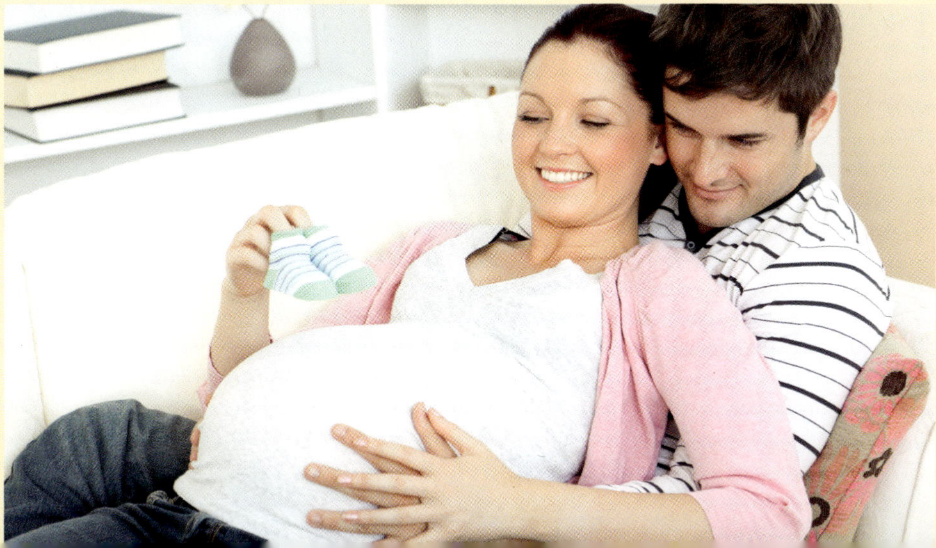

Hals – Nase – Ohren

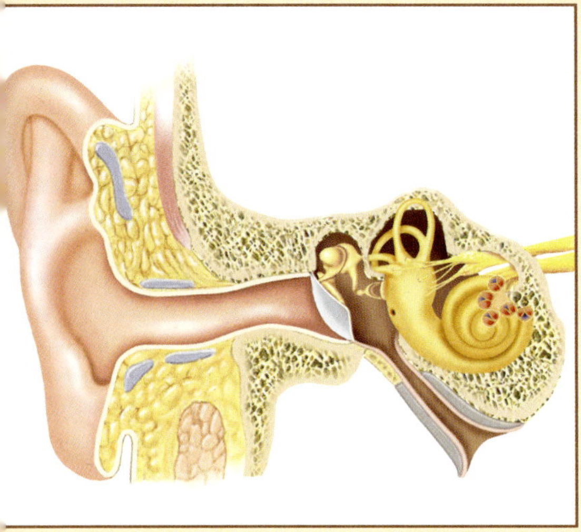

Die Nase

Anatomisch betrachtet gehört die Nase zu den äußeren und oberen Atemwegen. Sie hat die Form einer dreiseitigen Pyramide und besteht aus festem Knochen sowie flexiblem Knorpel. Die beiden Nasenlöcher führen in das Innere, nämlich zuerst in den Nasenvorhof und dann in die Nasenhöhle. Diese wird durch die Nasenscheidewand in zwei Hälften geteilt, die nicht selten unterschiedlich groß sind. Während die Nasenflügel auf der Innenseite behaart sind, um die Luft von festen Partikeln zu filtern, ist die Nasenhöhle mit einer Schleimhaut ausgekleidet. Sie ist mit Flimmerhaaren besetzt und trägt die Riechzellen. Nach hinten schließt sich der Rachen an.

Der Rachen

Der Rachen schließt an die Mund- und Nasenhöhle an und ist der vorderste Abschnitt des Verdauungstrakts. Der obere Abschnitt wird als Nasenrachen bezeichnet, der mittlere als Mundrachen. Hier kreuzen sich Atem- und Speisewege. Der letzte Bereich ist der Kehlkopfrachen.

Der Kehlkopf

Die Hauptfunktion des Kehlkopfes ist das Verschließen der Atemwege, damit zum Beispiel beim Schlucken keine Fremdkörper eindringen können. Er besteht aus mehreren Knorpeln, die von Bändern zusammengehalten werden. Der vordere Schildknorpel gibt dem Kehlkopf seine dreieckige Form und markiert den Adamsapfel. Seine zweite Aufgabe ist die Stimmbildung. Dazu sind im Kehlkopf zwei Stimmbänder gespannt. Zum Atmen bleiben sie weit geöffnet, damit die Luft ungehindert ein- und ausströmen kann. Um Töne zu erzeugen, versetzt die aus der Lunge strömende Luft sie in Schwingungen. Die menschliche Stimme umfasst gewöhnlich zwei Oktaven. Entspannte Stimmbänder schwingen langsamer und der Grundton des Klanges wird tiefer, während angespannte schneller schwingen und daher einen höheren Ton erzeugen.

Das Ohr

Das Ohr hat als Sinnesorgan ebenfalls zwei Aufgaben zu erfüllen: Es dient der Wahrnehmung von Tönen und Geräuschen und vermittelt Gleichgewichtsempfindungen. Der größte Teil des äußeren Ohres ist die Ohrmuschel. Sie fängt Schallwellen auf und transportiert diese in den Gehörgang. Dieser ist durch feine Härchen und Ohrenschmalz vor dem Endringen von Wasser oder Fremdkörpern geschützt. Jetzt trifft der Schall auf das Trommelfell: Ähnlich dem Fell einer Trommel schwingt es und gibt den Schall ans Mittelohr weiter.

Das Mittelohr wird im Wesentlichen von der Paukenhöhle eingenommen, einem Hohlraum, der die drei Gehörknöchelchen Hammer, Amboss und Steigbügel beherbergt. Sie übertragen und verstärken die Schwingungen des Trommelfells auf das innere Ohr. Das Mittelohr ist mit dem oberen Rachenraum durch die Tube verbunden, die sich beim Schlucken öffnet, damit der Luftdruck beidseitig des Trommelfells gleich bleibt.

Das Innenohr besteht aus dem Vorhof und den Bogengängen, die die Rezeptoren für den Gleichgewichtssinn enthalten. Außerdem enthält das Innenohr die so genannte Schnecke; hier befinden sich die Sinnesrezeptoren für das Gehör. Sie leiten die eindringenden Schallwellen an den Hörnerv weiter, der sie zur Verarbeitung ans Gehirn schickt. Die untere Hörgrenze des menschlichen Ohres liegt bei 16 Hertz, die obere ist altersabhängig und sinkt von 21.000 Hertz allmählich auf 12.000 Hertz und erreicht ihren Tiefstwert im Greisenalter bei ca. 5.000 Hertz.

Typische Beschwerden

Altersschwerhörigkeit Natürlicher Prozess, bei der die Leistungsfähigkeit des Gehörs ab dem 50. Lebensjahr auf beiden Ohren abnimmt. Lärmschäden oder die Folgen eines Knalltraumas addieren sich über die Jahre, außerdem nimmt die Dichte an Nervenzellen und damit die Hörfähigkeit ab. Zuerst entwickelt sich eine Hörschwäche gegenüber höheren Tönen. Besonders Menschen, die in lärmbelasteter Umgebung gearbeitet haben und/oder leben, sind von einer Altersschwerhörigkeit betroffen. Hörgeräte können helfen, die Umwelt trotzdem wahrzunehmen und am kommunikativen sozialen Austausch teilzunehmen.

Chronische Sinusitis Länger als ein halbes Jahr bestehende Nasennebenhöhlenentzündung.

Epistaxis Nasenbluten.

Heiserkeit Häufig sind entzündungsbedingte Schwellungen im Hals-Rachen-Raum Hemmfaktoren einer klaren Stimmbildung. Heiserkeit hat ihren Ursprung meist im Kehlkopf (Larynx), ist also auf Veränderungen an den Stimmbändern (der Stimmritze) zurückzuführen.

Heuschnupfen Allergische Reaktion, die auf einer Überempfindlichkeit gegen bestimmte Pollen beruht. Das Abwehrsystem identifiziert sie als „schädlich" und leitet Abwehrreaktionen ein. Die Schleimhäute werden vermehrt durchblutet, schwellen an und geben Flüssigkeit ab – die Nase ist verstopft und „läuft". Meist sind auch die Augenbindehäute betroffen, so dass die Augen rot werden, jucken und tränen. Kurzfristige Abhilfe verschaffen Nasensprays und Augentropfen. Allerdings sind sie nicht für den Dauereinsatz geeignet, da sie das natürliche Reaktionssystem des Körpers unterdrücken und die Schleimhäute schädigen können. Als Therapie kann eine Desensibilisierung erwogen werden.

Hörsturz Plötzlich auftretender, meist einseitiger Hörverlust. Die Nervenzellen im Schneckengangsystem werden dann nicht ausreichend mit Blut versorgt und sind in ihrer Funktion eingeschränkt. Besteht die Durchblutungsstörung über längere Zeit, kann das Gehör bleibenden

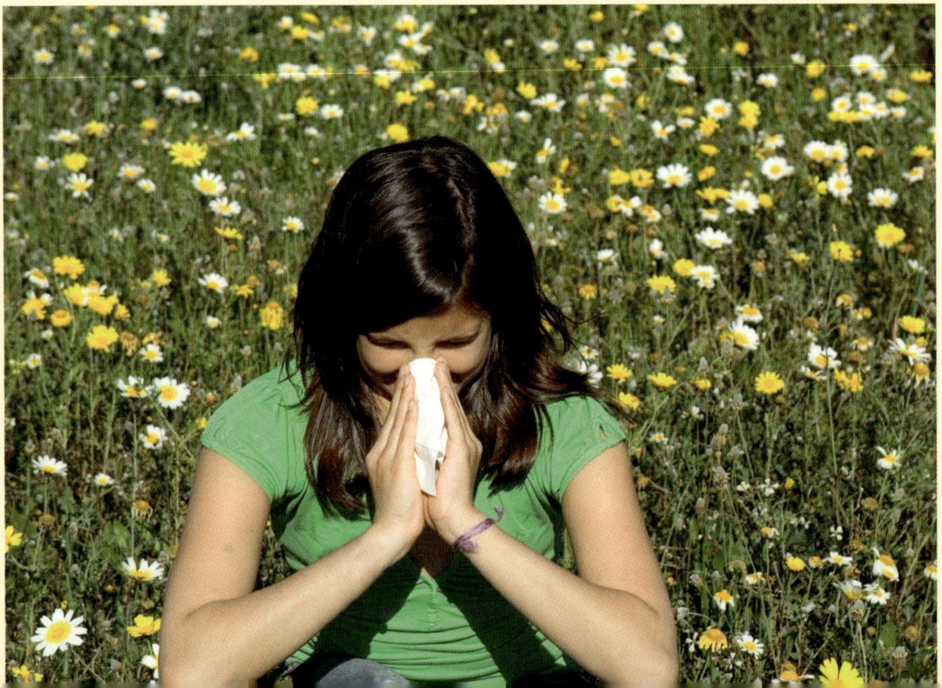

Schaden nehmen. Die Therapie erfolgt meist medikamentös mit dem Ziel der Durchblutungsverbesserung. Auch: Stressreduktion.

Kehlkopfentzündung Entzündung der Kehlkopfschleimhaut, zum Beispiel durch eine Überbelastung des Kehlkopfes nach langem, lauten Sprechen oder dauerhaftem Zigarettenrauchen.

Knalltrauma Verletzung des Hörorgans durch zu hohen Schalldruck, zum Beispiel durch Reißen des Trommelfells. Auch das Innenohr kann durch plötzliche laute Geräusche geschädigt werden. Hierbei gehen Nervenzellen im Schneckengangsystem dauerhaft zugrunde. Die Hörleistung kann nur noch durch Hörgeräte gestützt werden.

Mandelentzündung Infektion der Gaumen-/Rachenmandeln, bei der sie schmerzhaft vergrößert und oftmals vereitert sind. Mandelentzündungen treten oft im Kindesalter auf und bedeuten eine erhebliche Atem- und Schluckstörung. Die Infektion sollte deshalb möglichst schnell behandelt werden. Da die Mandeln zu den Abwehrorganen des Körpers zählen, sind sie auch an Infektionen des Rachenraumes, der Mundhöhle sowie den Nasennebenhöhlen beteiligt.

Mittelohrentzündung Schmerzhafte, in der Regel durch virale oder bakterielle Infektion verursachte Entzündung der Schleimhäute des Mittelohrs. Sie kommt häufig im frühen Kindesalter vor. Da eine unbehandelte Mittelohrentzündung zu Schwerhörigkeit, Entzündungen des Schädelknochens und im schlimmsten Fall auch zu Hirnhautentzündung führen kann, sollte sie immer von einem Arzt behandelt werden. Die Behandlung erfolgt medikamentös, meist durch Ohrentropfen. Bei einer eitrigen Form kann der

Hilfreiche Heilpflanzen

- Anis
- Arnika
- Eisenkraut
- Ingwer
- Isländisches Moos
- Hopfen
- Kamille
- Kartoffel
- Küchenzwiebel
- Petersilie
- Schwarzer Rettich
- Sonnenhut
- Sonnentau
- Thymian
- Walderdbeere

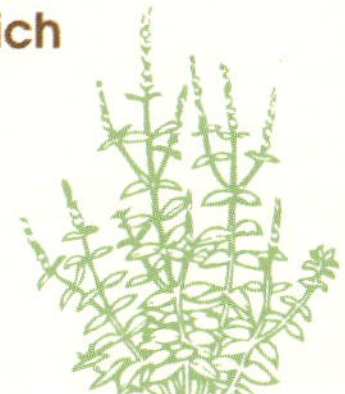

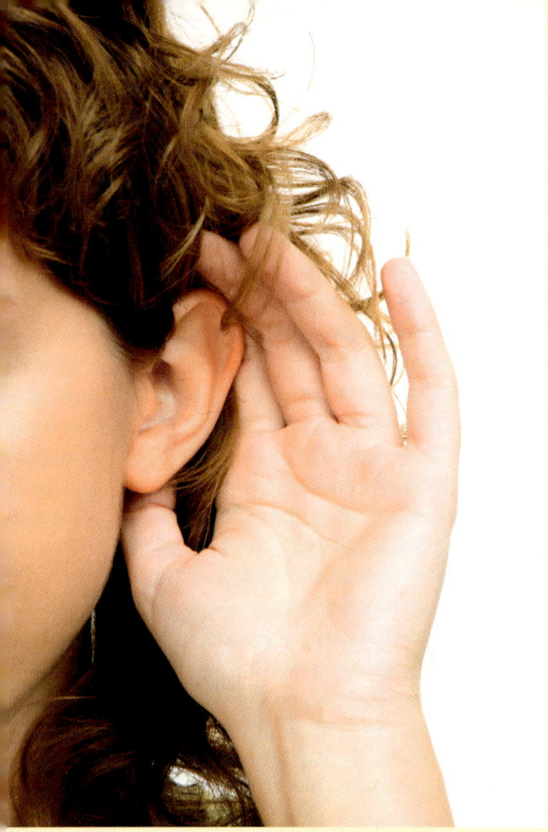

HNO-Arzt einen kleinen Schnitt in das Trommelfell einbringen und so den Eiterdruck aus dem Mittelohr nehmen.

Nasenhöhlenentzündung Akute oder chronische Entzündung der Nasenschleimhaut. Am häufigsten tritt sie im Rahmen einer Erkältung auf. Das Abwehrsystem sorgt für eine vermehrte Durchblutung der Schleimhäute, wodurch diese anschwellen. Die Nasenatmung wird behindert, die Nase „läuft". Siedeln sich nun noch Bakterien in der Nase an, kann es zu einer eitrigen Nasenhöhlenentzündung kommen.

Nasenpolypen Gutartige Schleimhautwucherungen in Nase oder Nasennebenhöhlen. Da sie die Nasenatmung behindern können, werden sie meist operativ mit einer Elektroschlinge abgetragen. Sie treten oft bei Kindern auf, bei Erwachsenen kommen Polypen selten vor. Chronische Polypen bedürfen regelmäßiger Kontrolle durch einen HNO-Arzt.

Nebenhöhlenentzündung Entzündliche, durch Viren oder Bakterien hervorgerufene Veränderung der Schleimhaut der Nasennebenhöhlen. Sie tritt meist begleitend zu Entzündungen des Nasen-Rachen-Raums auf und geht mit Kopf- und möglicherweise auch Zahnschmerzen einher. Sie kann akut oder chronisch auftreten und sollte mit Antibiotika behandelt werden.

Ohrensausen Ohrgeräusch nach erhöhter Belastung des Gehörs, zum Beispiel einem Knalltrauma oder lauter Musik. Eine besondere Form des Ohrensausens ist der Tinnitus, bei dem der Betroffene ein Pfeifen wahrnimmt. Er kann verschiedene Ursachen wie Durchblutungsstörungen oder hohen Blutdruck haben und sollte immer Anlass zum Besuch eines Arztes geben. Bei ständigem Tinnitus wird mit durchblutungsfördernden Medikamenten die Durchblutung des Innenohrs verbessert.

Riechstörungen Sie können auftreten, wenn die Riechzellen im oberen Nasenraum geschädigt sind oder die Nervenleitung zum Riechzentrum des Gehirns eingeschränkt ist.

Schwindel Gleichgewichtsstörung, bei der die Orientierung im Raum verloren geht. Nach heftigen Drehungen (zum Beispiel beim Tanzen) ist er normal, da die Flüssigkeit in den Bogengängen des Innenohres in Bewegung gerät und kurze Zeit benötigt, um wieder zur Ruhe zu kommen. Auch die Nervenzellen im Gleichgewichtsorgan brauchen einen Moment, um ihre Signalrate wieder dem Ruhezustand anzupassen. Ein Ruheschwindel kann auf Störungen zum Beispiel des Gleichgewichtsorgans oder des Gehirns hindeuten und sollte bei längerem Bestehen Anlass für einen Arztbesuch sein.

Trommelfellverletzungen Verletzungen des Trommelfells, zum Beispiel durch das unvorsichtige Einführen spitzer Gegenstände in den Gehörgang (zum Beispiel Wattestäbchen), ein Knalltrauma oder eine Eiterung im Rahmen einer Mittelohrentzündung. Sie mindern das Hörvermögen des betroffenen Ohres. Kleinere Risse heilen üblicherweise von alleine wieder aus. Größere Verletzungen müssen hingegen vom HNO-Arzt geschient werden, da sonst die Enden nicht zueinander finden.

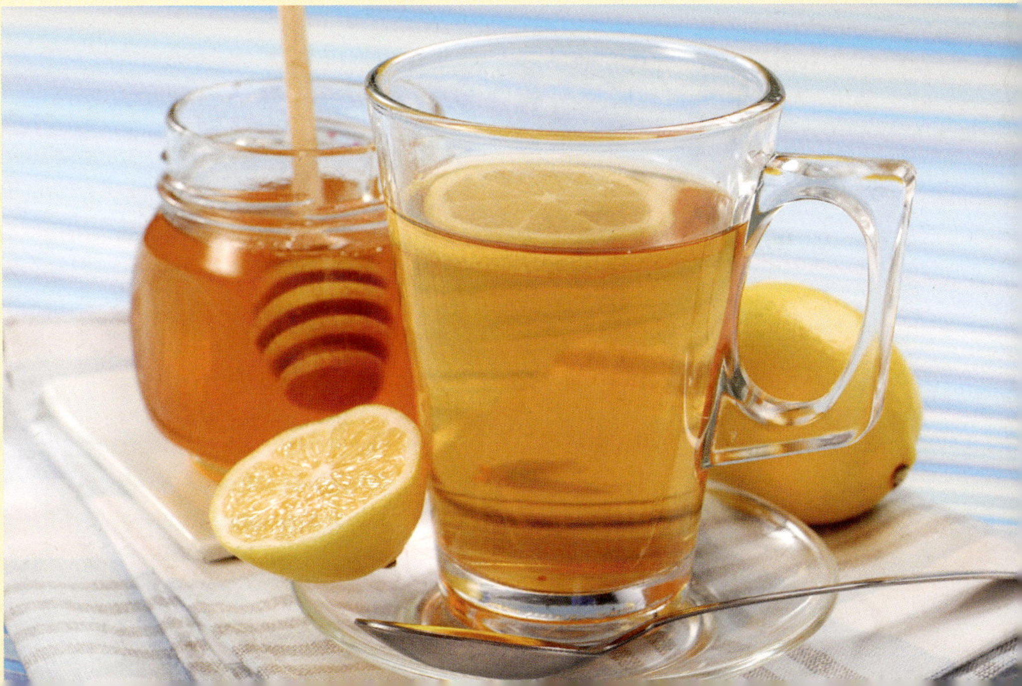

Die Harnorgane

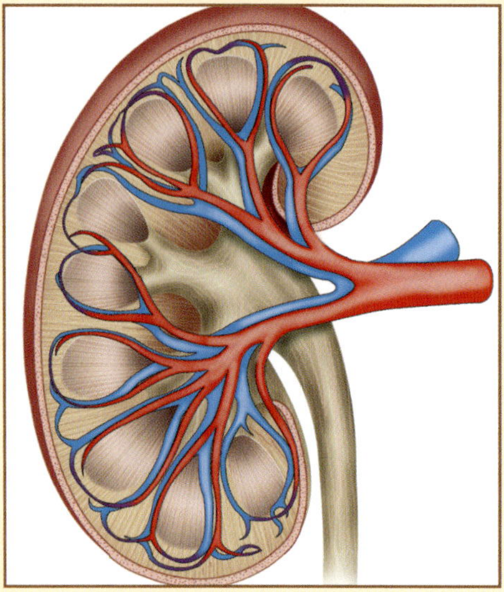

Allgemeines

Zu den Harnorganen zählen die beiden Nieren, die beiden Harnleiter, die Harnblase und die Harnröhre. Der Harnapparat erfüllt zwei lebenswichtige Funktionen: die Ausscheidung von Schlackenstoffen und die Regelung des inneren Flüssigkeitshaushaltes.

Die Nieren

Die Nieren sind ein paarig angelegtes Organ. Beide sind ca. 12 Zentimeter lang, 6 Zentimeter breit, 3 Zentimeter dick und wiegen etwa 120–200 Gramm. Sie liegen seitlich der Lendenwirbelsäule hinter der Bauchhöhle. Ein Längsschnitt durch das bohnenförmige Organ zeigt das innere Nierenmark und die äußere Rinde.

Die Harnbildung

Die beiden Nierenarterien führen den Nieren etwa ein Drittel der Blutmenge zu, die das Herz in einer Minute in den Kreislauf pumpt. Das sind innerhalb eines Tages etwa 1.500 Liter. Jede Nierenarterie verzweigt sich in immer kleiner werdende Gefäße, bis zu den zuführenden Arterien der Nierenkörperchen und seinen Nephronen. Hier entstehen täglich etwa 150 Liter Primärharn, aus dem während seiner Reise durch die Harnkanälchen durch Rückgewinnung und Absonderung 1,5–2 Liter fertiger Urin werden. Etwa 95% davon sind Wasser, zudem enthält er Harnstoff, Harnsäure und Kreatinin sowie Salze, Säuren, Farbstoffe, Hormone und wasserlösliche Vitamine. Harn ist hell- bis dunkelgelb und leicht sauer, bei überwiegend vegetarischer Ernährung leicht alkalisch.

Die Harnleiter

Sie sind zwei etwa 25 Zentimeter lange, dünne Muskelschläuche. Sie entspringen trichterförmig am Nierenbecken und ziehen hinter dem Bauchfell abwärts zur Blasenhinterwand. Seine peristaltischen Bewegungen treiben den Urin in die Harnblase. Der schräge Verlauf des Harnleiters in der Blasenwand verhindert bei starker Auffüllung der Blase einen Rückfluss des Harns in die Nierenbecken.

Die Harnblase

Sie ist ein Hohlorgan zur Speicherung des Urins. Ihre Kapazität liegt zwischen 150 und 500 Millilitern, sie kann aber bis zu einem Liter und mehr aufnehmen. Sie liegt im kleinen Becken und kann bei stärkerer Füllung fast bis zum Nabel reichen. Beim Mann befindet sich die Harnblase vor dem Mastdarm und sitzt der Prostata auf. Bei der Frau ist sie Gebärmutter und Scheide vorgelagert. Der Harnabfluss wird durch zwei Schließmuskel gehemmt. Der obere Ringmuskel erschlafft bei genügender Füllung selbsttätig, der untere ist willkürlich innerviert.

Die Harnröhre

Die Harnröhre der Frau ist etwa 2,5–4 Zentimeter lang, beim Mann erreicht sie bis zu 25 Zentimeter. Sie beginnt am unteren Ende der Harnblase und mündet beim Mann an der Eichel, bei Frauen im Scheidenvorhof.

Typische Beschwerden

Blasenentzündung Eine meist durch Bakterien im Rahmen eines Harnwegsinfekts verursachte Entzündungsreaktion der Harnblase. Symptome: Es treten mitunter starke Schmerzen und Fieber auf. Häufiger Harndrang mit wenig Harnabgang ist kennzeichnend. Brennen beim Wasserlassen weist auf einen meist vorher bestehenden Harnwegsinfekt hin. Behandlung: Antibiotika behindern das Bakterienwachstum. Ausreichende Flüssigkeitszufuhr hilft bei der Heilung der Entzündung und hemmt ein weiteres Aufsteigen der Bakterien.

Blut im Urin Rötliche Verfärbung des Harns durch Bluteinlagerungen (Makrohämaturie), während bei der Mikrohämaturie das Blut nicht mit dem bloßen Auge sichtbar ist und mit einem Teststreifen nachgewiesen werden muss. Da Blut im Urin immer ein Hinweis auf Erkrankungen der harnableitenden Organe, möglicherweise sogar einer Krebserkrankung, ist, sollte immer die Ursache erforscht werden. Auch bestimmte Lebensmittel wie etwa Rote Bete können den Harn rötlich verfärben. Das ist harmlos und lässt nach kurzer Zeit nach.

Brennen beim Wasserlassen Das Brennen beim Wasserlassen weist auf eine Entzündung der unteren Harnwege hin. Ein Harnwegsinfekt kann zum Beispiel besonders stark bei der Gonorrhö sein.

Eiweißausscheidung Übermäßige Ausscheidung von Eiweiß über den Urin. Da normalerweise so gut wie keine Eiweißmoleküle über die Nieren ausgeschieden werden, sind anhaltend erhöhte Werte nicht nur die Folge verschiedenster Erkrankungen, sondern auch eine wichtige eigenständige Ursache für das Fortschreiten einer Nierenerkrankung.

Harninkontinenz Unfähigkeit, Harn willentlich zuverlässig halten zu können. Mögliche Ursachen sind zum Beispiel die Prostatavergrößerug des Mannes mit Harndrang und Harnträufeln oder Störungen des Nervensystems, zum Beispiel Polyneuropathie, Diabetes mellitus oder Morbus Parkinson, bei Frauen auch eine Schwäche der Beckenbodenmuskulatur etwa nach mehreren Geburten. Selbst Medikamente wie Antidepressiva können zu einer solchen Störung der Blasenfunktion führen. Oftmals sind die Ursachen alterungsbedingt.

Harnwegsinfekt Durch Krankheitserreger verursachte Infektionskrankheit der ableitenden Harnwege, zum Beispiel der Harnröhre oder der Harnblase. Da Frauen im Vergleich zu Männern eine kurze Harnröhre haben, tritt er bei Frauen verhältnismäßig häufiger auf. Symptomatik: Die Erkrankung geht normalerweise mit Schmerzen, besonders Brennen beim Wasserlassen und ständigem Harndrang einher. Die Infektion kann besonders im Alter zuerst ohne Beschwerden auftreten. Aufsteigende Infektionen können allerdings vor allem den Nieren gefährlich werden. Behandlung: In der Regel werden Antibiotika gegeben. Körperliche Schonung und besonders viel Trinken – Wasser, ungesüßter Tee (Blasen- und Nierentee), aber auch Preiselbeersaft

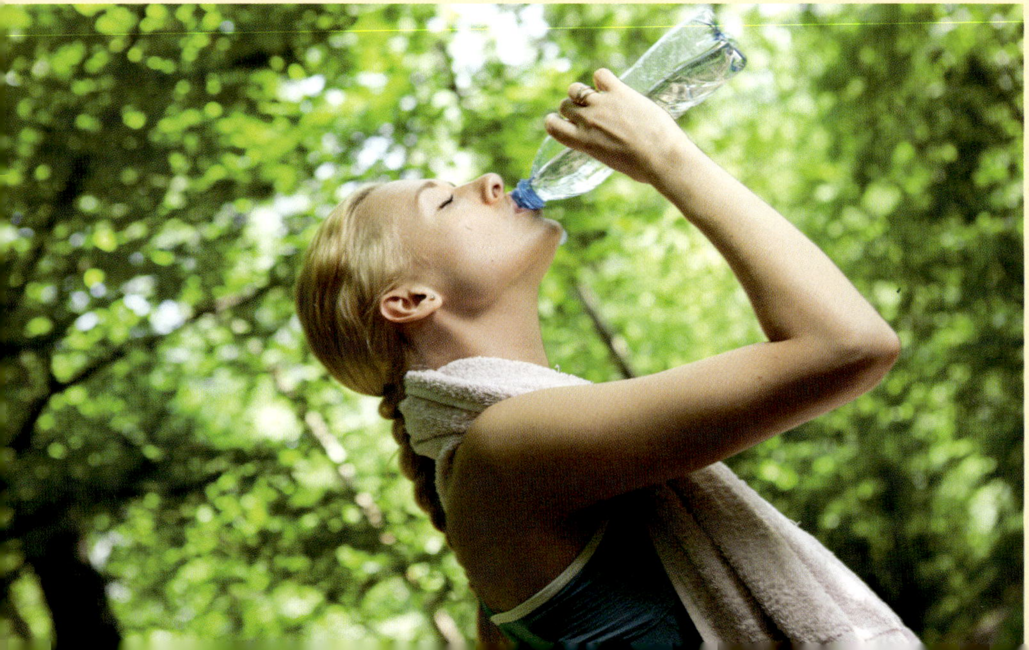

– fördern die Heilung und hemmen das weitere Aufsteigen der Bakterien über die Harnwege.

Nierenbeckenentzündung Bakteriell verursachte Entzündung von Nierenbecken und Nierengewebe, oft aus einem nicht abgeheilten Harnwegsinfekt verursacht. Sie führt zu Flanken- oder Rückenschmerzen und ist oft von Fieber und Schüttelfrost begleitet. Auch Klopfschmerzen im Bereich des Nierenbeckenlagers können hinzukommen. Die Behandlung erfolgt meist mit Antibiotika.

Nierensteine Steine aus verfestigtem Urin in den Nieren oder den ableitenden Harnwegen, zum Beispiel aus Kalziumoxalat. Je nachdem, wie lange und wie viel kristallisierungsfähige Stoffe im Harn vorkommen, können die Steine zu erheblicher Größe anwachsen. Während kleinere oft unbemerkt mit dem Harn abgehen, können sich größere festsetzen und starke Schmerzen verursachen. Symptome: Krämpfe bis hin zur Nierenkolik. Blut im Urin, manchmal auch Erbrechen und Frösteln. Behandlung: Vom Arzt verschriebene und eingenommene Medikamente erleichtern den Steinabgang. Zuweilen ist es nötig, die Steine mit einer Stoßwellenbehandlung zu zerkleinern. Operative Eingriffe sind selten nötig. Ausreichende Flüssigkeitsaufnahme und bewusste Ernährung können die Steinneubildung verhindern.

Nierenzyste Unnatürlicher, meist harmloser, flüssigkeitsgefüllter Hohlraum in der Niere. Einzelne Nierenzysten werden meist zufällig entdeckt. Wachsen Nierenzysten stark oder sind es sehr viele, sollte ihre Ursache bestimmt werden. In Betracht kommen Erbkrankheiten. Behindern Nierenzysten das Organ in seiner Funktion, kommt ihre Entfernung infrage.

Vermehrter Harndrang
Erhöhte Urinausscheidung (wesentlich mehr als 2 Liter in 24 Stunden). Der Effekt kann erwünscht sein, zum Beispiel durch starkes Trinken oder harntreibende Medikamente. Allerdings ist er auch typisch für den Diabetes mellitus, da aufgrund einer Überzuckerung des gesamten Körpers der Durst stärker ist.

Hilfreiche Heilpflanzen

- **Ackerschachtelhalm**
- **Bärentraube**
- **Berberitze**
- **Schwarzer Rettich**

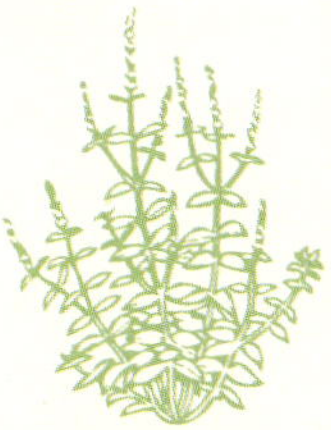

Die Haut

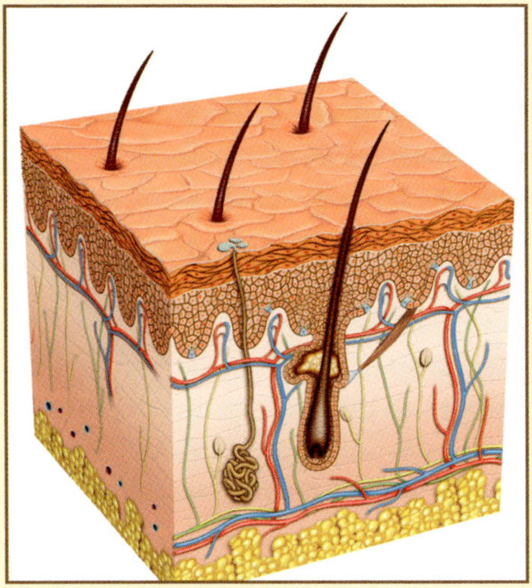

Allgemeines

Die Haut ist mit einer Fläche von ca. 2 Quadratmetern und einem Gewicht von ungefähr 4 Kilogramm das größte Organ des Körpers. Sie stellt die äußere Grenzfläche des Körpers zur Außenwelt dar und schützt vor äußeren Einwirkungen sowie dem Eindringen von Bakterien. Zudem ist sie unser größtes Sinnesorgan. Auf einen Quadratzentimeter kommen durchschnittlich zwei Rezeptoren für Wärme- und 13 für Kälteempfindungen, 3000 Fühlzellen, 25 Druckrezeptoren für die Wahrnehmung von Tastreizen und 200 Schmerzspitzen. Außerdem befinden sich dort im Schnitt 10 Haare, 15 Talgdrüsen und 100 Schweißdrüsen. Die Haut ist für den Menschen lebenswichtig. So äußert sich ihre Zerstörung, zum Beispiel durch starke Verbrennungen, oftmals tödlich. Haut hat eine bestimmte Farbe, die vom Blut- und Pigmentgehalt sowie der Dicke der Oberhaut abhängt. So haben dunkelhäutige Menschen größere Pigmentzellen als Hellhäutige und können deshalb mehr Melanin produzieren. Da Melanin die Haut vor Sonneneinstrahlung schützt, sind Hellhäutige empfindlicher gegenüber Sonnenstrahlung. Die Haut ist außerdem ein Spiegel des gesundheitlichen Zustandes, des Alters, der Konstitution, da sie in enger Wechselbeziehung zum übrigen Organismus steht.

Oberhaut (Epidermis)

Ihre äußerste Schicht ist die sogenannte Oberhaut. Sie regeneriert sich alle vier Wochen neu, indem sie die abgestorbenen Hautzellen in Form winziger Schuppen ablöst. Ihre Dicke der Hornschicht ist abhängig von der mechanischen Belastung und variiert zwischen einem halben Millimeter (Ohrläppchen) und bis zu zwei Millimetern (Fußsohle).

Lederhaut (Korium)

An die Oberhaut schließt sich nach innen die sogenannte Lederhaut an. Hier befinden sich die Nerven, Blut- und Lymphgefäße sowie Haarwurzeln, Talg- und Schweißdrüsen samt ihren Ausführungsgängen. Während der Talg die Haut vor übermäßigen Wasserverlusten schützt, sorgt verdunstender Schweiß für Abkühlung.

Unterhaut (Subkutis)

Die Unterhaut besteht aus Bindegewebe und eingelagertem Fettgewebe (10–15 Kilogramm), das als Nahrungsspeicher und als Wärmehülle dient. Außerdem dient sie als Druckpolster. Dazu bildet sie besondere Schleimbeutel aus, um empfindliche Regionen wie die Kniescheibe, die Ferse oder den Ellenbogen und die darunter gelegenen Muskeln vor äußeren Verletzungen zu schützen.

Hautanhangsgebilde

Die Nägel sind Hornplatten an den Finger- und Zehenendgliedern und dienen als Schutz, natürliche Waffen und Werkzeuge. Sie sind mit ihren hinteren und seitlichen Rändern in Furchen der Haut eingeschoben, während der vordere Rand frei hervorragt. Die Haare sind über den ganzen Körper verbreitet. Nach ihrer Länge und Dicke werden drei Arten unterschieden: Langhaare wie an Kopf, Bart, Brust oder im Intimbereich, borstige Kurzhaare wie Wimpern, Augenbrauen sowie Nasenhaare sowie die des äußeren Gehörganges. Die feinen Wollhaare bedecken den übrigen Rest des Körpers. Ihre Lebensdauer beträgt durchschnittlich drei Jahre, wobei es täglich etwa 0,5 Millimeter wächst. Seine Farbe wird durch die äußere Rinde bestimmt. Beim Grauwerden nimmt ihr Pigmentgehalt ab und das innere Haarmark wird lufthaltig.

Typische Beschwerden

Abszess, Furunkel Bakterielle Infektion und nachfolgende Entzündung von Talg- oder Schweißdrüsen der Haut, bei der sich eine eitergefüllte Beule bildet. Ein Abszess wird vom Arzt geöffnet, sodass der Eiter abfließen kann. Das ermöglicht das Ausheilen.

Akne Eitrige Hauterscheinung mit Mitessern und Pickeln meist während der Pubertät infolge einer erhöhten Produktion der Talgdrüsen. Selten tritt eine Akne auch im Erwachsenenalter auf, hier kann sie den Verdacht auf hormonelle Störungen richten oder aber durch Vergiftungen (zum Beispiel mit Chlor) hervorgerufen sein. Die Ursache sollte durch den Arzt geklärt werden.

Atopische Dermatitis auch: Neurodermitis. Chronische, nicht ansteckende Hautkrankheit mit roten, schuppenden und manchmal auch nässenden Ekzemen besonders in den Ellenbeugen, am Hals und im Gesicht. Neurodermitis geht oft mit starkem Juckreiz einher. Der Patient

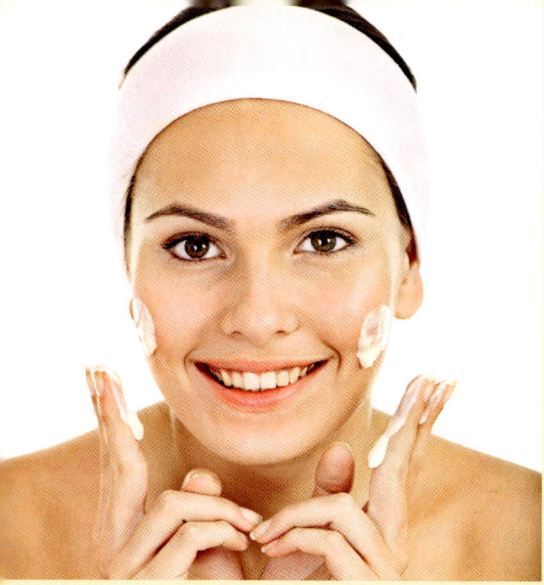

kratzt sich mitunter so stark, dass die Haut blutet. Das begünstigt bakterielle Infekte und lässt Narben zurück. Nachts leidet er unter Schlaflosigkeit durch Juckreiz. Die Hautstruktur vergröbert sich. Symptome: Neurodermitis geht meist mit einer Allergie auf bestimmte Stoffe oder Nahrungsmittel einher. Stress verschlimmert die Situation oder kann einen Schub auslösen. Behandlung: Die Bekämpfung des Juckreizes steht im Vordergrund. Kortisonhaltige Salben lindern die Beschwerden. Weiterhin muss die Ursache der Allergien gefunden und vermieden werden.

Ausschlag Verschiedene krankhafte Erscheinungen der Haut, zum Beispiel durch Rötung, Schuppung, Rissbildung, Wasser- oder Eiterbläschen.

Erfrierungen Gewebeschädigungen durch langanhaltende Kälte an exponierten Körperteilen wie Fingern, Ohren oder Zehen. Erfrierungen können zum Verlust der betroffenen Körperteile führen.

Gürtelrose Durch den Windpockenerreger ausgelöste Krankheit, die trotz langer Inaktivität der Erreger bei Schwächung des Immunsystems wieder ausbricht. Sie verursacht vor allem entlang des Gürtels schmerzhafte, flüssigkeitsgefüllte Bläschen. Der Patient hat Fieber und fühlt sich schwach.

Herpesinfektionen Kleine, zuerst juckende, dann schmerzhafte, mit klarer Flüssigkeit gefüllte Bläschen im Lippenbereich. Das Virus liegt an einigen Nerven des Körpers.

Keratosen Verhornungsstörung der Haut. Sie treten meist an Stellen auf, die über Jahrzehnte ungeschützt der Sonne ausgesetzt waren.

Milchschorf Das atopische Ekzem ist eine der häufigsten allergischen Hauterkrankungen, von der vor allem Kinder, aber auch in zunehmendem Maße Erwachsene betroffen sind. Die Haut juckt, ist gerötet, leicht geschwollen und nässt, außerdem können sich kleine mit klarer Flüssigkeit gefüllte Bläschen zeigen. Milchschorf tritt im frühesten Kindesalter meist an den Wangen auf. Die Haut schuppt hier weißlich. Der Milchschorf kann ein erstes Anzeichen für eine allergische Disposition sein und zählt zur Neurodermitis.

Mitesser Durch Verunreinigungen und von der Haut gebildeten Talg verstopfte Poren der Haut.

Nagelbildungsstörungen/-veränderungen Optische Veränderungen des Nagels, meist nach Verletzungen des Nagelbettes. Nagelveränderungen ohne offensichtlichen Grund können ein Hinweis auf Vitamin- oder Mineralstoffmangel, innere Erkrankungen oder sogar Vergiftungen sein.

Nagelpilz Pilzbefall meist an den Füßen, der sich durch gelbliche und verdickte Nägel zeigt. Hier helfen eine gründliche Reinigung, das Kurzschneiden der Fußnägel und die lokale Behandlung mit pilzgiftigen Substanzen und Fußbädern.

Pediculosis Befall mit den in Europa selten gewordenen Kleider-, Kopf- oder Filzläusen. Da sich die Parasiten gerne im Dunklen aufhalten, kann das Rasieren der Körperhaare eine gute Vorsichtsmaßnahme darstellen. Häufiges Waschen hilft, sich der Schädlinge zu entledigen. Halten sich die Parasiten in Wohnräumen oder Kleidung auf, muss ein Schädlingsbekämpfer tätig und die Kleidung gründlich gereinigt werden.

Pilzerkrankungen Runde, leicht gerötete und fein schuppende Flecken, ausgelöst durch Pilze. Pilzer-

Hilfreiche Heilpflanzen

- Apfel
- Aloe Vera
- Bärlauch
- Bockshornklee
- Brennnessel
- Efeu
- Gänseblümchen
- Gundermannkraut
- Hafer
- Huflattich
- Kamille
- Kerbel
- Knoblauch
- Lein
- Melisse
- Olive
- Petersilie
- Ringelblume
- Salbei
- Schwarzer Holunder
- Spitzwegerich
- Waldmeister

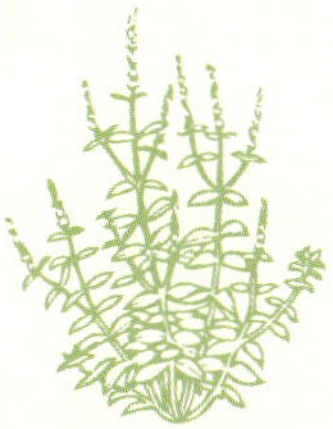

krankungen deuten auf geschwächte Abwehrwehrkräfte hin, wodurch die Verbesserung des Immunsystems und eine sachgemäße Hautpflege im Mittelpunkt der Theapie stehen. Zudem helfen Medikamente.

Pustel Kleinblasige, unter Umständen mit Eiter gefüllte, Hautveränderung.

Quaddelsucht, Nesselsucht Ansammlung kleiner, flüssigkeitsgefüllter Bläschen. Nesselsucht kann im Rahmen einer starken allergischen Reaktion auftreten.

Schuppenflechte Verhornungsstörung der Haut, bei der sich die Hautschuppen nicht ordnungsgemäß lösen. Erstauftrittsstellen sind Ellenbogen und Knievorderseiten. Die Psoriasis tritt schubweise auf. Salben, UV-Bestrahlung und Salzbäder helfen der Haut abzuschuppen und zu regenerieren.

Sonnenbrand Verbrennungen der Haut durch zu langes Sonnenbaden. Die Haut wird hierbei stark durchblutet, ist überhitzt und schmerzt. Später setzt eine beschleunigte Regeneration ein, die Haut schuppt teilweise großflächig ab. Besonders helle Haut entwickelt schnell einen Sonnenbrand. Ihre Eigenschutzzeit liegt nur bei etwa zehn Minuten.

Verbrennungen Verletzungen des Gewebes infolge von Hitzeeinwirkung. Leichte Verbrennungen äußern sich mit schmerzhaft geröteter Haut (Schweregrad 1), bei schweren Verbrennungen wölbt sich die Haut zu Blasen auf (Schweregrad 2). Schwerste Verbrennungen mit Zerstörung aller Hautschichten (Schweregrad 3) sind allerdings schmerzlos, da die geschädigten Nervenenden keine Schmerzreize mehr aussenden. Frische Verbrennungen sollten mit viel kaltem Wasser versorgt werden. Der Arzt versorgt die Wunde so, dass keine Erreger eindringen können.

Warzen Vorstehende, verhärtete Region der Haut, die durch Warzenviren hervorgerufen wird. Warzen können einfach operativ entfernt werden. Bei verstärktem Auftreten deuten sie auf ein schlechtes Immunsystem hin.

Zecken, Holzbock Blutsaugende Parasiten, die in der Natur von Sträuchern oder aus hohem Gras abgestreift werden. Vollgesaugte Zecken lassen sich einfach von ihrem Wirt abfallen. Allerdings können sie Krankheiten übertragen. Dazu gehört die mitunter tödlich verlaufende Frühsommermeningoenzephalitis, gegen die es eine prophylaktische Impfung gibt. Borreliose kann bei längerer Dauer schwere Nerven- und Hirnschäden hervorrufen.

Das Herz-Kreislauf-System

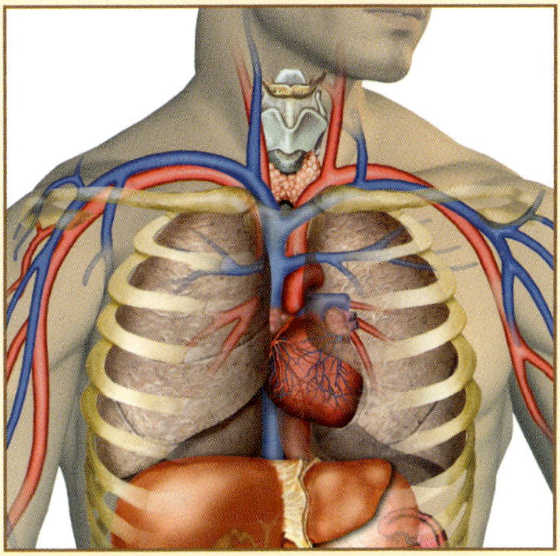

Allgemeines

Herz und Blutgefäße bilden zusammen das Herz-Kreislauf-System. Seine Aufgabe ist die Versorgung des gesamten menschlichen Körpers mit Blut und dadurch mit lebenswichtigen Nährstoffen, Sauerstoff sowie körpereigenen Hormonen als Botenstoffe. Gleichzeitig werden unverwertbare Substanzen zu den Ausscheidungsorganen und Kohlendioxid zur Lunge befördert. Dazu verlaufen im menschlichen Körper insgesamt 100.000 Kilometer Gefäße.

Aufbau

Das Herz ist ungefähr faustgroß und wiegt bei einem Erwachsenen ca. 300 Gramm. Es liegt hinter dem Brustbein. Es besteht aus der rechten und linken Herzhälfte, die sich jeweils aus Vorhof und Herzkammer zusammensetzen. Beide Bereiche sind durch Segelklappen voneinander getrennt, die ein Zurückfließen des Blutes beim Pumpvorgang des Herzens verhindern. Die Impulse zum Zusammenziehen der Herzmuskulatur werden von spezialisierten Schrittmacherzentren gegeben und über ein Erregungsleitungssystem über das ganze Herz fortgeleitet. Sie können an der Körperoberfläche als Elektrokardiogramm (EKG) dargestellt werden.

Das Herz-Kreislauf-System teilt sich in zwei Abschnitte: den Körperkreislauf und den kleineren Lungenkreislauf. Dabei transportieren die Arterien das Blut vom Herzen weg. Sie verzweigen sich bis in die kleinsten Kapillargefäße, die sämtliche Organe und Muskeln bis hin zur Haut durchziehen. An deren Ende erfolgt der Austausch von Sauerstoff und Nährstoffen. Hier werden auch Stoffwechselendprodukte wie Kohlendioxid und sonstige Stoffe aufgenommen, und zwar von den Venen. Das sind die Gefäße, die das Blut zum Herzen hinführen.

Funktion

Das Herz zieht sich pro Minute ca. 60–80 Mal zusammen. Die dadurch entstehende Druckwelle kann man an Handgelenk und Hals als Puls tasten. Vor jedem Herzschlag füllt sich das Herz mit Blut, wodurch die Muskelfasern des Herzens gedehnt werden. Ist das Herz gefüllt, kommt es zur Kontraktion, dem Zusammenziehen der vorgedehnten Muskelfasern. Dadurch wird die Herzkammer verkleinert und das Blut in die Aorta bzw. die Lungenarterie gepresst. Auf diese Weise durchströmen täglich 6.500 Liter Blut den Lungen- und Körperkreislauf.

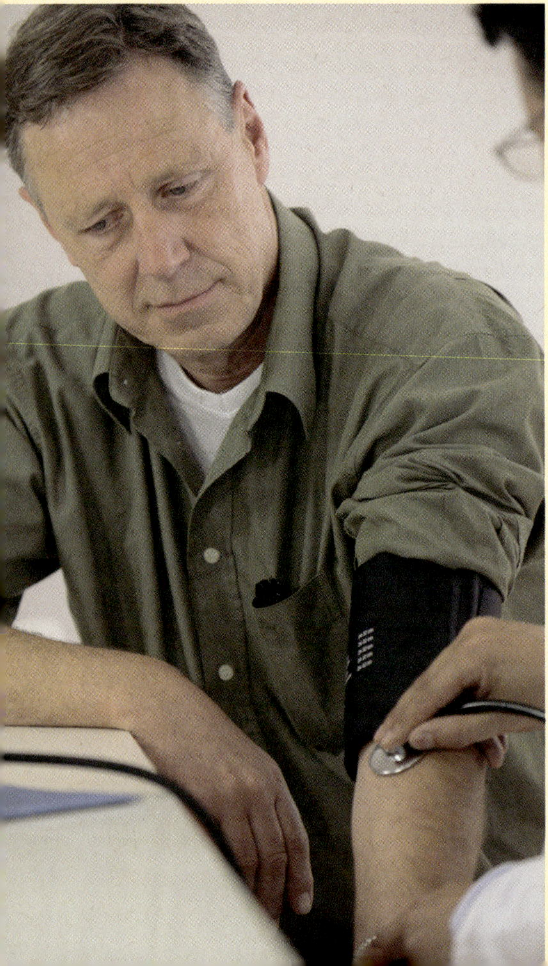

Ausdruck der Herzleistung ist der Blutdruck in den Gefäßen. Seine Höhe ergibt sich durch die Schlagfrequenz und die Kontraktionskraft des Herzens sowie der Spannung der Gefäße (Gefäßwiderstand). Bei Belastung nehmen Puls und Schlagkraft des Herzens zu – der Blutdruck steigt. So kann mehr Blut das Gefäßsystem durchströmen, wodurch die Organe mehr Sauerstoff und Nährstoffe erhalten. Der Organismus wird dadurch leistungsfähiger. In Ruhe werden Puls und Schlagkraft gesenkt, der Blutdruck sinkt wieder auf Normalwerte.

Über diesen Pumpvorgang gelangt das Blut in feinste Kapillaren. Hier gibt es Sauerstoff und Nährstoffe durch die hauchdünnen Gefäßwände an das umliegende Gewebe ab und nimmt gleichzeitig Abfallprodukte und Kohlendioxid auf, die wieder ins Herz gelangen, um entsorgt zu werden.

Typische Beschwerden

Arteriosklerose auch: Arterienverkalkung. Erkrankung der Arterien durch Ablagerungen von Blutfetten, Thromben, Bindegewebe und in geringeren Mengen auch Kalk. Der Gefäßdurchmesser verengt sich zunehmend, außerdem verlieren sie ihre Elastizität. Die betroffenen Organe werden schlechter durchblutet. Risikofaktoren wie Diabetes,

Rauchen, Hypertonie, Übergewicht und erhöhtes Cholesterin fördern Arteriosklerose.

Besenreiser Unterform der Krampfadern (Varikosis), bei sich kleine Venen sichtbar als hellrotes Gefäßgeflecht durch die Haut schlängeln, meist zuerst an den Waden und um die Fußknöchel.

Bluthochdruck Krankheitsbild, bei dem der Blutdruck des arteriellen Gefäßsystems chronisch erhöht ist. Obwohl Bluthochdruck lange keine Beschwerden verursacht, schadet er unbehandelt zunächst dem Herzen und den Blutgefäßen. Das Risiko für eine Arteriosklerose steigt. Langfristig drohen Herzmuskelschwäche, Herzinfarkt, Schlaganfall und Nierenversagen.

Bradykardie Verlangsamte Herztätigkeit, bei der die Schlagfrequenz bei unter 60 Schlägen in der Minute liegt. Das Gegenteil ist die Tachykardie.

Durchblutungsstörungen Eingeschränkter Blutfluss in einem Teil des Gefäßsystems, der zu einer Unterversorgung der zu versorgenden Organe oder Gewebe führt. Ursachen für Durchblutungsstörungen können Gefäßablagerungen, Arteriosklerose, Entzündungen der Gefäße oder zusammengezogene Gefäße (Gefäßkrämpfe) sein. Raucher sind besonders gefährdet. Als Beschwerden treten Schmerzen beim Gehen auf (Schaufensterkrankheit).

Herzmuskelentzündung Entzündung des Herzmuskels durch rheumatische Erkrankungen, Infektion oder allergische Reaktionen. Mögliche Zeichen sind wahrnehmbarer Herzschlag und rasche Ermüdung. Eine Herzmuskelentzündung kann unbehandelt zu Herzinsuffizienz, Herzrhythmusstörungen und selten zum plötzlichen Herztod führen.

Herz(muskel)schwäche Teilweiser Funktionsverlust des Herzens durch mangelnde Pumpleistung. Dies führt zu Ödemen, Abgeschlagenheit, Herzrasen und bläulicher Haut (meist der Lippen und Schleimhäute).

Hilfreiche Heilpflanzen

- Ackerschachtelhalm
- Anis
- Beifuß
- Kerbel
- Rose
- Rosskastanie
- Rote Bete
- Weißdorn

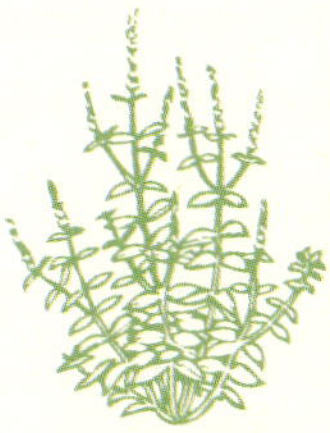

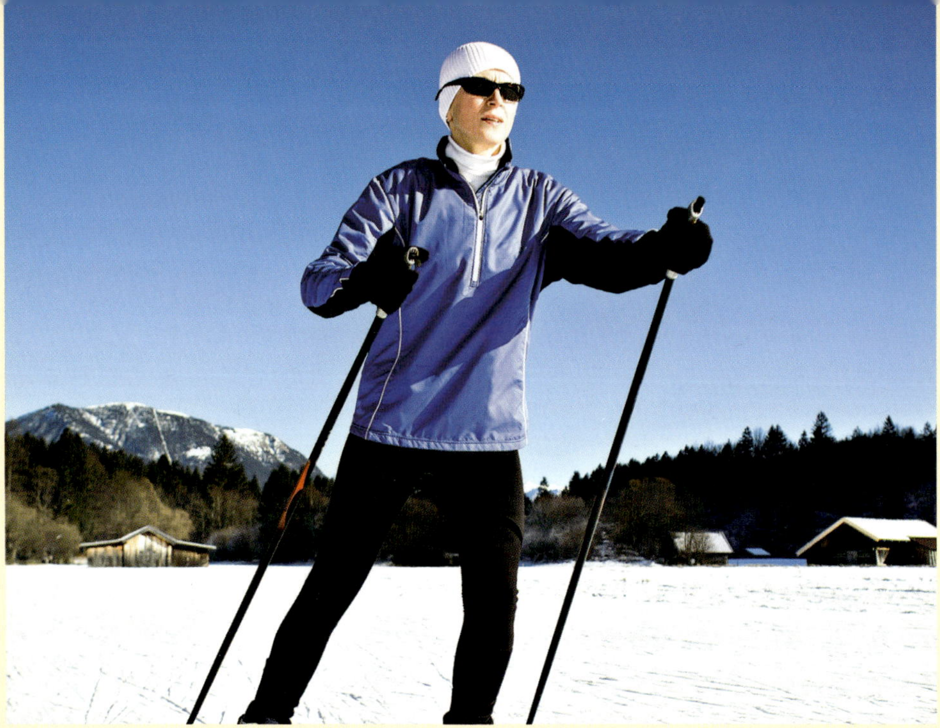

Herzrhythmusstörungen Unregelmäßige Abfolge des normalen Herzschlags. Unterschieden werden zum Beispiel die Verlangsamung (Bradykardie) oder Beschleunigung des regelmäßigen Schlagimpulses (Tachykardie) oder selten das gänzliche Fehlen eines Rhythmus (Arrhythmie).

Koronare Herzkrankheit Verengungen der Herzkranzgefäße, meist durch eine Arteriosklerose verursacht. Die daraus folgenden Beschwerden wie Schmerzen im Brustbereich und Atemnot werden als Angina pectoris bezeichnet. Diese treten zuerst nur unter Belastung auf, bei Fortschreiten der Krankheit auch in Ruhephasen. Die Gefahr eines Herzinfarkts ist deutlich erhöht.

Krampfadern Knotig-erweiterte oberflächliche Venen. Sie sind meist bläulich gefärbt und schlängeln sich sichtbar unter der Haut. Krampfadern sind meist genetisch bedingt.

Lymphödem Ansammlung von Gewebewasser (Lymphe), etwa durch einen zu hohen Blutdruck in den Venen. Geschwollene Beine können frühe Anzeichen für ein Lymphödem sein.

Ödeme Gewebeschwellung aufgrund einer Einlagerung von Flüssigkeit, zum Beispiel durch eine verminderte Herz- oder Nierenleistung.

Palpitationen Bewusste Wahrnehmung des Herzschlags, der zu langsam, zu schnell, unregelmäßig oder mit normaler Geschwindigkeit erfolgt. Palpitationen können durch Stress, Adrenalin, Alkohol, Medikamente, Drogen oder diverse Krankheiten entstehen. Außerdem sind sie ein Zeichen bei Panikattacken oder Kreislaufversagen.

Schaufensterkrankheit Umgangssprachliche Bezeichnung für Durchblutungsstörungen der Arterien. Aufgrund von Ablagerungen (Arteriosklerose) sind die Beinarterien so verengt, dass die Beine nur im Ruhezustand ausreichend mit Blut versorgt werden. Bei Belastung entsteht eine Unterversorgung, die sich bei Betroffenen mit Schmerzen in den Beinen äußern. Er muss während des Laufens Pausen einlegen, was gerne mit Schaufensterbetrachtungen kaschiert wird.

Tachykardie Beschleunigte Herztätigkeit, bei der die Schlagfrequenz bei mehr als 100 Schlägen in der Minute liegt. Medikamente, Genussmittel oder Drogen heben die Herzfrequenz an.

Venenentzündung Entzündung eines venösen Gefäßes, die meist durch Bakterien hervorgerufen wird.

Venenthrombose Gefäßerkrankung, bei der sich ein Blutgerinnsel in einer tieferen Vene bildet, wodurch der Blutfluss zum Herzen durch den Pfropf behindert wird. Risikofaktoren sind: Langes Sitzen, Übergewicht, Krampfadern, die Einnahme der Antibabypille in Kombination mit Rauchen, Schwangerschaft, höheres Alter sowie übermäßiger Alkoholgenuss.

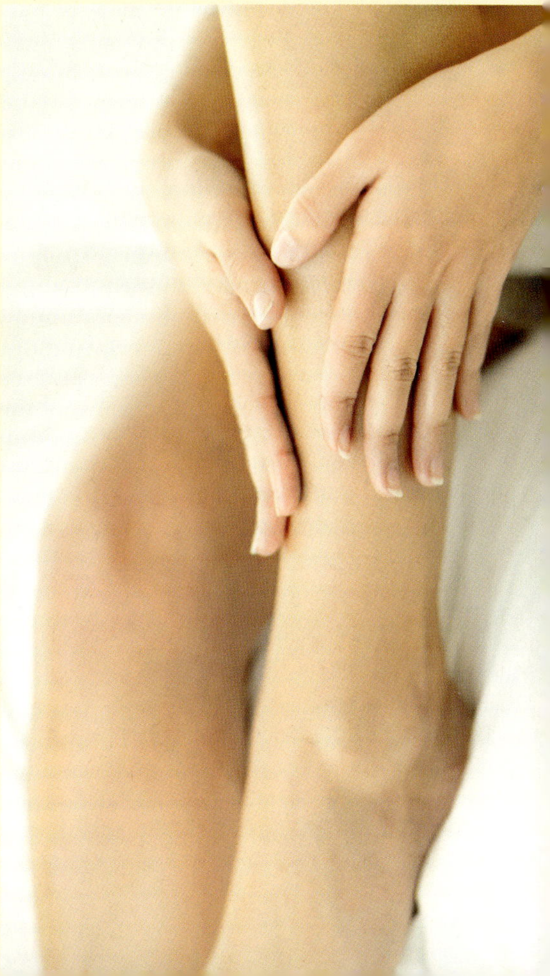

Das Immunsystem

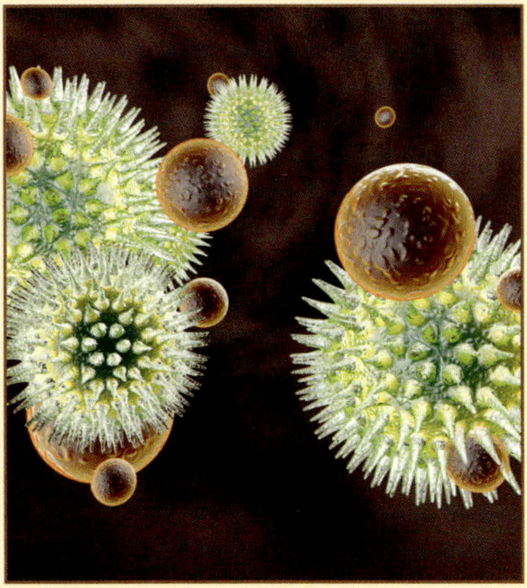

Funktionsweise

Das Immunsystem des menschlichen Körpers befasst sich mit der Abwehr gegen Fremdsubstanzen, wie etwa Bakterien, Viren oder Parasiten. Dabei unterscheidet man die angeborene Immunität von einer erworbenen Immunität. Letztere entwickelt sich erst im Laufe des Lebens.

Obwohl wir täglich über Haut oder Luftwege einer großen Zahl von Fremdsubstanzen ausgesetzt sind, führt dies nur selten zu Zeichen einer Infektion mit Fieber oder einer Rötung der Eintrittsstelle. Dafür sorgt die unspezifische Abwehr, die von Geburt an als Schutz zur Verfügung steht. Dabei handelt es sich um besondere Fresszellen, die in der Lage sind, unerwünschte Eindringlinge einfach „aufzufressen". Die spezifische Abwehr hingegen ist zwar stärker als die unspezifische, muss aber nach der Geburt erst vom Körper gelernt werden. So dauert es beim Erstkontakt mit dem Erreger einige Zeit bis die spezifische Abwehr aufgebaut ist. Beim Zweitkontakt erinnert sich das Immunsystem daran und ruft den erlernten Prozess schneller ab – der Körper ist immun. Das kennen wir zum Beispiel von manchen Kinderkrankheiten. Wie lange diese Immunität anhält, ist unterschiedlich. Das hängt von der unterschiedlichen Aktivierung des Gedächtnisses der Zellen ab, von lebenslang (z.B. bei verschiedenen Kinderkrankheiten) bis zu einigen Monaten.

Allergie

Vielen Erkrankungen liegt eine Fehlreaktion des Immunsystems zugrunde. Typische Beispiele hierfür sind der Ausfall einzelner Abwehrmechanismen (Immundefekte) oder der gezielte Angriff des Immunsystems auf körpereigenes Material (Autoimmunerkrankung). Auch die Allergie ist eine Überempfindlichkeitsreaktion des Immunsystems. Sie wird im Laufe des Lebens erworben, indem das Immunsystem immer öfter bei Kontakt mit einem bestimmten Antigen eine überschießende Reaktion zeigt. Meist bleiben diese Reaktionen örtlich begrenzt. Dann leidet der Patient nach Gebrauch einer Hautcreme unter Juckreiz, Rotfärbung oder Schwellung der Haut oder zeigt bei Einatmen von Pollen an Heuschnupfen. In sehr seltenen Fällen tritt eine anaphylaktische Situation auf, die durch massiven Blutdruckabfall und Atemnot charakterisiert ist und lebensbedrohlich sein kann. Hier hilft nur die rasche Injektion von Medikamenten (Kortison und Adrenalin) durch den Arzt. Gefährdete Patienten führen diese Medikamente mit sich und können sich diese im Notfall selbst verabreichen. Warum manche Menschen Allergien entwickeln, ist unbekannt. Allerdings kommt die Neigung dazu in manchen Familien gehäuft vor, wird also vererbt. 15–20 Prozent der Bevölkerung in Deutschland sind erblich belastet, wobei die Zahl steigt. Zurückzuführen ist dies wahrscheinlich auf die zunehmende Exposition des menschlichen Körpers mit einer Vielzahl neuer Fremdstoffe durch die moderne Lebensweise.

Typische Beschwerden

Allergien Überempfindlichkeitsreaktion des Immunsystems gegenüber einem harmlosen Stoff wie etwa Pollen, Hausstaub oder Tierhaar. Im schlimmsten Fall kommt es zur anaphylaktischen Reaktion, die schnellstens behandelt werden muss. Symptome: Rötung und Schwellung der Haut, Ausschläge und Juckreiz. Hinzu kommen Reaktionen an den Schleimhäuten, wie laufende Nasen, juckende Augen oder Atemnot. Behandlung: Allergietests wie der Epikutan- oder Prick-Test helfen, das Allergen zu identifizieren. Dieses muss im nächsten Schritt möglichst gemieden werden. Bei der Behandlung kommen Medikamente zum Einsatz, die die allergische Reaktion unterdrücken. Eine Hyposensibilisierung ist in Betracht zu ziehen.

Anaphylaktische Reaktion auch: Allergischer Schock. Schwere allergische Reaktion, die sich nicht auf bestimmte Stellen des Körpers beschränkt, sondern den gesamten Organismus betrifft. Der anaphylaktische Schock zeigt sich durch schwerste Kreislaufstörungen und kann tödlich enden.

Fibromyalgie auch: Weichteilrheumatismus. Schmerzsyndrom an gewissen Druckpunkten der Sehnen, Muskeln und Knochen, wobei sich keine körperliche Ursache festmachen lässt. Auch Morgensteifigkeit tritt auf. Die Erkrankung betrifft in 80 Prozent der Fälle Frauen im Alter von 20 bis 50 Jahren. Eine Behandlung mit Schmerzmitteln sollte nur unterstützend eingesetzt werden. Wichtiger ist

eine Kombination aus psychosomatischer Therapie, praktischen Anwendungen und einer Patientenschulung.
Diphtherie Infektionskrankheit der oberen Atemwege. Durch Bildung von Krusten im Kehlkopf verursacht sie Atemnot mit Erstickungsgefahr, Heiserkeit und mühevolles Sprechen. Diphterie-Erreger bilden ein Gift, das neben den entzündeten Bereichen auch weitere Organe gefährdet. Bei Verdacht auf Diphtherie muss der Patient in eine Klinik gebracht und stationär behandelt werden, um eine mögliche Erstickung weitestgehend auszuschließen. Die Ständige Impfkommission des Robert-Koch-Instituts empfiehlt, Säuglinge gegen Diphterie zu impfen.

Fieber Zustand erhöhter Kernkörpertemperatur, die Zeichen einer erhöhten Körperabwehraktivität ist. Eine Kernkörpertemperatur von 38 Grad wird als Fieber bezeichnet.

Fieberbläschen Reaktivierung ruhender Herpes-Viren bei beeinträchtigtem Immunsystem, etwa Fieber.

Grippe Durch Influenzaviren ausgelöste Infektionskrankheit. Die Erreger sind sehr wandelbar und lösen immer wieder weltweite Seuchewellen aus. Sie wird durch Tröpfcheninfektion übertragen. Symptome: Hohes Fieber, Husten, Kopf- und Gliederschmerzen und allgemeines Krankheitsgefühl. Behandlung: Bettruhe, reichliches Trinken und hohes Fieber senken. Impfungen gegen Influenza sind für ältere und abwehrschwache Patienten empfohlen. Antibiotika kommen zur Behandlung von bakteriell verursachten Folgeinfektionen in Frage, die Grippe selbst bekämpfen sie nicht.

Nahrungsmittelvergiftungen Vergiftungen durch Giftstoffe, die von Bakterien beim Verderb von Lebensmitteln entstehen. Der Erreger Clostridium botulinum zum Beispiel erzeugt ein starkes Gift unter Luftabschluss, so in Fleischkonserven oder Weckgläsern mit „Erdgemüsen" (Bohnen). Symptome sind Übelkeit, Erbrechen, Durchfälle, Fieber, Krämpfe, Halluzinationen und können in manchen Fällen auch zum Tode führen. Besonders gefährlich sind verdorbene Pilze, Fleisch und Fisch.

Norovirus-Enteritis Durch den Norwalk-Virus ausgelöste Durchfallerkrankung. Die Erkrankung tritt meist gehäuft dort auf, wo viele Menschen auf engem Raum zusammenleben, zum Beispiel im Altenheim. Abwehrschwachen können die Folgen des Durchfalls gefährlich werden.

Pfeiffersches Drüsenfieber Durch das Epstein-Barr-Virus ausgelöste

Viruskrankheit. Sie betrifft meist Jugendliche und führt zu Schwellungen der Lymphknoten, mancher Organe und Fieber. Die Erkrankung geht in der Regel ohne schwere Folgen vorüber, kann Abwehrschwachen aber gefährlich werden.

Reisediarrhoe Infektionskrankheit mit Durchfallerscheinungen, die meist in den ersten Tagen einer Reise in die Tropen oder Subtropen auftritt. Oft sind unsaubere Lebensmittel, unreines Trinkwasser und unzureichende Hygienestandards in Kombination mit feucht-warmem Klima die Ursache.

Rheuma Umgangssprachlicher Begriff für schmerzhafte Erkrankungen des Bewegungs- und Stützapparates. Da streng genommen mehr als 100 verschiedene Krankheitsformen (darunter Arthritis, Fibromyalgie oder Gicht) darunterfallen, sprechen Fachleute von „Krankheiten des rheumatischen Formenkreises". Häufig sind auch Autoimmunreaktionen an der Entstehung von Rheuma beteiligt.

Salmonellen-Enteritis Durchfallerkrankung, die durch mit Salmonellen verseuchte Lebensmittel ausgelöst wird. Jeder Verdacht auf Salmonellose muss dem Gesundheitsamt gemeldet werden. Symptome: Starke Durchfälle mit hohem Wasser- und Salzverlust, Übelkeit und Erbrechen sowie Fieber. Für abwehrschwache Menschen ist die Salmonellose gefährlich. Behandlung: Die Folgen des Brech-Durchfalls werden durch Flüssigkeits- und Salzersatz sowie verschiedene Medikamente gehemmt. In besonderen Fällen, etwa einem geschwächten Abwehrsystem, werden hochdosierte Antibiotika gegeben. Die Salmonellen können sich in der Gallenblase ansiedeln und dort auch nach der Genesung überdauern.

Wurmerkrankungen Erkrankungen, die durch parasitäre Würmer ausgelöst werden. Viele Arten und besonders deren Larven können nahezu alle Organe des Körpers schwer schädigen, zum Beispiel Echinokokkus und Schistosoma die Leber.

Hilfreiche Heilpflanzen

- Anis
- Birke
- Eisenkraut
- Gundermannkraut
- Kartoffel
- Linde
- Meerrettich
- Schwarzer Rettich
- Sonnenhut
- Spitzwegerich

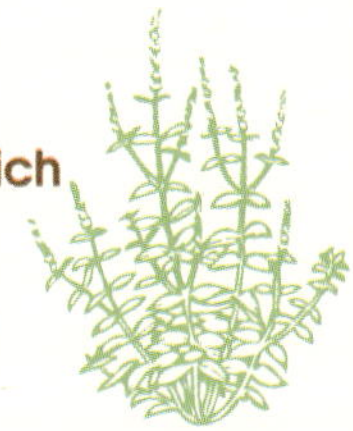

Mund und Zähne

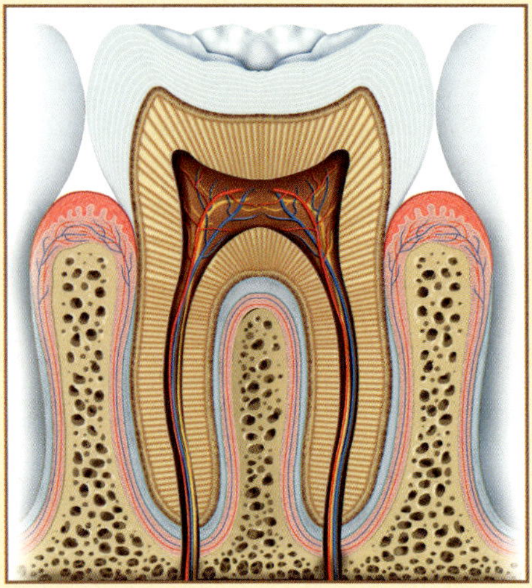

Der Kiefer

Das Gebiss besteht aus dem festen Oberkiefer und dem beweglichen Unterkiefer. Der Oberkiefer trägt die obere Zahnreihe und bestimmt durch seine Form, Größe und Stellung im Wesentlichen die Form des ganzen Gesichts. Der Unterkiefer trägt die untere Zahnreihe. Die Zähne selbst stecken mit ihren Wurzeln in den Zahnfächern am oberen Rand des Kiefers.

Die Zähne

Zähne sind das härteste Gebilde in unserem Organismus. Sie entwickeln sich als Milchzähne bereits in der sechsten Schwangerschaftswoche. Zwar kommt das Baby zahnlos zur Welt, doch in seinem Kiefer sind die vorderen Milchzähne schon fast fertig ausgebildet. Wenn sich die Zahnkrone und ein großer Teil der Zahnwurzel im Seitenzahnbereich fertig entwickelt und verfestigt haben, beginnt der erste Zahn, sich durchs Zahnfleisch zu schieben. Das sogenannte Zahnen verläuft meistens zwischen dem sechsten und neunten Lebensmonat. Die weiteren Zähne folgen im Abstand von einigen Wochen bis Monaten. Mit zweieinhalb Jahren ist das Milchgebiss meistens vollständig. Im Alter von etwa sechs Jahren erscheinen die vier ersten Backenzähne, die sogenannten Sechser. Das sind die ersten bleibenden Zähne des menschlichen Gebisses, die eine wichtige Aufgabe für den regelmäßigen Aufbau des Gebissbogens haben. Bis zum 14. Lebensjahr fallen die Milchschneidezähne aus und werden durch die bleibenden Schneidezähne ersetzt. Danach wechseln die Milchbackenzähne und die Eckzähne. Dann werden hinter den „Sechsern" die großen Backenzähne angelegt. Die als „Weisheitszähne" bekannten Zähne brechen ab dem 18. Lebensjahr durch, sind aber immer häufiger gar nicht mehr angelegt. Mit 28 oder 32 Zähnen ist das bleibende Gebiss vollständig.

Auf je eine Kieferhälfte verteilen sich: zwei Schneidezähne, ein Eckzahn, zwei vordere kleine Mahl- oder Backenzähne, drei hintere große Mahl- oder Backenzähne.

Der Aufbau

Jeder Zahn besteht aus drei Teilen: Zahnkrone, -hals und -wurzel. Der sichtbare Teil des Zahnes, die Zahnkrone, ist von Zahnschmelz umgeben. Der Zahnhals ist für das Auge unsichtbar, denn er ist von Zahnfleisch umgeben. Die Zahnwurzel ist durch die Fasern der Wurzelhaut in einem der Zahnfächer des Ober- bzw. des Unterkiefers aufgehängt und ebenfalls von einer dünnen Zementschicht überzogen. Im Bereich der Wurzelspitze lässt der Zahn eine kleine Öffnung erkennen, durch die Blutkapillaren und Nerven in das Innere des Zahnes, die Zahn- oder Pulpahöhle, ein- und austreten. Jeder Zahn wird im knöchernen Fach von einem straffen Bindegewebe, der Wurzelhaut, überzogen, die eine feste Verbindung zwischen Zahn und Alveole gewährleistet.

Die acht oberen und unteren Schneidezähne haben die Aufgabe, mundgerechte Bissen abzuschneiden. Die vier Eckzähne entsprechen in Form und Funktion den Reißzähnen eines Raubtieres: Sie halten Nahrungsteile fest, damit man sie besser abreißen kann. Die Backen- oder Mahlzähne zermahlen und zerquetschen die abgebissene Nahrung. Sie wird dabei mit Speichel vermengt und von der Zunge in die Speiseröhre befördert und heruntergeschluckt.

Karies

Bei der Entstehung wirken verschiedene Ursachen zusammen. Auf eine verständliche Formel gebracht, sieht das so aus: Zähne + Bakterien + Zucker + Zeit = Säuren = Karies. Karies beginnt mit der Zerstörung des Schmelzes. Setzt in diesem Stadium keine Behandlung ein, greift sie auf das Zahnbein über und breitet sich auf die Zahnhöhle aus. Es kommt zu einer Vereiterung der Zahnhöhle, wobei die Bakterien in das umgebene knöcherne Gewebe gelangen können. Typisches äußeres Anzeichen eines solchen Stadiums ist die »dicke Backe«. Hierbei kann es zur Ausbildung eines kleinen Eitersäckchens an der Spitze kommen, das über das Blut und die Lymphe Giftstoffe in den gesamten Körper ausstreut. Solch eine Lokalinfektion kann Muskelrheumatismus, rheumatische Herzklappenveränderung und vieles mehr nach sich ziehen.

Hilfreiche Heilpflanzen

- **Basilikum**
- **Frauenmantel**
- **Wermut**

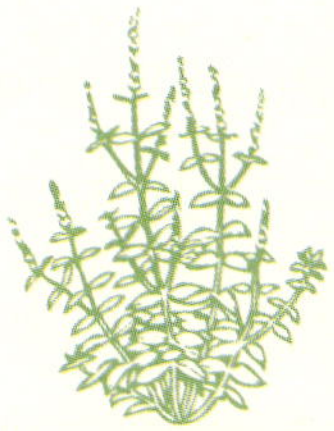

Typische Beschwerden

Geschwüre im Mund Veränderungen der Mundschleimhaut, die durch lange anhaltende mechanische Reizungen entstehen kann. Schlecht sitzende Prothesen oder als unangenehm empfundene Fremdmaterialien sollten daher vom Zahnarzt angepasst werden.

Globussyndrom Fremdkörpergefühl im Hals-Rachen-Raum, das oft mit Schluckbeschwerden einhergeht.

Karies Zahnfäule durch Bakterien in der Mundhöhle. Diese ernähren sich von Zucker und scheiden saure Stoffwechselprodukte aus, die dem Zahnschmelz Kalzium entziehen. Dadurch wird der Schmelz erweicht, was Bakterien eindringen lässt und Infektionen auslöst. Die Infektion setzt sich in das Innerste des Zahns fort, wobei eine schmerzhafte Entzündung der Nerven und Blutgefäße auftreten kann. Eine Wurzelbehandlung beugt einem odontogenen Abszess vor.

Kiefergelenkschmerzen Schmerzen des Kiefergelenkes, die häufig infolge von Verschleißerscheinungen durch den ständigen Gebrauch der Kiefergelenke auftreten.

Odontogener Abszess Infektion, die durch die bakterielle Flora der Mundhöhle verursacht wird. Sie kann sowohl von den Zähnen als auch vom Zahnhalteapparat ausgehen.

Parodontitis Bakterielle Entzündung des Zahnhalteapparates, die am Zahnhals entlang unter das Zahnfleisch dringt. Sie führt zum Zurückweichen des Zahnhalteapparates und kann zum Zahnverlust sowie zum Rückgang des Kieferknochens führen.

Perimandibulärer Abszess Durch Bakterien verursachte Unterkiefervereiterung, die den Knochen einschließt. Eingeschlossene Eiteransammlungen müssen geöffnet werden.

Taschenabszess Eiteransammlung in den Zahntaschen, oft im Rahmen einer Parodontitis.

Zahnbelag Film aus Speiseresten, Speichel, Bakterien und abgestorbenen Zellen der Mundschleimhaut, die sich an der Oberfläche der Zähne ablagert. Man unterscheidet weiche, abwischbare von verhärteten Belägen.

Zahnfleischbluten Verletzung des Zahnfleisches, bei der Blut austritt. Ursache ist zum Beispiel zu kräftiges Zähneputzen, falsche Zahnbürsten; es kann Zeichen für eine Zahnfleischentzündung (Gingivitis) sein.

Zahnstein Durch Mineralien verhärtete Form von Zahnbelägen.

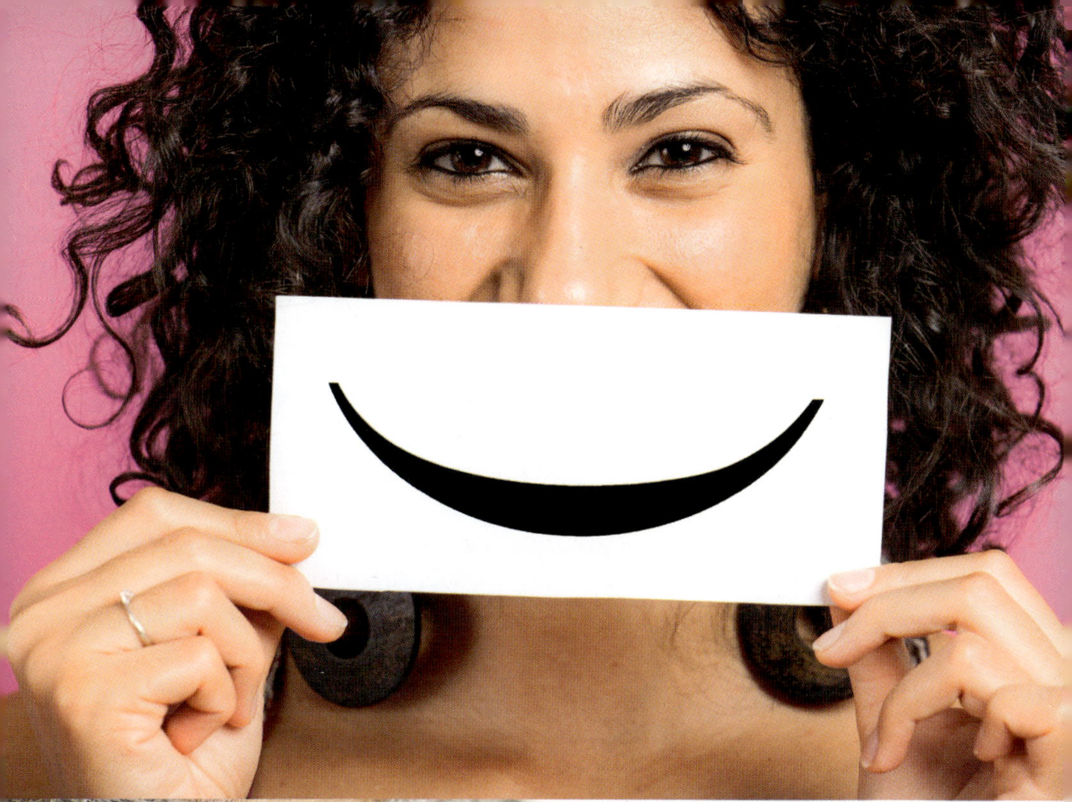

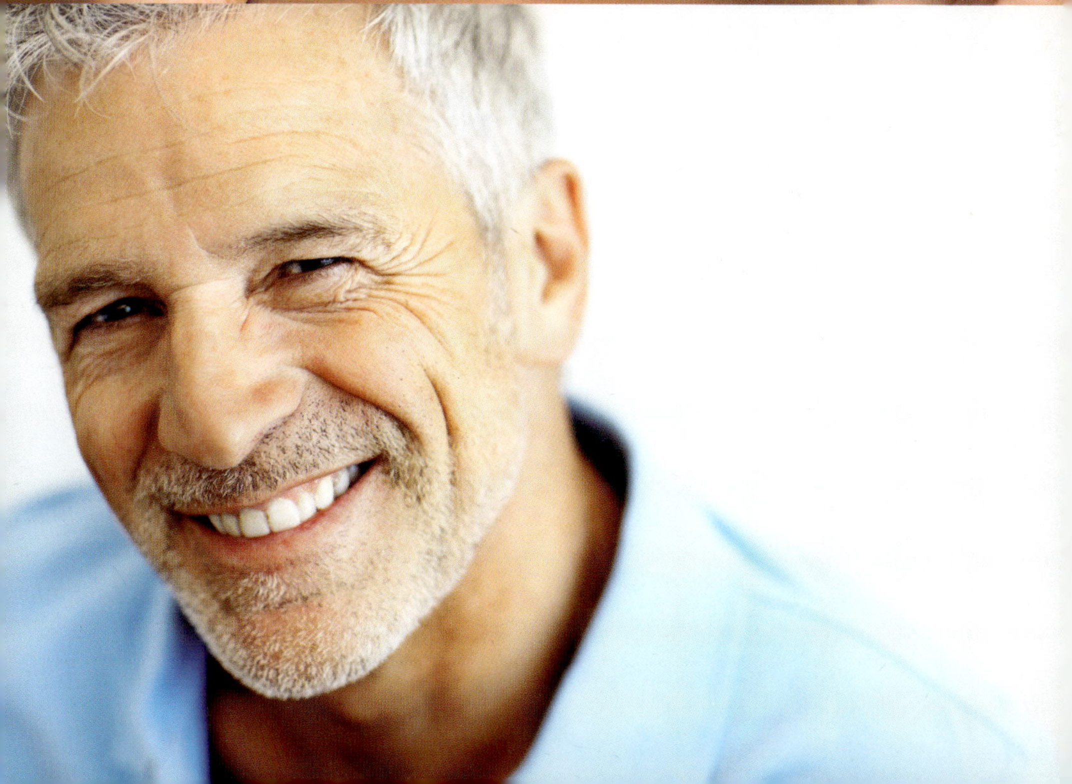

Nervensystem und psychische Erkrankungen

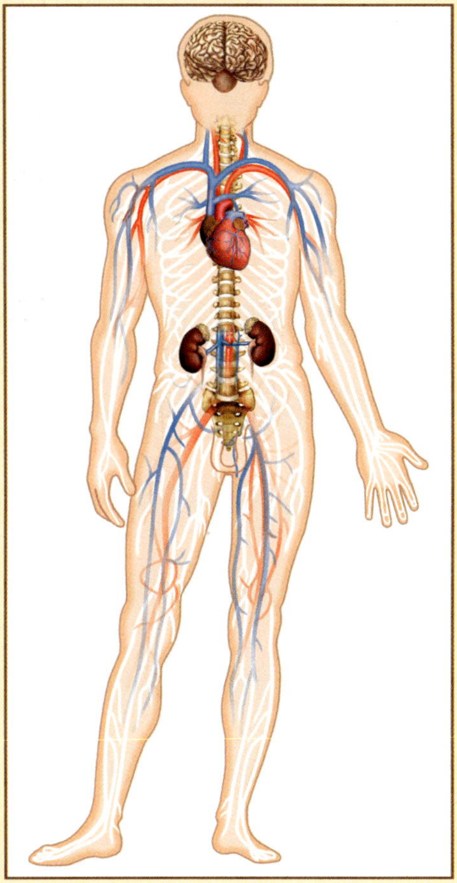

Allgemeines

Das gesamte Nervensystem besteht aus verschiedenen Untersystemen: dem Zentralen Nervensystem (ZNS), dem peripheren Nervensystem und dem vegetativen Nervensystem. Grundeinheit des gesamten Nervensystems sind die Neurone. Es besteht aus einem Zellkörper mit vielen astförmigen Ausläufern, über die sie Informationen aus der Umgebung aufnehmen und über einen bis zu 1 Meter langen Fortsatz zum nächsten Neuron weitergeben. Neurone sind von speziellen Hüll- und Stützzellen ummantelt.

Das Zentrale Nervensystem

Das Zentrale Nervensystem setzt sich aus Gehirn und Rückenmark zusammen. Das Gehirn wird schützend vom knöchernen Schädel umgeben. Um Stöße abzufangen und es vor Hitze- und Kälteeinwirkungen zu schützen, befindet sich zwischen Schädelknochen und Gehirn Gehirnflüssigkeit, der sogenannte Liquor. Die Oberfläche des Gehirns ist durch Furchen und Windungen stark vergrößert.
Das Großhirn des Menschen nimmt ca. 80 Prozent des Hirnvolumens ein. Es liegt direkt unter der Schädeldecke und bedeckt so das restliche Gehirn. Seine Rinde enthält vor allem Nervenzellen, die wegen ihrer Färbung auch „graue Substanz“ heißen. Im Inneren liegt die weiße Substanz und enthält vor allem Nervenfasern zur Weiterleitung von Impulsen.
Das Zwischenhirn schließt sich unten an das Großhirn an. Hier werden alle Informationen aus dem Körper verarbeitet, bevor sie in das Großhirn gelangen. Außerdem liegt hier der Thalamus, ein wichtiges Schaltzen-

trum für die Tast- Temperatur- und Schmerzempfindung.
Das Mittelhirn liegt zwischen Hinter- und Zwischenhirn. Hier wird der Liquor erzeugt und über eine Art Wasserleitung transportiert. Außerdem enthält es Reflexzentren für die Steuerung von Bewegung als Antwort auf Reize durch Sinnesorgane.
Das Kleinhirn liegt in der hinteren Schädelgrube. Es ist das wichtigste Koordinationszentrum für die Bewegung des Menschen. Der Hirnstamm ist der unterste, ungefähr 3 Zentimeter lange Abschnitt des Gehirns. Hier sind das Atemzentrum und das Kreislaufzentrum sowie Zentren zur Steuerung des Stoffwechsels lokalisiert. Den genauen Funktionsmechanismus des Gehirns kennen wir noch nicht. Es gelingt uns aber, an der Schädeloberfläche Gehirnströme zu messen. Dadurch ist es möglich, den Gehirnteilen gewisse Körperfunktionen zuzuordnen.
Insgesamt sind an das Großhirn eher seelisch-geistige Arbeiten geknüpft, während die körperlich-vegetativen Leistungen eher an tiefere Gehirnabschnitte gebunden sind.
Das Rückenmark beginnt am Hinterhauptsloch und zieht in einem knöchernen Kanal die Wirbelsäule herab. Es endet am zweiten Lendenwirbel. Auch das Rückenmark ist wie das Gehirn als zusätzlichem Schutz von Liquor umgeben. Im Zentrum des Rückenmarks liegen die Nervenzellkörper mit ihrer schmetterlingsförmigen Struktur. Hier liegen Nervenzellen für die Innervation der Muskulatur und das vegetative Nervensystem, die von dort zum Gehirn geleitet werden.

Das periphere Nervensystem

Alle Nervenzellen außerhalb von Gehirn und Rückenmark werden als peripheres Nervensystem bezeichnet. Sie ziehen vom Rückenmark aus zu den einzelnen Organen, Muskeln und zur Haut bzw. wieder zurück.

Das vegetative Nervensystem

Dieses reguliert die Funktionen des Körpers, die nicht unserem Willen unterworfen sind, wie zum Beispiel Pulsschlag, Tätigkeit des Darms und vieles mehr. Sie werden durch das Zusammenspiel der entgegengesetzten Wirkungen von Sympathikus und Parasympathikus reguliert. Der Sympathikus arbeitet bei Anspannung und Stress, der Parasympathikus überwiegt dagegen bei Verdauung und Entspannung. So bewirkt der Sympathikus eine Steigerung der Herzfrequenz, die Bronchien werden erweitert, Verdauungs- und Stoffwechselfunktionen vermindert. Der Parasympathikus dagegen senkt die Aktivität des Herzens, steigert die Verdauung und fördert die Sekretion der Verdauungsdrüsen.

Typische Beschwerden

Angstneurosen Störungen, bei denen die Betroffenen Angst vor bestimmten Situationen, Orten oder Gegenständen haben und diese folglich meiden. Eine Neurose kann groteske Formen annehmen, zum Beispiel bei Angst vor Menschenmassen. Eine Therapie versucht den Patienten in unterstützender Begleitung dem Objekt seiner Furcht näher zu bringen. Eine Sonderform der Angstneurose ist die Phobie.

Borderline-Syndrom Persönlichkeitsstörung, die meist Frauen betrifft und durch Impulsivität und Instabilität in zwischenmenschlichen Beziehungen, Stimmung und Selbstbild gekennzeichnet ist. Die Betroffenen bemühen sich heftig darum, geliebt zu werden. Dabei leiden sie unter Störungen der Selbstwahrnehmung und können paranoide Vorstellungen auch gegen ihr soziales Umfeld entwickeln. Hilfe lehnen sie meist ab. Selbstverletzungen und extreme Verstimmtheit bis zu heftigen Zornesanfällen kommen vor. Behandlung: In der Regel wird eine Gruppen- oder Einzelpsychotherapie angewandt. Zuweilen kommen pharmakologische Mittel wie Antidepressiva zum Einsatz.

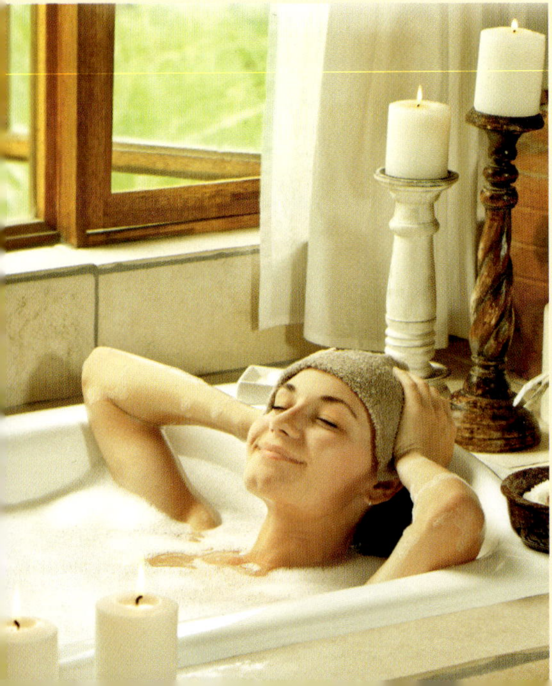

Borreliose Durch Zecken übertragene Erkrankung, die in mehreren Stufen verläuft. Erst kommt es über Monate zur großflächigen Rötung der Haut, die sich konzentrisch ausbreitet. Dann treten grippeartige Beschwerden mit schubweisem Fieber auf, gefolgt von Nervenentzündungen mit Lähmungen und Schmerzen. Da sich im Laufe der Krankheit eine Hirnentzündung entwickeln kann, gilt es, frühzeitig mit Antibiotika zu behandeln.

Demenz Sammelbegriff für Krankheiten, die durch einen Verlust von Gehirnzellen geprägt sind. Dieser führt zu Vergesslichkeit, Denkstörungen sowie starken Stimmungsschwankungen. Etwa fünf Prozent der über 65-Jährigen leiden an einer bestimmten Ausprägung einer Demenzerkrankung. Bekannteste Form ist die Alzheimerkrankheit.

Depression Psychische Störung mit lang anhaltender Niedergeschlagenheit. Betroffene verlieren das Interesse an ihrer Umwelt, nicht selten sind Selbstmordversuche. Behandlung: Medikamente (Antidepressiva) können die Stimmungslage kurzfristig verbessern, bekämpfen aber nicht die Ursachen der Depression. Stattdessen können Behandlungsmethoden wie Psychotherapie, Gesprächstherapie oder eine analytische Behandlung in Anspruch genommen werden.

Epilepsie Krankheitsbild mit spontan auftretenden Krampfanfällen aufgrund einer plötzlichen Entladung einer Vielzahl von Gehirnzellen. Dies führt zu unkontrollierten, krampfartigen Bewegungen und Bewusstseinsstörungen. Es gibt viele Formen von Epilepsien, die zum Beispiel nach Anfallstyp, Auslöser oder Alter unterschieden werden. Die Behandlung mit Medikamenten ist in den meisten Fällen erfolgversprechend.

Ess-Brech-Sucht Seelische bedingte Essstörung, bei der die Betroffenen – meist Mädchen oder junge Frauen – große Mengen Nahrung aufnehmen und anschließend willentlich wieder erbrechen. Dieses Verhalten wird als peinlich erlebt und daher oft verheimlicht. Die Erkrankten laufen mitunter Gefahr, eine Anorexie zu entwickeln. Die Folgen einer Fehl- oder Mangelernährung können auftreten. Ein Heilungserfolg besteht oft nur, wenn die meist psychische Ursache erforscht und behandelt wird.

Frühsommermeningoenzephalitis (FSME) Eine durch Zeckenbiss übertragene Viruserkrankung (Meningitis, Enzephalitis). Impfungen werden vor allem in FSME-gefährdeten Gebie-

Hilfreiche Heilpflanzen

- Anis
- Apfel
- Bärlauch
- Baldrian
- Beifuß
- Dill
- Eisenkraut
- Ginseng
- Johanniskraut
- Lavendel
- Linde
- Pfefferminze
- Rose
- Rosmarin
- Schlüsselblume
- Veilchen
- Waldmeister

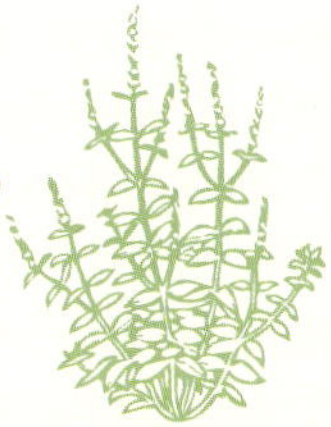

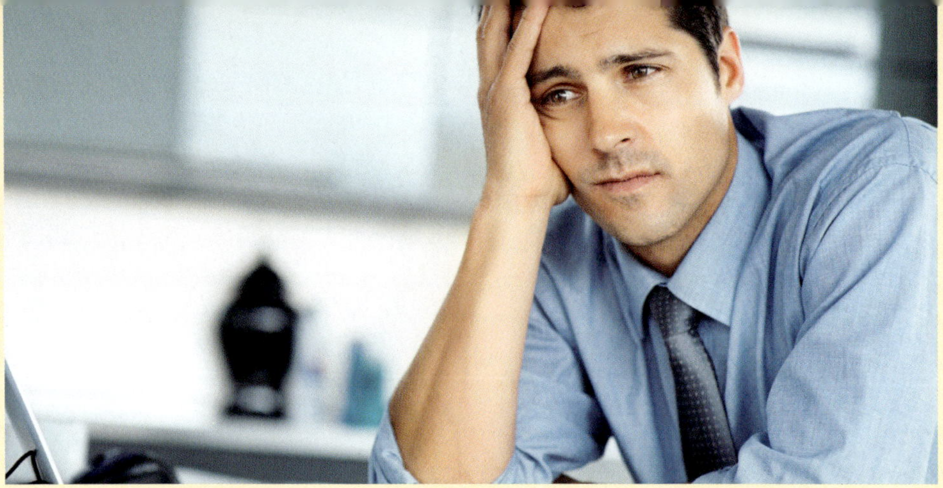

ten wie Süd- und Westdeutschland, großen Teilen Österreichs und der Schweiz empfohlen.

Hirnhautentzündung Entzündung der Hirn- und Rückenmarkshäute, hervorgerufen durch Bakterien, Viren oder Parasiten. Sie führt zu starken Kopfschmerzen und oft hohem Fieber. Charakteristisch ist die Nackensteifigkeit, bei der der Patient den Kopf vor Schmerzen nach hinten in den Nacken zieht. Selten tritt Benommenheit bis hin zum Koma auf.

Magersucht Seelisch bedingte Essstörung, bei der die Betroffenen – meist Mädchen oder junge Frauen – die Nahrungszunahme verweigern oder stark einschränken. Über einen längeren Zeitraum wird der Körper so ausgezehrt, dass die Folgen kaum reparabel sind und schließlich Lebensgefahr eintritt. Eine Bulimie kann vorangegangen sein. Symptome: Starker Gewichtsverlust, oft kombiniert durch den Missbrauch von abführenden und harntreibenden Medikamenten. Haarausfall, Ausfall der Regelblutung. Behandlung: Die Anorexie ist sehr ernst zu nehmen. Ihre Behandlung gehört in die Hände eines Psychologen. In schlimmen Fällen muss eine Zwangsernährung stattfinden.

Migräne Periodisch wiederkehrende, oft halbseitig auftretende Kopfschmerzen, die von Übelkeit, Erbrechen, Lichtempfindlichkeit oder Geräuschempfindlichkeit begleitet sein können. Behandelt wird die Krankheit oft mit speziellen Migränemedikamenten. Diese bringen jedoch manchmal keine Abhilfe und haben Nebenwirkungen. Zur Vorbeugung empfiehlt sich das Erlernen von Entspannungstechniken, da Stress eine häufige Ursache dieser Krankheit ist.

Multiple Sklerose (MS) Chronisch-entzündliche Erkrankung des zentralen Nervensystems, bei der eine Autoimmunreaktion die Myelinhüllen der Nervenzellen schädigt. MS tritt zwischen dem 20. und 40. Lebensjahr auf und betrifft Frauen häufiger als Männer. Zunächst treten die Beschwerden schubweise auf, später werden sie chronisch. Symptome: Bei Befall des Kleinhirns treten Augenzittern, Zittern bei gezielten Bewegungen und stockendes Sprechen auf. Oft kommt es zu Empfindungsstörungen, Lähmungen, Krämpfen und besonders bei fortgeschrittener Krankheit zu Blasenentleerungsstörungen oder Erblindung. Behandlung: Durch medikamentöse Immunsuppression wird eine Verkürzung und Verzögerung der Schübe erreicht. Es ist keine Heilung möglich.

Nikotinabhängigkeit Abhängigkeit gegenüber Nikotin, die sich durch den Konsum von Tabakwaren einstellt. Dieser wirkt im Körper als Botenstoff und kann eine körperliche Sucht auslösen. Bei der Nikotinabhängigkeit sind aber auch psychische Faktoren entscheidend.

Phobien Psychische Störungen, bei denen Angst, Furcht oder Ekel vor einem Objekt bzw. einer Situation besteht, zum Beispiel gegen Wasser, Spinnen, enge Räume, große Höhen oder das Fliegen in einem Flugzeug. Werden Lebensbereiche umgestaltet, um den Gegenstand der Phobie zu vermeiden, droht eine Angstneurose.

Psychosen Sammelbegriff für verschiedene Erkrankungen, die unterschiedlichste Störungen des Gefühlslebens beinhalten. Während einer Psychose können ein Wahn oder auch optische oder akustische Halluzinationen vorkommen.

Schwindel Unwohlsein bei meist vorübergehender Gleichgewichtsstörung. Die Folge sind Schwierigkeiten bei der Bewegungskoordination, beim Gehen und Stehen, gelegentlich sogar Erbrechen. Als Ursachen kommen Störungen des Gleichgewichtsorgans im Ohr, der Nerven (beispielsweise bei der diabetischen Neuropathie) oder des Kleinhirns in Betracht.

Sprachstörungen Sind als Störungen im Umgang mit Sprache (Verständnisprobleme, Wortfindungsstörungen) zu verstehen.

Tics Unwillkürliche motorische Zuckungen. Tics können immer wieder in gleicher Weise einzeln oder rasch hintereinander auftreten.

Zwangsstörung Psychische Störung, bei der die Betroffenen sich gezwungen fühlen, bestimmte Dinge zu denken oder zu tun. Ein bekannter Zwang ist ständiges Händewaschen. Die Störung beeinträchtigt das Alltagsleben deutlich.

Der Stoffwechsel

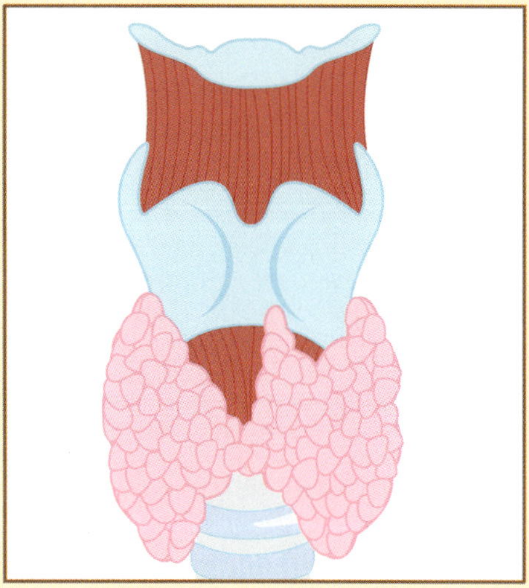

Allgemeines

Mit der Nahrung werden dem Organismus über den Verdauungskanal die Stoffe zugeführt, die er zur Aufrechterhaltung seiner Struktur und seiner Leistungsfähigkeit benötigt. Zu unterscheiden ist einmal der Energiestoffwechsel, der zur Energielieferung erforderlich ist, um die Aufrechterhaltung der Körperfunktion und die zu leistende körperliche Arbeit zu sichern. Als Energieträger werden vorrangig Kohlenhydrate und Fette verwendet, in geringem Umfang auch Eiweiße. Sie werden im Rahmen des Stoffwechsels zu den Endprodukten Kohlendioxid, Wasser und Harnstoff abgebaut und ausgeschieden. Dabei wird Energie frei. Bei ihrer Verbrennung im Körper liefern Fette 9,4 Kal/g, Kohlenhydrate und Eiweiße je 4,1 Kcal. Überschüssige Energie wird in Form energiereicher Verbindungen gespeichert, vor allem Fett. Zum anderen gibt es den Baustoffwechsel. Darunter fallen alle Vorgänge zum Aufbau und Ersatz verbrauchter körpereigener Substanzen.

Der Stoffwechsel umfasst:
1. Nahrungsaufnahme
Die Menge der im Laufe eines menschlichen Lebens aufgenommenen Stoffe beträgt durchschnittlich 75 Tonnen, das ist etwa das Tausendfache des eigenen Körpergewichtes.
2. Verdauung
Mechanische und chemische Zerkleinerung der Nahrungsstoffe zu resorbierbaren Verbindungen;
3. Resorption
Aufnahme der zerkleinerten Nahrungsstoffe aus dem Verdauungskanal in die Blut- und Lymphbahnen;
4. Zwischenstoffwechsel
Chemischer Umsatz hochmolekularer Verbindungen zu niedermolekularen Verbindungen;
5. Ausscheidung
Abgabe von Endprodukten und nicht abbaufähigen Substanzen.

Der Grundumsatz

Beim lebenden Organismus laufen auch bei absoluter Körperruhe energieverbrauchende Prozesse weiter. So benötigt jede Zelle zur Erhaltung ihrer Struktur und Funktionsfähigkeit ständig Energie; aber auch der Gesamtorganismus muss Funktionen aufrechterhalten. Dazu gehören Atmung, Kreislauf, Verdauung, Erhaltung der Körpertemperatur und vieles mehr. Ausdruck dafür ist der stete Sauerstoffbedarf des Organismus. Der Mensch muss also ständig atmen.

Ein Maß für diese Stoffwechselleistung ist der Grundumsatz. Unter Einhaltung definierter Bedingungen (nüchtern, normale Körpertemperatur und eine Außentemperatur von 20° C) liegt der Grundumsatz eines gesunden Menschen bei etwa 1 Kilokalorie pro Kilogramm und Stunde. Die Umsatzgröße variiert allerdings je nach Gewicht, Größe, Alter sowie Körperoberfläche und –temperatur und ist von dem Zusammenspiel verschiedener Hormone abhängig.

Der Leistungsumsatz

Jede Art von Muskelarbeit führt zu einer Steigerung des Stoffwechsels über dieses Niveau hinaus. Dazu genügen schon die Muskelanspannungen beim Stehen, Sitzen oder nicht völlig entspannten Liegen. Bei starken körperlichen Belastungen zum Beispiel steigt der Energiebedarf um ein Vielfaches an – man spricht deshalb von Leistungsumsatz. Seine Höhe wird von Dauer, Intensität und Art der Arbeit bestimmt. Da Ausmaß und Art der täglichen körperlichen Belastung individuell sehr unterschiedlich sind, kann auch der Leistungsumsatz beträchtlich variieren.

Die Berechnung für die verschiedenen Tätigkeiten erfolgt indirekt durch Messung des Sauerstoffverbrauchs. Bei körperlicher Arbeit vermehrt sich der Stoffwechsel vor allem in der Muskelzelle, sodass bei leichter Muskelarbeit bis zu 70% und bei schwerer Arbeit über 90% der gesamten Energie in der Muskulatur entwickelt wird. Insgesamt kann der tägliche Energieverbrauch für längere Zeit nicht wesentlich über 6.000 bis 7.000 Kilokalorien gesteigert werden.

Typische Beschwerden

Diabetes mellitus Chronische Stoffwechselerkrankung, die durch einen erhöhten Blutzuckerspiegel gekennzeichnet ist. Man unterscheidet im Wesentlichen zwei Formen. Typ-1-Diabetes tritt meist schon im Kindes- oder Jugendalter auf. Er macht sich durch starken Durst, häufigen Harndrang, massiven Gewichtsverlust und die Übersäuerung des Blutes bemerkbar. Es muss Insulin gespritzt werden, weil die Bauchspeicheldrüse kein Insulin produziert. Typ-2-Diabetes tritt meist im Erwachsenenalter auf und geht oft mit falschen Lebens-

und Ernährungsbedingen (zu viel, zu fett, zu süß) einher. Gewichtsreduktion, diabetesgerechte Ernährung und ausreichend Bewegung sind die wichtigen Therapiebausteine. Das Spritzen von Insulin kann nötig werden.

Gicht ist eine Entzündung der Gelenke. Ist der Harnsäurespiegel des Blutes erhöht (Hyperurikämie), kristallisieren Harnsäuren aus. Dies geschieht zuerst in den Gelenken der großen Zehen oder Daumen. Die Harnsäurekristalle können in allen Gelenken schmerzhafte Entzündungen hervorrufen. Oft hilft es, weniger Fleisch zu essen und Alkohol zu meiden. Der Arzt verordnet Schmerzmittel und Medikamente, die den Harnsäurespiegel senken.

Hypercholesterinämie Stoffwechselstörung, die durch einen erhöhten Cholesterinspiegel im Blut gekennzeichnet ist.

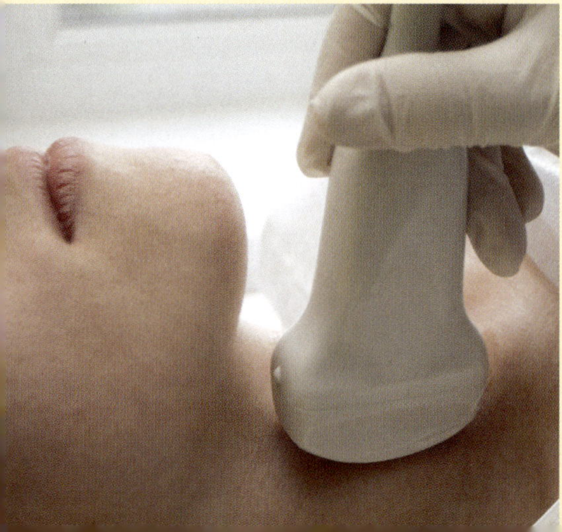

Hypertriglyzeridämie Fettstoffwechselstörung mit Erhöhung der Triglyceride im Blut. Hypertriglyceridämie kann zu Ablagerungen in den Gefäßen (Atherosklerose) führen und ist mit einem erhöhten Risiko für Herz-Kreislauf-Erkrankungen verbunden.

Hyperurikämie Übermäßiges Vorkommen von Harnsäuren im Blut. Harnsäuren fallen beim Eiweißstoffwechsel an und werden über die Nieren ausgeschieden. Wird regelmäßig viel Fleisch oder Fisch gegessen, steigt der Harnsäurespiegel im Blut an.

Kropf Vergrößerung der Schilddrüse, meist durch Jodmangel verursacht. Der Kropf ist daher in Jodmangelgebieten häufiger anzutreffen als in Meeres- und Küstenregionen. Die Autoimmunkrankheit Morbus Basedow ruft ebenfalls einen Kropf hervor.

Morbus Basedow Autoimmunerkrankung, bei der sich das Abwehrsystem des Körpers gegen die Schilddrüse richtet und sie gleichzeitig zur vermehrten Herstellung ihrer Botenstoffe anregt (Hyperthyreose). Bei der Erkrankung fallen der schnelle Herzschlag mit Bluthochdruck, der Kropf und die hervortretenden Augäpfel auf.

Nebenschilddrüsenunterfunktion Erkrankung der Nebenschilddrüsen, bei der eine mangelnde Parathormon-Ausschüttung zu Kalziummangel führt. Da Kalzium für die Muskelarbeit notwendig ist, leiden die Patienten unter Muskelschwäche und Zittern. Haare und Nägel werden stumpf und brüchig.

Osteoporose Erkrankung des Skeletts, bei der die Knochen an Stabilität und Elastizität verlieren. Frauen ab dem 50. Lebensjahr sind aufgrund der hormonellen Umstellung während der Menopause häufiger betroffen als Männer. Eine ausgewogene Kalzium- und Vitamin-D-reiche Ernährung und ausreichende Bewegung sowie körperliche Betätigung zum Beispiel durch Sport helfen, dem Knochenschwund im Alter vorzubeugen.

Schilddrüsenüberfunktion Erhöhte Ansammlung der Schilddrüsenhormone im Körper. Die Folge ist ein gesteigerter Stoffwechsel des Organismus. Symptome: Allgemeine Unruhe, Herzjagen, Gewichtsabnahme trotz starken Appetits, Schwitzen, häufiger Stuhlgang, Zyklusstörungen, Haarausfall, Müdigkeit, überwärmte, feuchte Haut, brüchige Nägel. Behandlung: Neben der medikamentösen Therapie (die Aufnahme von Jod in die Schilddrüse wird verhindert) kommt die Radiojodtherapie oder eine operative Entfernung von Schilddrüsengewebe in Frage.

Schilddrüsenunterfunktion Verringerte Bildung von Schilddrüsenhormonen im Körper. Antriebsarmut, allgemeine Schwäche, langsamer Herzschlag, geschwollene Beine und Frösteln sind typische Merkmale. Die Schilddrüsenhormone lassen sich durch Medikamente ersetzen.

Überzuckerung Erhöhter Blutzuckerspiegel, der die Blutgefäße und Nerven schädigen kann. Langzeitfolgen können offene Beine und Erblindung sein. Typische Symptome sind Durst, häufiges Wasserlassen und Müdigkeit.

Unterzuckerung Absenkung der Blutzuckerspiegels. Der Betroffene reagiert nervös, ihm wird übel, er zittert und die Haut ist blass und schweißig. Schließlich kann das Gehirn das Bewusstsein nicht mehr aufrechterhalten.

Hilfreiche Heilpflanzen

- **Bockshornklee**
- **Wacholder**

Die Verdauung

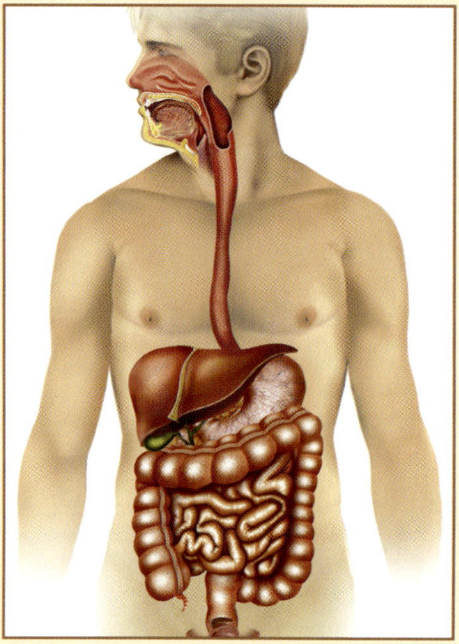

Allgemeines

Um den täglichen Energiebedarf des Körpers zu sichern, muss der Mensch Nahrung zu sich nehmen. Die enthaltenen Nährstoffe Eiweiß, Fett und Kohlenhydrate müssen zuerst durch die Verdauung aufgeschlüsselt werden, bevor sie dem Körper ihre Energie liefern können. Der tägliche Energiebedarf des Menschen liegt zwischen 1600 Kilokalorien (weibliche Senioren) und 3300 Kilokalorien (männliche Teenager, Schwerstarbeit).

Der Weg der Nahrung

Die Nahrungsaufnahme erfolgt durch den Mund. Durch die Mahlbewegung der Zähne werden die Speisen zu einem Brei zerkleinert und mit Speichelflüssigkeit gemischt. Sie enthält das erste Verdauungsenzym, die Amylase, mit dessen Hilfe Stärke in seine Bruchstücke gespalten wird. Mit Hilfe der Zunge gelangt der Speisebrei in die Speiseröhre.

Die Speiseröhre ist ein ungefähr 25 Zentimeter langer Schlauch, der die Nahrung vom Mund-Rachen-Raum zum Magen befördert. An ihrem unteren Ende öffnet sich automatisch der Mageneingang. Um die Speiseröhre vor dem Rückfluss des Speisebreis zu schützen ist dieser durch einen Verschlussmechanismus gesichert.

Der Magen liegt im linken Oberbauch, unmittelbar unter dem Zwerchfell. Er ist ungefähr 20 Zentimeter lang und maximal 10 Zentimeter breit. Er nimmt den Speisebrei auf. Durch die Dehnung der Magenwand erhält das Gehirn die erste Meldung, dass der Hunger gestillt ist. Seine Drüsen produzieren täglich ca. 2 Liter salzsäurehaltigen Magensaft, hinzu kommen Magenschleim und verschiedene Verdauungsenzyme. Durch die Magenwand werden bereits Wasser, Alkohol sowie einige Mineralstoffe in die Blutbahn aufgenommen. Ist die Magenverdauung abgeschlossen, öffnet sich der Magenausgang und der Nahrungsbrei gelangt in den Darm. Der Darm setzt sich aus dem ca. 4–5 Meter langen Dünndarm und dem ca. anderthalb Meter langen Dickdarm zusammen. Durch sanfte Kontraktionen wird der Nahrungsbrei vorwärts transportiert. Innen ist der Darm mit Schleimhaut ausgekleidet. Im ersten Abschnitt des Darms, dem etwa 20 Zentimeter langen Zwölffingerdarm, werden dem Nahrungsbrei Verdauungssäfte aus der Leber und der Bauchspeicheldrüse beigemengt.

Die Leber produziert ungefähr einen halben Liter Gallenflüssigkeit pro Tag. Sie wird in der Gallenblase aufbewahrt und fließt bei Bedarf über den Gallengang in den Dünndarm. Hier löst sie die Fette in der Nahrung in kleinsten Tröpfchen. So vorbereitet können die Enzyme zur Spaltung der Fette besser angreifen.

In der Bauchspeicheldrüse entsteht täglich ungefähr ein Dreiviertel Liter Verdauungssaft, der sowohl Eiweiß, Fette als auch Kohlenhydrate zersetzt.

Die Wand des Dünndarms ist ziehharmonikaartig aufgebaut, um eine möglichst große Oberfläche zu bieten. Sie ist außerdem dicht mit Bakterien besiedelt. Beides ist nötig, um die zerkleinerten Eiweiße, Kohlenhydrate und Fette, aber auch Vitamine, Mineralstoffe und Wasser in den Blutkreislauf aufzunehmen und so zu den Organen zu transportieren. Auch Enzyme des Verdauungssaftes werden darüber wieder in den Körper aufgenommen, um so neu verwertet zu werden.

Der Dickdarm und der Enddarm
Zuletzt gelangt der Nahrungsrest in den Dickdarm. Hier wird dem noch dünnflüssigen Darminhalt Wasser entzogen, so dass er auf eine Menge von ca. 200 Milliliter pro Tag eingedickt wird. Zum Schluss wird er über den After ausgeschieden.

Typische Beschwerden

Bauchspeicheldrüsenentzündung
Entzündung der Bauchspeicheldrüse, die akut bei Gallengangsverschlüssen eintreten kann. Auch übermäßiger Alkoholgenuss, Medikamente oder Viren und Bakterien können die Erkrankung hervorrufen. Symptome: Der Patient leidet unter starken Schmerzen, Übelkeit, Durchfällen, Blässe und Gewichtsverlust. Es kann zu einer Gelbfärbung von Augen und Haut kommen. In der Regel heilt die Pankreatitis bei angemessener Behandlung folgenlos aus; bei schwerem Verlauf kann sie jedoch tödlich enden. Behandlung: Der Erkrankte muss ins Krankenhaus, darf nichts essen oder trinken und

wird durch Infusionen ernährt, bis sich der Zustand und die Blutwerte des Patienten deutlich gebessert haben. Begleitend werden Schmerzmittel und Antibiotika eingesetzt. Bei schwerem Verlauf ist eine Operation erforderlich.

Blähungen Übermäßige Ansammlung von Gas im Darm, die ihn über den After verlassen. Festhängende Gase werden als Meteorismus bezeichnet.

Blinddarmentzündung Umgangssprachliche Bezeichnung für eine Entzündung des Wurmfortsatzes. Sie macht sich durch starke, unregelmäßige Schmerzen bemerkbar, die später oft von Fieber und Erbrechen begleitet werden. Ein entzündeter Wurmfortsatz wird operativ entfernt.

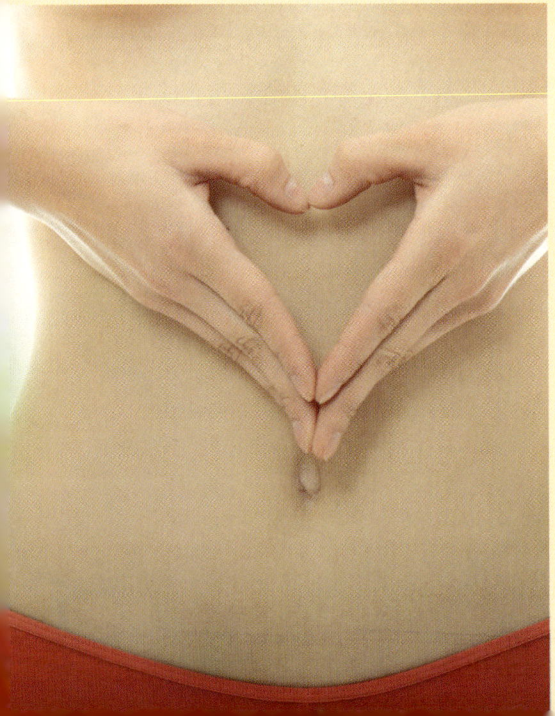

Blut im Stuhl Symptom, dass auf eine Blutung im Darm oder am After hindeutet. Da blutiger Stuhl durch harmlose Hämorrhoiden genauso wie durch Darmkrebs ausgelöst werden kann, muss die Ursache unbedingt durch einen Arzt untersucht werden. Beim Teerstuhl ist die Blutungsquelle eher am Anfang des Darms, bei frischem Blut eher am Ende zu vermuten.

Darminfektionen Die Ursachen für Darminfektionen sind vor allem Erreger, die mit der Nahrung aufgenommen werden.

Darmpolypen An sich harmlose Schleimhautvermehrungen des Darms. Polypen sollten entfernt werden, da sie bluten und sich zu Krebserkrankungen verändern können.

Fettleber Übermäßige Fettansammlung in den Leberzellen. Fettleibigkeit oder auch regelmäßiger Alkoholkonsum sind die Hauptursachen, auch Diabetiker (Typ 2) sind häufig betroffen. Die Fettleber kann den Ausgangspunkt weiterer Lebererkrankungen bilden (Alkoholleber).

Gallenblasenentzündung Meist durch Gallensteine oder durch

Darmbakterien verursachte Entzündung der Gallenblase. Gallensteine und Veränderungen des Gallengangs begünstigen die Entstehung. Zeichen sind Juckreiz, Gelbsucht, typische Druckschmerzreaktionen im rechten Oberbauch und eventueller Gewichtsverlust. Therapie durch Antibiotika.

Gallensteine Steine aus verfestigter Gallenflüssigkeit in der Gallenblase. Solange sie keine Beschwerden verursachen, bedürfen sie keiner Therapie. Erst wenn sie Schmerzen im Oberbauch verursachen, ist Handeln angesagt. Dann wird die Gallenblase operativ entfernt.

Gelbsucht Gelbliche Verfärbung der Haut und der (normalerweise weißen) Lederhaut des Auges infolge einer Anhäufung gelbbraunen Gallenfarbstoffs (Bilirubin) im Blut. Bilirubin reichert sich im Blut an, wenn die Verarbeitung oder Ausscheidung zum Beispiel bei Lebererkrankungen gestört ist. Sehr selten kann eine Gelbsucht ihre Ursache nicht in Leber oder Gallenblase haben: So fallen auch bei massenhaftem Zerfall von roten Blutkörperchen große Mengen Bilirubin an.

Hämorrhoiden Ausgeweitete venöse Blutgefäße im Afterbereich. Sie sind oft schmerzhaft, jucken, nässen und können bluten. Frisches Blut im Stuhl kann von den Hämorrhoiden herrühren. Meist behandelt der Patient sich mit Salben selbst. Die operative Entfernung ist möglich.

Laktoseintoleranz Unverträglichkeit von Milchzucker infolge eines Enzymmangels im Dünndarm. Der unverdaute Milchzucker gelangt in den Dickdarm und wird dort von Bakterien vergärt. Darmkrämpfe, Durchfälle und Blähungen sind die Folge.

Leberentzündung auch: Hepatitis. Schwere Infektionskrankheit der Leber, die akute oder chronisch auftreten kann und im schlimmsten Fall tödlich endet. Häufigste Form ist Hepatitis A, die durch mit Fäkalien verunreinigte Nahrung übertragen wird. Hepatitis B und C werden über Blut- und Körpersekrete übertragen und neigen zu chronischen Verläufen. Vergiftungen und Stoffwechselkrankheiten können ebenfalls Leberentzündungen provozieren. Symptome: Allgemeines Krankheitsgefühl mit Durchfall und Bauchschmerzen, später Gelbsucht mit Juckreiz und eine Leberschwellung weisen auf die Erkrankung hin. Typische Antikörperkonstellationen und Virusbestandteile im Blutserum geben Hinweis auf eine virusbedingte Leberentzündung. Behandlung: Bekämpfung der Ursache sowie Dämpfung der Entzündungsprozesse.

Magenschleimhautentzündung Chronische oder akute Entzündung der Magenschleimhaut, die durch Erreger (wie Helicobacter pylori), einen Mangel an Magenschleim oder Autoantikörper, aber auch durch Alkohol, Medikamente oder Stress verursacht werden kann. Magenschleimhautentzündungen sind überaus häufig. Schätzungen zufolge leidet alleine ein Drittel der Zigarettenraucher an einer unterschiedlich stark ausgeprägten Magenschleimhautentzündung. Teilweise kann es zu erheblichen Blutverlusten kommen. Langzeitliche Magenschleimhautentzündungen können einen Magenkrebs mitverursachen. Symptome: Appetitlosigkeit, teilweise heftige Schmerzen, Übelkeit bis zum Erbrechen. Behandlung: Eine akute Magenschleimhautentzündung erfordert in der Regel keine Therapie, die Erkrankung heilt nach einigen Tagen aus. Die chronische Form wird medikamentös mit Antibiotika behandelt.

Morbus Crohn Schubweise auftretende chronisch-entzündliche Darmerkrankung, die alle Abschnitte des Verdauungstraktes – vom Mund über die Speiseröhre bis zum Enddarm – betreffen kann. Am häufigsten kommt die Entzündung jedoch im letzten Dünndarmabschnitt oder im Anfangsbereich des Dickdarms vor. Bei der Betrachtung des Darmes als auch im Röntgenbild fallen charakteristische Veränderungen der Darmwand auf. Symptome: Neben Durchfällen kommt es zu sehr starken Bauchschmerzen, die denen der Blinddarmentzündung gleichen. Behandlung: Für die Behandlung eignen sich entzündungshemmende Medikamente. Eine auf die Bedürfnisse des Erkrankten zugeschnittene Diät ist hilfreich. In der Mehrzahl der Fälle wird im Lauf der Zeit eine Operation notwendig. Die Erkrankung ist nicht heilbar.

Reizdarmsyndrom Wiederkehrende, zum Teil starke Missempfindungen im Bauchraum. Symptome: Schmerzen und Übelkeit, teils mit Erbrechen, Durchfällen, Völlegefühl treten auf. Die Diagnose erfolgt nach dem Ausschlussprinzip: Ist nach eingehender körperlicher Untersuchung keine körperliche Ursache ausfindig zu machen, wird das Reizdarmsyndrom als Diagnose gestellt. Als Auslöser kommen dann meist Stress und daraus resultierende psychische Probleme in Betracht. Behandlung: Strategien zur Stressbewältigung können helfen, die Beschwerden zu lindern.

Reizmagen Diffuse Beschwerden des Magens, häufig durch allgemeinen Stress ausgelöst. Symptome sind Völlegefühl, Stechen und Ziehen im Oberbauch direkt nach der Nahrungsaufnahme sowie Übelkeit. Psychische

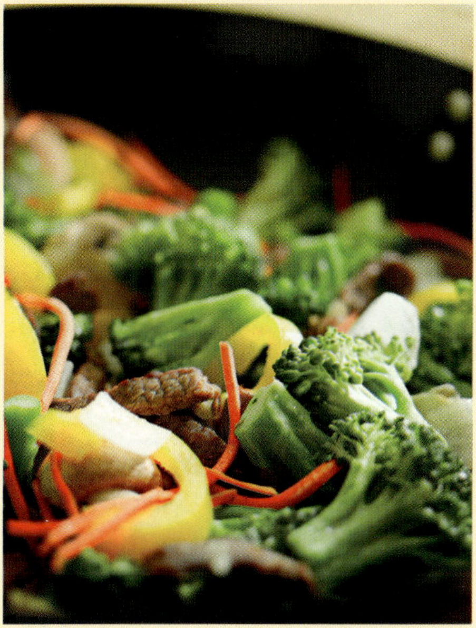

Probleme können mitunter Auslöser sein. Der Reizmagen gibt oft Anlass zu den verschiedensten Untersuchungen, bei denen sich sämtlich keine organische Ursache des Leidens belegen lässt. Daher handelt es sich um eine Ausschlussdiagnose.

Schluckauf Rhythmische Kontraktion des Zwerchfells, wobei die Einatmung durch plötzlichen Stimmlippenverschluss unterbrochen wird. Dabei entsteht der typische Hickser. Schluckauf entsteht durch Reizung des Vagusnervs, was durch kalte oder warme Speisen, oder auch Lachen ausgelöst wird. Andererseits können die Nerven, die das Zwerchfell versorgen, auch direkt gereizt werden und zu einer Kontraktion des Zwerchfells führen. Diese löst automatisch einen sehr kurzen Einatemkrampf aus.

Sodbrennen Brennender Schmerz im oberen Bauchraum, der durch rückfließenden Mageninhalt in die Speiseröhre entsteht. Ursache kann eine Überfüllung oder Übersäuerung des Magens sein.

Verstopfung Erschwerte Darmentleerung infolge stark verminderter Stuhlfrequenz. Ursachen können verminderte Flüssigkeitsaufnahme, mangelnde Bewegung, ballaststoffarme Ernährung und Stress sein.

Hilfreiche Heilpflanzen

- Blutwurz
- Fenchel
- Gelber Enzian
- Hafer
- Ingwer
- Koriander
- Kümmel
- Meerrettich
- Nachtkerze
- Lein
- Liebstöckel
- Pfefferminze
- Sauerampfer
- Sonnentau

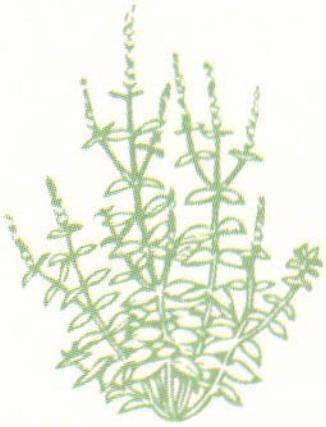

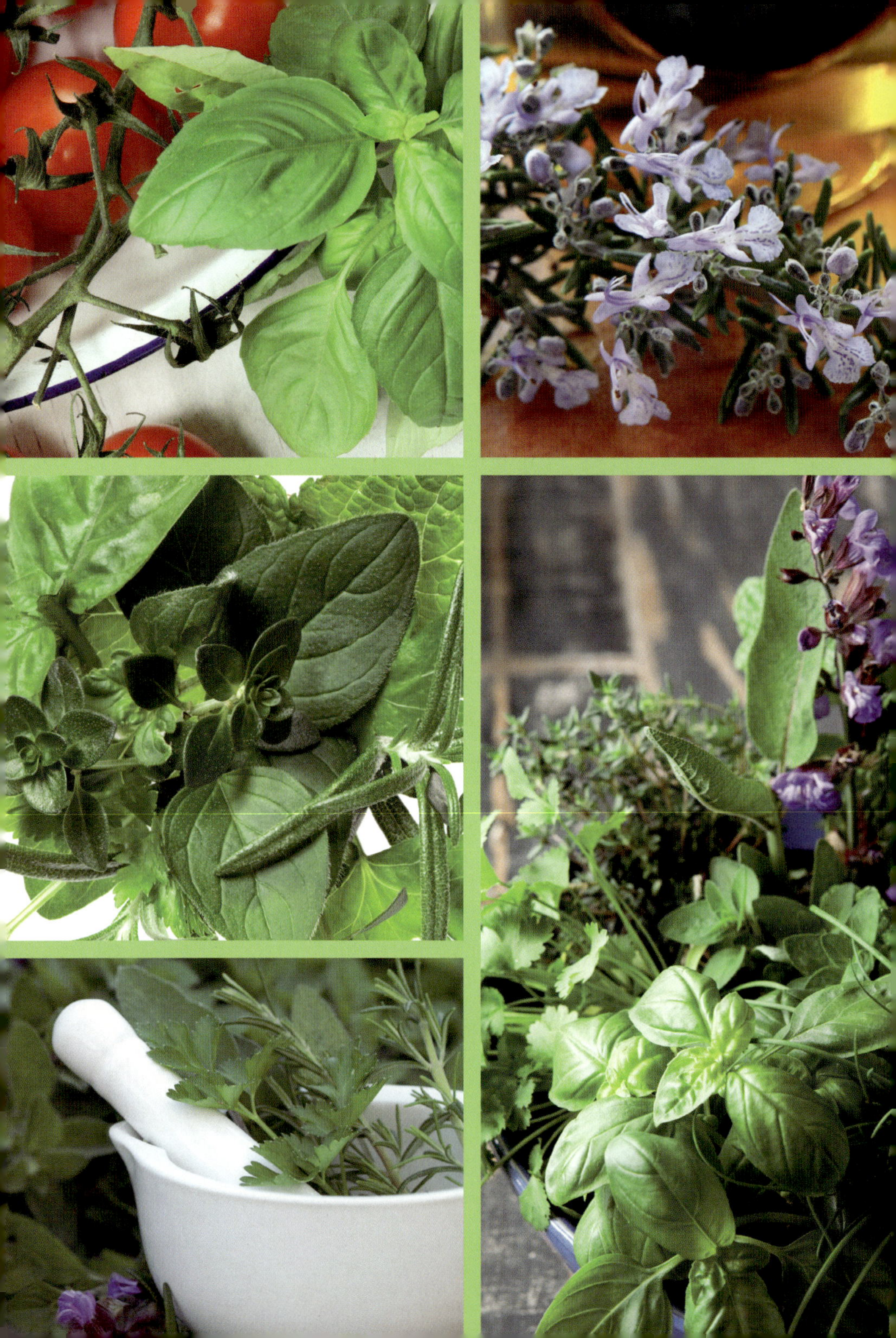

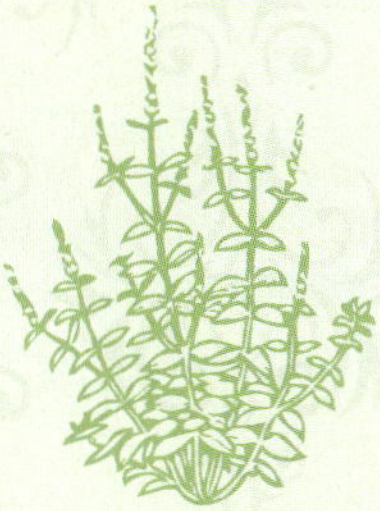

Heilpflanzen
von A–Z

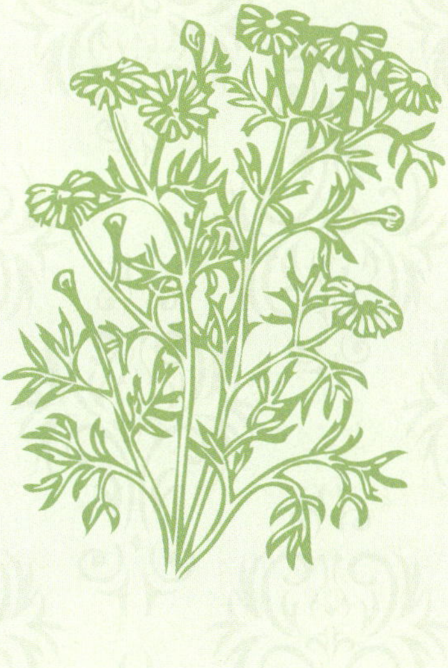

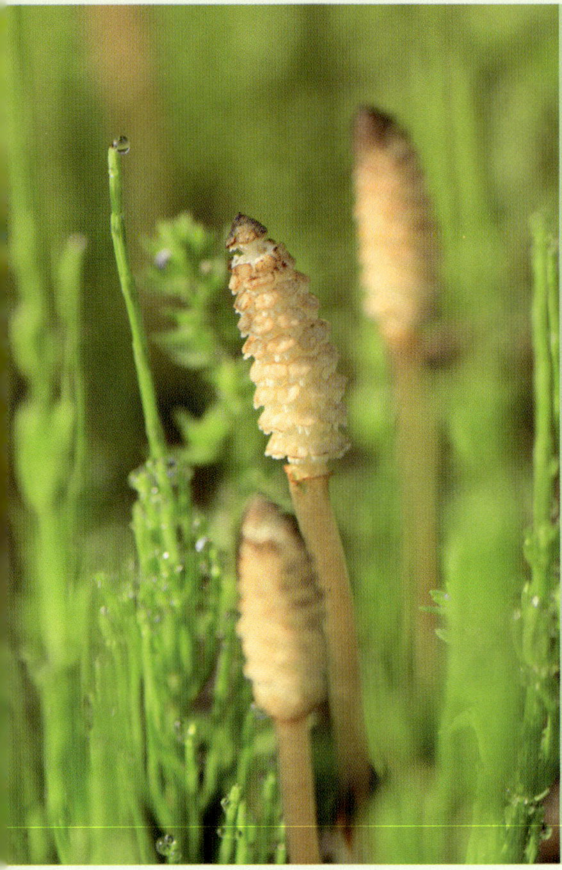

Ackerschachtelhalm

Botanischer Name:
Equisetum arvense
Verwendete Teile:
Sommertriebe
Erntezeit: Sommer
Heilwirkung: blutstillend, blutreinigend, entzündungshemmend, harntreibend, schleimlösend, durchblutungs- und menstruationsfördernd, wundheilungsfördernd, blasen- und nierenstärkend
Vorsicht: Verwechslungsgefahr mit einigen giftigen Schachtelhalmarten. Bei Wasseransammlungen durch unzureichende Nieren- oder Herztätigkeit und bei Kindern unter einem Jahr nicht innerlich anwenden. Ausreichend Flüssigkeit zuführen.

Heilrezepte mit Ackerschachtelhalm:

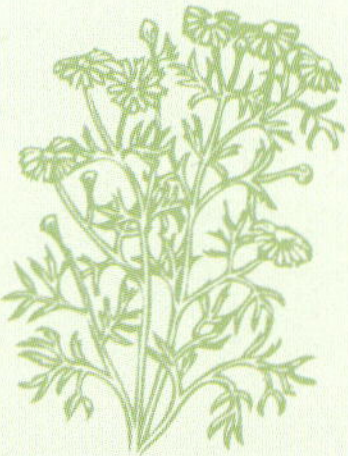

Ackerschachtelhalmtee bei Krampfadern

2 TL zerkleinertes
Ackerschachtelhalmkraut

1 Tasse (ca. 250 Milliliter) Wasser zum Kochen bringen. Ackerschachtelhalmkraut mit dem kochenden Wasser übergießen und 20 Minuten kochen lassen. 15 Minuten ziehen lassen und durch ein Teesieb abseihen. Mehrmals täglich eine frisch zubereitete Tasse Tee zwischen den Mahlzeiten trinken.

Ackerschachtelhalmschnaps bei Sodbrennen, Nieren- und Blasenleiden

0,7 l Doppelkorn (38%)
5 bis 8 Ackerschachtelhalmstängel
Evtl. je eine Prise Galgant, Muskatnuss und Bertram

Schachtelhalmstängel vorsichtig kurz unter kaltem Wasser abbrausen. Auf Küchenpapier trocknen lassen oder trocken tupfen. Zusammen mit den Gewürzen in eine Flasche oder ein Glas geben und mit dem Doppelkorn auffüllen. Drei bis vier Wochen in der Sonne stehen lassen, anschließend abfiltern und in eine saubere Flasche abfüllen. Einige Wochen stehen lassen. Bei Bedarf ein Schnapsglas davon trinken. Dunkel und kühl gelagert ist dieser beruhigende Likör ca. 6 Monate haltbar.

Heilrezept mit Aloe Vera:

Feuchtigkeitsmaske für trockene Haut

1 Aloe-Vera-Blatt
je 1 TL Honig und Speisequark

Außenhaut des Aloe-Vera-Blatts entfernen und Blatt durch ein feines Sieb pressen. Das so gewonnene Gel gut mit Quark und Honig verrühren. Maske auf die trockene Haut auftragen, etwa 10 Minuten einwirken lassen und gut abspülen.

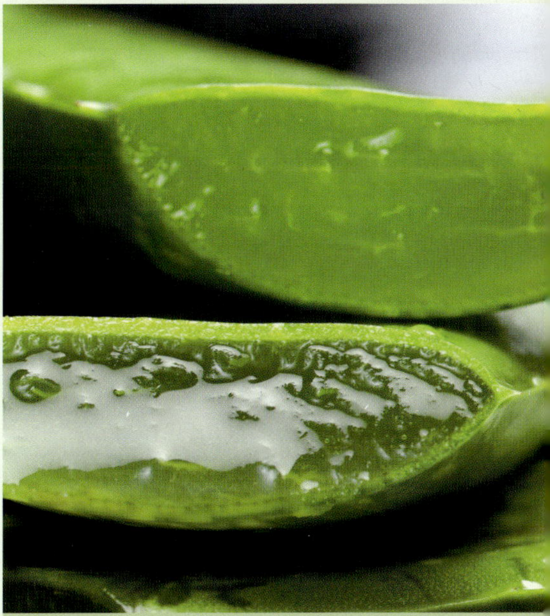

Aloe Vera

Botanischer Name: Aloe Vera
Verwendete Teile: Gel der Blätter, Harz aus dem Saft, selten Wurzel
Erntezeit: August bis Oktober
Heilwirkung: Gel: entzündungshemmend, hautpflegend, reizlindernd, feuchtigkeitsspendend, wundheilungsfördernd, immunstärkend, Harz: verdauungsfördernd, abführend
Vorsicht: Nicht innerlich anwenden während der Schwangerschaft, bei Kindern unter zwölf Jahren, bei entzündlichen Erkrankungen des Magen-Darm-Trakts. Harz ist leicht giftig.

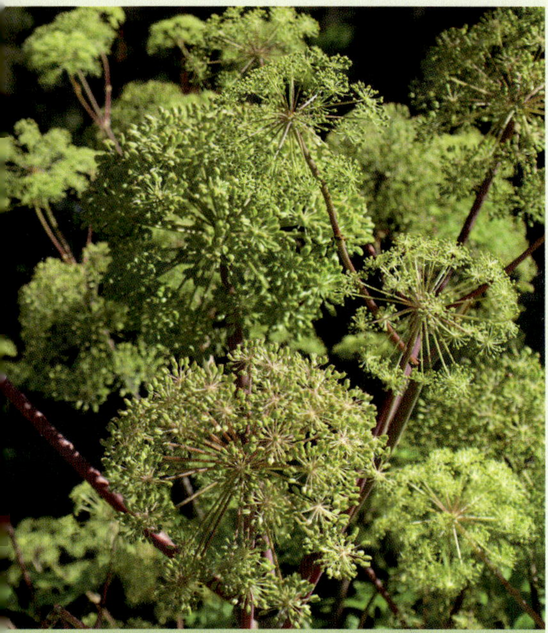

Angelika/Engelwurz

Botanischer Name: Angelica archangelica
Verwendete Teile: Wurzel, Samen
Erntezeit: zeitiges Frühjahr oder Spätherbst
Heilwirkung: abwehrsteigernd, keimtötend, kräftigend, blähungstreibend, schleimlösend, krampflösend, nervenstärkend, blutreinigend
Vorsicht: Leicht zu verwechseln mit dem giftigen Schierling. Keinesfalls während der Schwangerschaft, bei Diabetes und bei Magen- oder Darmgeschwüren verwenden. Kann zu erhöhter Lichtempfindlichkeit führen.

Heilrezept mit Angelika:

Engelwurzsalbe gegen Nasennebenhöhlenentzündung und Schnupfen

35 g Lanolin (Apotheke)
2 g geraspeltes Bienenwachs
2 EL Johanniskrautöl
15 Tropfen ätherisches Engelwurzöl
5 Tropfen ätherisches Majoranöl
1 Tropfen ätherisches Thymianöl

Lanolin, Bienenwachs und Johanniskrautöl in einem Glas vermischen und in einem heißen Wasserbad bis zum Schmelzen der festen Bestandteile erhitzen. Glas aus dem Wasserbad nehmen und gründlich umrühren, bis die Mischung auf Handwärme abgekühlt ist. Die ätherischen Öle hinzugeben und gut einrühren. Zum Schluss die Salbe in kleine Salbentiegel abfüllen. Gut verschließen und mit Inhalt und Datum beschriftet kühl lagern (am besten im Kühlschrank). Bei Nebenhöhlenentzündungen, Schnupfen und Stockschnupfen zweimal täglich auf Stirn, Wangen und Nase reiben.

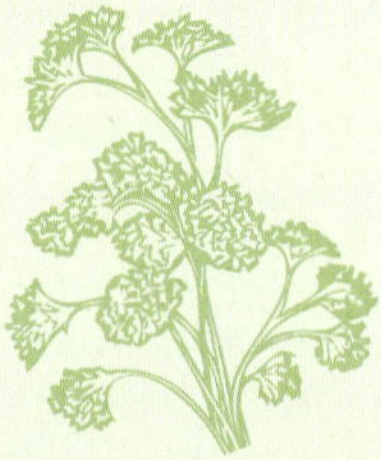

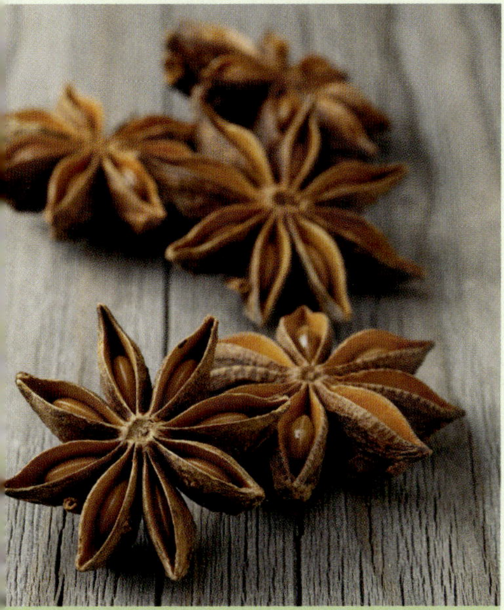

Anis

Botanischer Name: Pimpinella anisum
Verwendete Teile: Früchte
Erntezeit: August/September
Heilwirkung: antibakteriell, krampflösend, harntreibend, kräftigend, schleimlösend, auswurffördernd, anregend, galletreibend, verdauungsfördernd, blähungslösend, appetitfördernd, milchbildend, beruhigend, wirksam bei Husten, Verdauungs- und Gallenbeschwerden sowie Krämpfen im Verdauungstrakt
Vorsicht: Nicht anwenden während der Schwangerschaft sowie bei einer Allergie gegen Anis oder Anethole. Verwechslungsgefahr mit dem giftigen Schierling.

Heilrezepte mit Anis:

Kräftigungskissen

Eine Mischung aus Anis, Salbei, Lavendel, Thymian und Teebaumöl entspannt Körper und Geist, löst Verspannungen und stärkt bei Schwäche und Krankheit.

Anisinhalation bei Erkältung und Schlaflosigkeit

1 Handvoll Anissamen oder
3 bis 5 Tropfen ätherisches Anisöl

Anissamen in eine ausreichend große Schüssel geben und mit 1 Liter kochendem Wasser übergießen. Einige Minuten ziehen lassen. Kopf über die Schüssel beugen, mit einem Handtuch abdecken und aufsteigende Dämpfe etwa 10 Minuten lang inhalieren. Je nach Bedarf wiederholen.

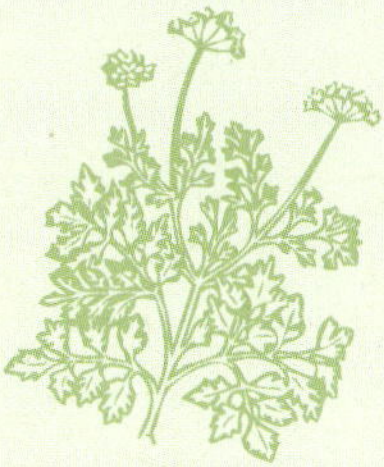

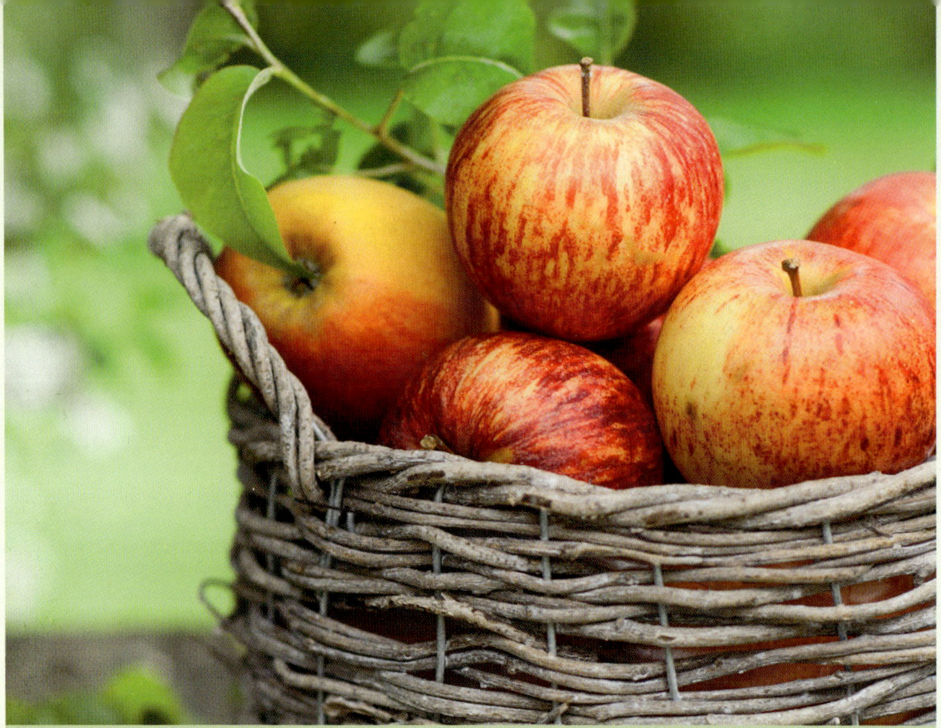

Apfel

Botanischer Name: Malus domestica
Verwendete Teile: Früchte, Blüten, Blätter, Knospen
Erntezeit: Ende Juli bis Oktober
Heilwirkung: verdauungsanregend, blutreinigend, wirksam bei Durchfall, Rheuma, Gicht, Arteriosklerose, Ekzemen, Heiserkeit und Hämorrhoiden.

Heilrezepte mit Apfel:

Apfelknospenöl bei Migräne

20 g frische Frühlingsapfelknospen
100 g Olivenöl

Apfelbaumknospen und Olivenöl zusammen in ein Glas füllen und 1 Woche dicht verschlossen an einem sonnigen Ort stehen lassen. Bei ersten Migräneanzeichen Apfelknospenöl auf Stirn, Kopf und Schläfen einmassieren, als Kur 4–6 Wochen täglich vor dem Schlafengehen 1–2 Esslöffel des Öls benutzen.

Apfelessiggesichtswasser gegen unreine Haut

Apfelessig
Mineralwasser
Apfelessig und Mineralwasser zu gleichen Teilen mischen und regelmäßig morgens und abends zur Gesichtswaschung verwenden oder auf das Gesicht auftupfen. Nicht in die Augen kommen lassen!

Heilrezept mit Arnika:

Arnikatinkturumschlag bei Verstauchungen und Zerrungen

1 EL getrocknete Arnikablüten
10 EL Doppelkorn oder Weingeist

Arnikablüten in ein Schraubdeckelglas füllen und mit Alkohol übergießen, sodass die Blüten bedeckt sind. Verschlossen zwei bis sechs Wochen ziehen lassen. Anschließend abseihen und in eine dunkle Flasche abfüllen. Bei Bedarf 4 EL Arnikatinktur mit einem Liter kaltem Wasser vermischen. Ein Leinentuch darin tränken, auswringen und eine Viertel- bis halbe Stunde lang auf die betroffene Stelle legen (evtl. mit einem trockenen Handtuch umwickeln), bis der Umschlag anfängt, sich zu erwärmen. Mehrmals täglich wiederholen.

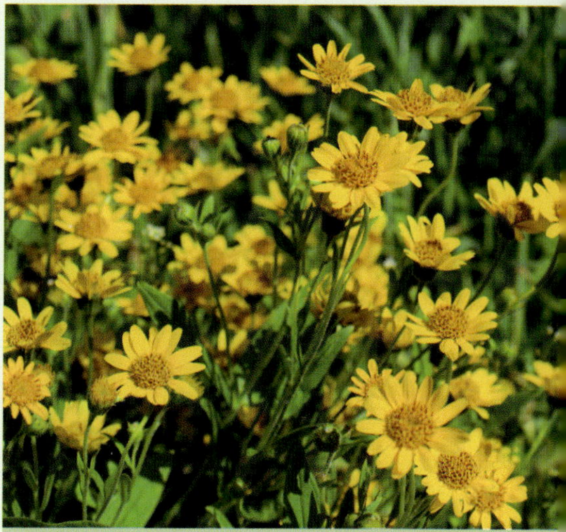

Arnika

Botanischer Name: Arnica montana
Verwendete Teile: Wurzeln und Blüten
Erntezeit: Juli und August
Heilwirkung: antibakteriell, entzündungshemmend, harntreibend, krampflösend, blutreinigend, schmerzstillend, wundheilungsfördernd, schweißtreibend, kreislaufstärkend
Vorsicht: Nicht anwenden bei einer Allergie gegen Arnika und Korbblütler sowie bei frischen offenen Wunden. Leicht giftig. Innerlich nicht während der Schwangerschaft, Stillzeit sowie bei Kleinkindern anwenden. Vor innerlicher Einnahme am besten einen Arzt befragen.

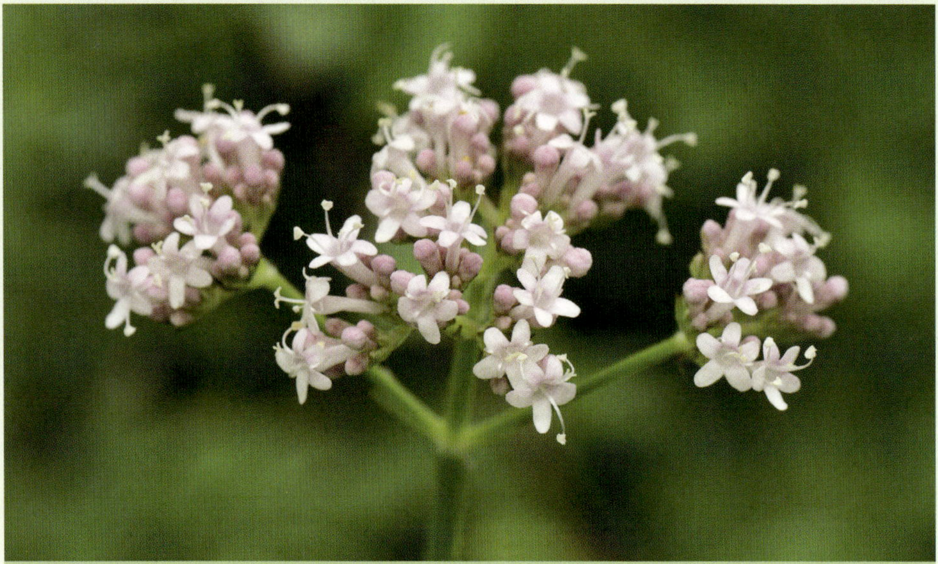

Baldrian

Botanischer Name: Valeriana
Verwendete Teile: Wurzeln und Blüten
Erntezeit: Wurzeln: Oktober, Blüten: Juli und August
Heilwirkung: beruhigend, schlaffördernd, konzentrationsfördernd, krampflösend
Achtung: Nicht während der Schwangerschaft und Stillzeit sowie bei Kindern unter 12 Jahren einsetzen. Kann in seltenen Fällen Magen- und Darmstörungen auslösen.

Heilrezepte mit Baldrian:

Schlaf-gut-Likör

100 g Blütenhonig
1 EL Baldrianwurzel
1 EL getrocknete Rosmarinnadeln
1 EL getrocknetes Basilikum
2 EL Johanniskraut
2 EL getrocknete Melissenblätter
0,7 l Wodka (40% Vol.)
Abrieb einer Bio-Orange

Honig in einem Topf vorsichtig leicht erwärmen, sodass er sich verflüssigt. Kräuter hinzugeben und Wodka gut mit dem Kräuterhonig vermischen. Orangenschalenabrieb hinzufügen, einrühren und miterwärmen. Den Likör in eine saubere Flasche füllen und fest verschlossen ca. 8 Wochen an einem dunklen, kühlen Platz (aber nicht im Kühlschrank) ziehen lassen.

Dabei ab und an schütteln. Danach abfiltern, in eine frische, sterile Flasche umfüllen und weitere 2 Wochen ziehen lassen. Bei Schlafbeschwerden und Nervosität 2–3 Likörgläser trinken. Dunkel und kühl gelagert ist dieser beruhigende Likör ca. 6 Monate haltbar.

Guter-Schlaf-Kissen

Als Einschlafhilfe mischt man Baldrianblüten, Melisse, Hopfenzapfen und Lavendelblüten und verschnürt diese in einem kleinen Säckchen, das unter das Kopfkissen gelegt wird.

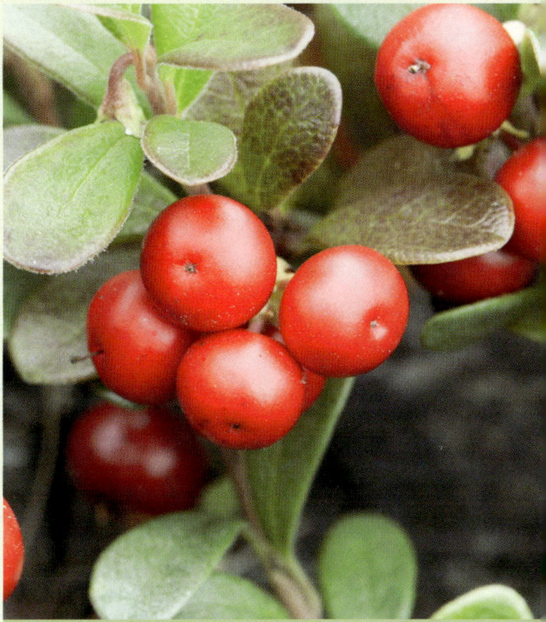

Bärentraube

Botanischer Name:
Arctostaphylos uva-ursi
Verwendete Teile: Blätter
Erntezeit: April bis Oktober (geschützt)
Heilwirkung: antibakteriell, kräftigend, harntreibend, entzündungslindernd
Vorsicht: Nicht anwenden während der Schwangerschaft und der Stillzeit sowie bei Kindern unter zwölf Jahren. Bei einem empfindlichen Magen kann es bei der innerlichen Einnahme zu Übelkeit und Magenschmerzen kommen. Blätter daher auch nicht kochen.

Heilrezept mit Bärentraube:

Bärentraubenblättertee bei Blasenentzündung

1 EL fein geschnittene Bärentraubenblätter

Bärentraubenblätter in einer Tasse (ca. 250 Milliliter) Wasser kalt ansetzen. 8 bis 12 Stunden ruhen lassen und Pflanzenteile durch ein engmaschiges Sieb abfiltern. Tee anwärmen und drei bis vier Mal täglich eine Tasse trinken.

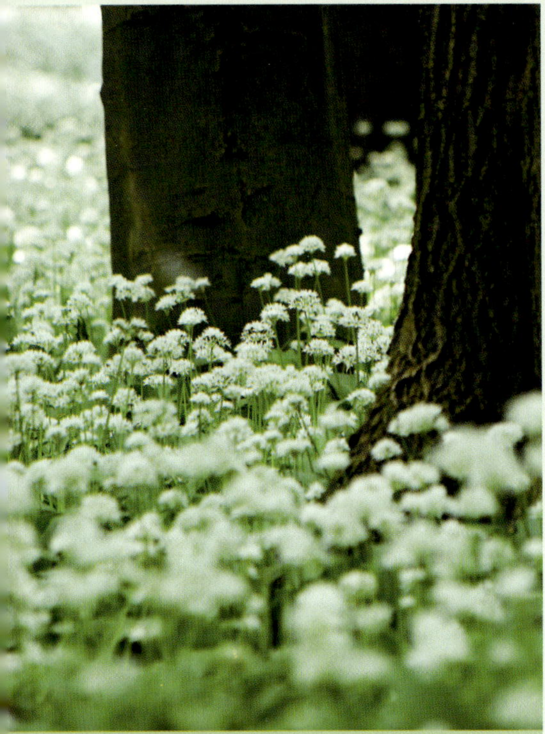

Bärlauch
Botanischer Name:
Allium ursinum
Verwendete Teile: Blätter, frisches Kraut, Zwiebel
Erntezeit: frisches Kraut: April und Mai, Zwiebel: Herbst
Heilwirkung: immunstärkend, durchblutungsfördernd, blutzucker- und cholesterinsenkend, verdauungsfördernd
Vorsicht: Bärlauch kann leicht mit giftigen Pflanzen wie Maiglöckchen und Herbstzeitlosen verwechselt werden. Man erkennt ihn jedoch am Knoblauchgeruch beim Schneiden.

Heilrezepte mit Bärlauch:

Bärlauchgeist zur Gedächtnisstärkung und Vorbeugung von Arteriosklerose

2 Handvoll frische Bärlauchblätter und/oder -zwiebeln
1 l Doppelkorn oder Weingeist

Bärlauch klein schneiden und mit dem Alkohol zusammen in eine weithalsige Flasche füllen. 2–3 Wochen an einem hellen, warmen Platz ziehen lassen, durch ein Tuch gießen und in eine dunkle Flasche abfüllen. Viermal täglich je 10–15 Tropfen, eventuell in etwas Wasser aufgelöst, einnehmen.

Bärlauchumschlag bei Furunkeln und Abzessen

Bärlauchblätter nach Bedarf

Blätter waschen, zerdrücken, hacken oder zerstampfen und Bärlauchblätterbrei in ein Tuch eingeschlagen einige Minuten lang auf die betroffene Stelle auflegen.

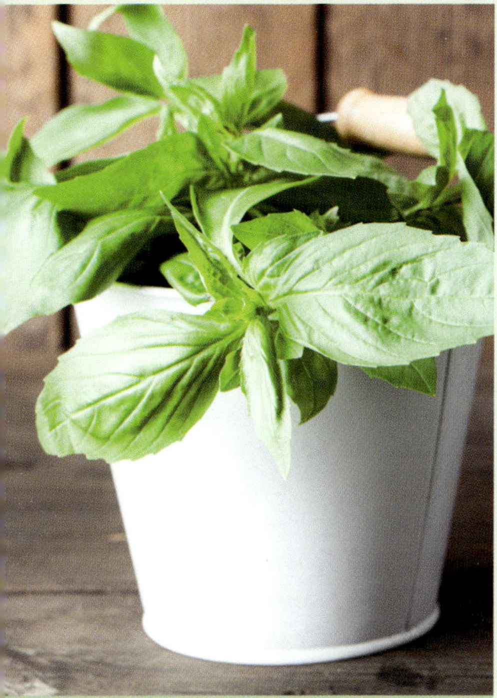

Heilrezepte mit Basilikum:

Basilikum-Beruhigungstee
2 TL frische Basilikumblätter

250 Milliliter Wasser aufkochen lassen, Basilikumblätter mit dem kochenden Wasser übergießen und 10 Minuten lang ziehen lassen. Täglich eine bis zwei Tassen davon trinken. Hilft auch gegen Blähungen und Magenprobleme (Magenkrämpfe, Verdauungsstörungen, Übelkeit und Erbrechen).

Basilikum-Mundspülung gegen Mundgeruch
1 Handvoll getrocknetes Basilikum (Gewürzregal)

Basilikum mit einem Viertelliter kochendem Wasser übergießen, eine Viertelstunde lang ziehen lassen und abseihen. Bei Bedarf mit der Lösung gründlich den Mund ausspülen.

Basilikum
Botanischer Name: Ocimum basilicum
Verwendete Teile: Kraut
Erntezeit: Juni bis August
Heilwirkung: beruhigend, krampf- und schleimlösend, schmerzstillend, harn- und schweißtreibend, antibakteriell, entzündungshemmend, appetitanregend, magenberuhigend, stoffwechselfördernd
Vorsicht: In der Schwangerschaft nicht in größeren Mengen einnehmen. Dauerhafte innerliche Anwendung vermeiden. Vorsicht bei empfindlicher Haut.

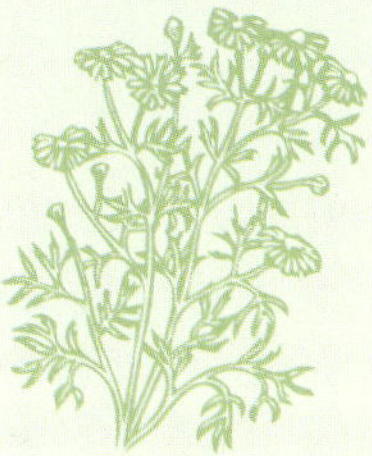

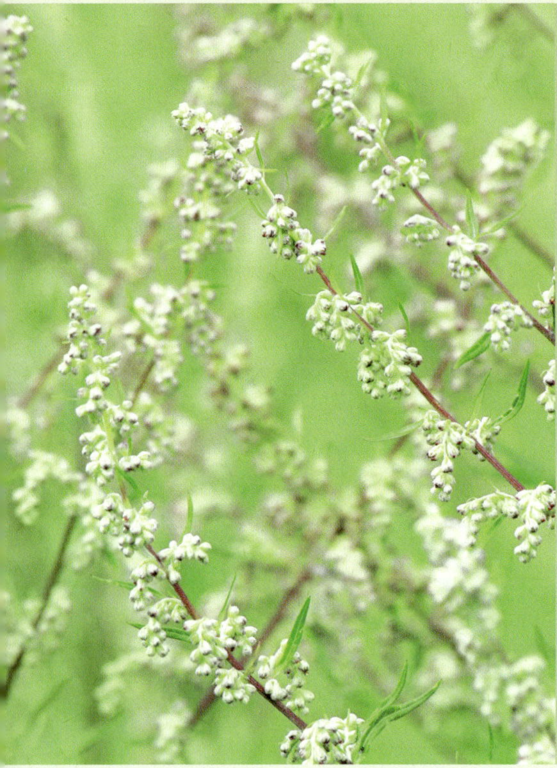

Beifuß

Botanischer Name: Artemisia vulgaris
Verwendete Teile: Kraut, Wurzel
Erntezeit: Kraut: Juli bis September (während der Blüte), Wurzel: Spätherbst
Heilwirkung: antibakteriell, krampflösend, verdauungsfördernd, menstruationsregulierend, durchblutungsfördernd
Vorsicht: Nicht während der Schwangerschaft und in der Stillzeit sowie bei Fieber und einer Überempfindlichkeit gegen Korbblütengewächse anwenden.

Heilrezepte mit Beifuß:

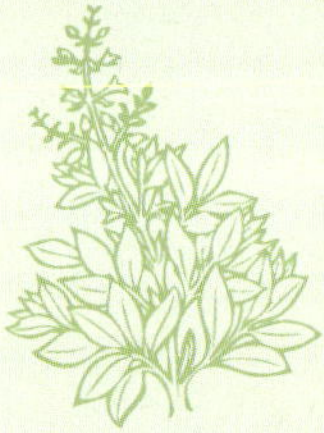

Beifuß-Fußbad bei geschwollenen Füßen

2 Handvoll frisches oder getrocknetes Beifußkraut

Beifußkraut mit 3 Liter Wasser in einem großen Topf kalt ansetzen, 5 Minuten zugedeckt köcheln lassen und durch ein Sieb gießen. Absud in eine Wanne oder Ähnliches geben, mit warmem Wasser aufgießen und darin ein Fußbad nehmen. Warm wirkt das Fußbad gegen Verkrampfung, Unterleibsstörungen und Kopfschmerzen. Abgekühlt hilft es bei geschwollenen Füßen und müden Beinen.

Menstruationskissen

Bei Menstruations- und Unterleibsbeschwerden empfiehlt sich ein Kissen mit getrocknetem Beifußkraut, das ca. 15 Minuten unter den Kopf gelegt wird.

Reise-Duftsäckchen
Ein Beifuß-Duftsäckchen beruhigt im Handgepäck mitgeführt bei Flugangst und wirkt bei langen Autofahrten gegen Müdigkeit

Heilrezept mit Beinwell:

Beinwellsalbe bei Sehnenscheidenentzündung und Schmerzen des Bewegungsapparats
4 bis 6 frische Beinwellwurzeln
250 g Schweinefett

Beinwellwurzeln waschen, klein schneiden und kurz im erhitzten Schweinefett kochen. Über Nacht stehenlassen und am folgenden Tag vorsichtig nochmals erwärmen. Durch ein Tuch abseihen und auspressen. Die flüssige Salbe in saubere Salbentiegel füllen, erkalten lassen, Tiegel zuschrauben und im Kühlschrank aufbewahren. Bei Bedarf auf die betroffene Stelle auftragen. Im Kühlschrank ist die Salbe etwa drei Monate lang haltbar.

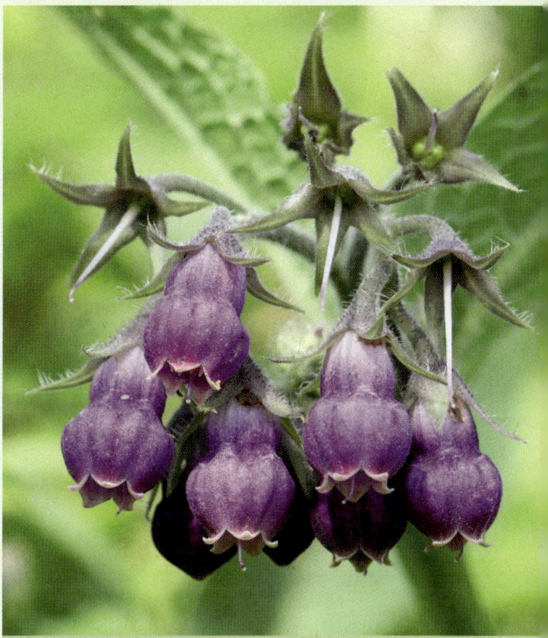

Beinwell
Botanischer Name: Symphytum
Verwendete Teile: Wurzeln und Blätter
Erntezeit: Spätherbst (Wurzeln und Blätter), Frühjahr (Wurzeln)
Heilwirkung: entzündungshemmend, schmerzstillend, wundheilend, blutstillend, blutreinigend, blutbildend, zusammenziehend, beruhigend
Vorsicht: Während der Schwangerschaft und Stillzeit sowie bei offenen Hautverletzungen meiden. Von Langzeitanwendung ist aufgrund des Risikos Venenthrombosen abzuraten.

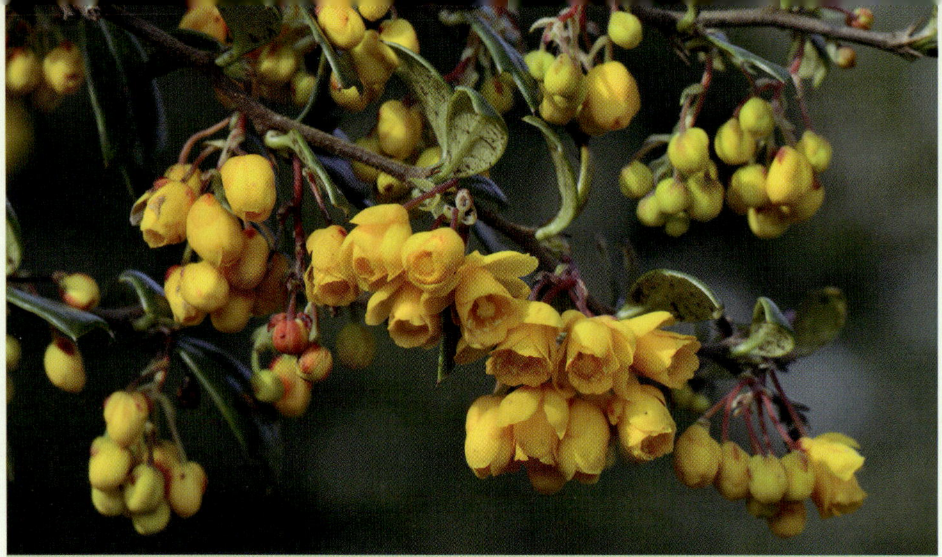

Berberitze

Botanischer Name: Berberis vulgaris
Verwendete Teile: Wurzeln, Rinde und Beeren
Erntezeit: Mai und Juni
Heilwirkung: Beeren: schleimlösend, antibakteriell, kräftigend, atmungsanregend, leicht abführend, schweißtreibend, blutreinigend; Wurzelrinde: antibakteriell, harntreibend, appetitanregend, zusammenziehend, gallenanregend, kreislauffördernd, gefäßerweiternd, blutdrucksenkend
Vorsicht: Bei höheren Dosierungen (über 4 Gramm) können Vergiftungserscheinungen auftreten. Nicht während der Schwangerschaft und der Stillzeit sowie bei fieberhaften Nierenerkrankungen anwenden.

Heilrezept mit Berberitze:

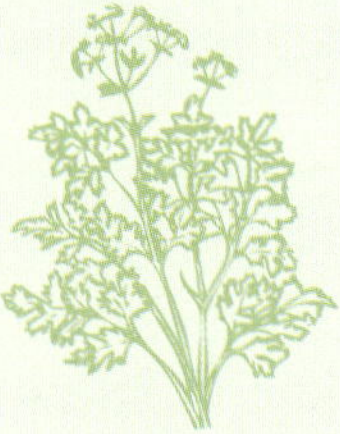

Berberitzentinktur bei Leberleiden und Gelbsucht

100 g Berberitzenrinde
400 g Weingeist (68 %)

Berberitzenrinde in einem fest verschließbaren Glas mit dem Weingeist übergießen. Zwei Wochen lang im verschlossenen Glas an der Sonne (bei etwa 20 °C) stehen lassen. Pflanzenteile abfiltern und in eine Flasche umfüllen. Bei Bedarf alle zwei Stunden 15 bis 20 Tropfen einnehmen.

Heilrezept mit Birke:

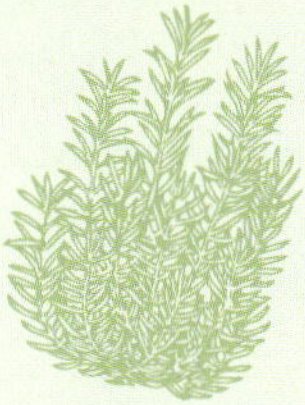

Birkenblätter-Rheumabad

Einen großen Topf (ca. 5 Liter) etwa halbvoll mit Birkenblättern füllen, mit kaltem Wasser aufgießen und über Nacht stehen lassen. Am darauffolgenden Tag leicht erwärmen, Blätter absieben und Badezusatz in ein warmes Vollbad geben. Etwa 20 Minuten darin baden. Nach dem Bad warm in ein großes Badetuch eingewickelt (nicht abtrocknen) etwa eine Stunde lang ruhen.

Birke

Botanischer Name: Betula
Verwendete Teile: Blätter, Saft und Knospen
Erntezeit: März (Knospen und Saft), Mai bis Juni (Blätter und Saft)
Heilwirkung: harntreibend, nierenstärkend, rheumawirksam, blutreinigend, abführend, schweißtreibend, entzündungshemmend, schmerzlindernd, entwässernd, hustenlindernd, antiseptisch, wirksam bei Haarausfall, Schuppen, Hautproblemen, Ödemen und Durchfall
Vorsicht: Nicht anwenden bei einer Allergie gegen Birkenpollen sowie bei Kindern unter einem Jahr und Ödemen aufgrund von Nieren- und Herz-Kreislauf-Erkrankungen. Vorsicht während der Schwangerschaft und Stillzeit.

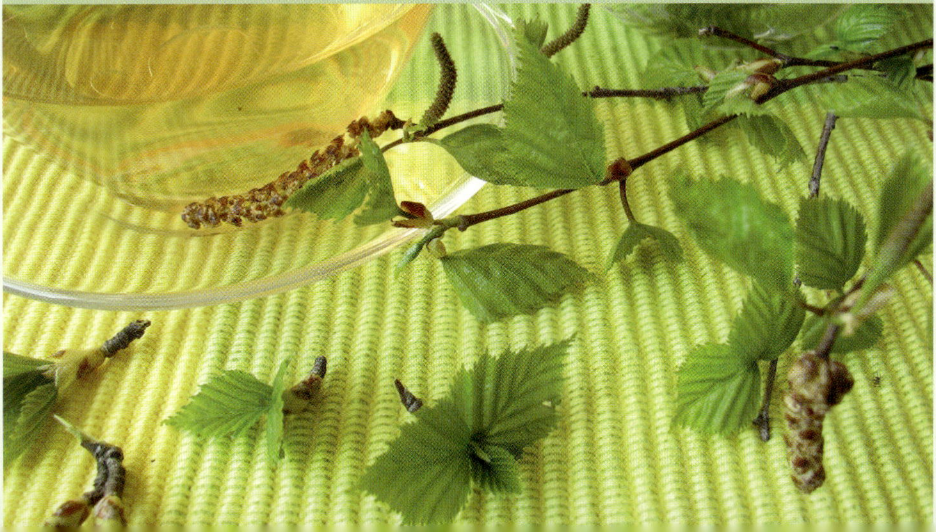

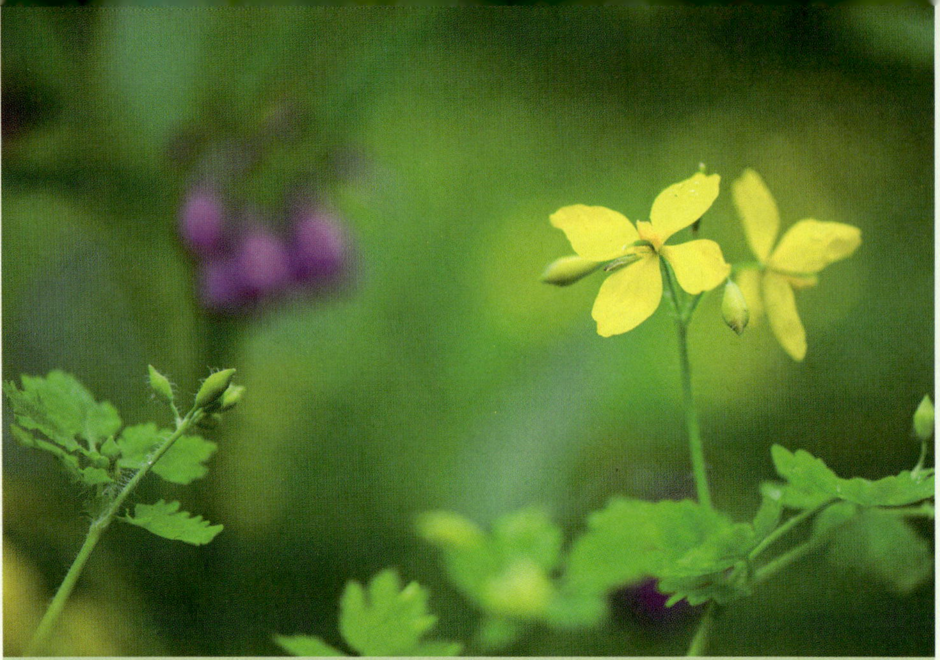

Blutwurz

Botanischer Name: Potentilla erecta
Verwendete Teile: Wurzelstock
Erntezeit: zeitiges Frühjahr und Spätherbst
Heilwirkung: antibakteriell, immunstärkend, adstringierend, blutstillend, krampflösend

Heilrezept mit Blutwurz:

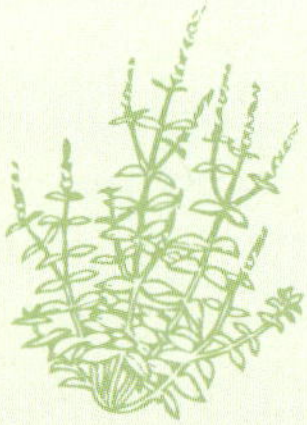

Blutwurzwein bei Darmbeschwerden, Durchfall und Magen-Darm-Entzündungen

2 Handvoll frische Blutwurzwurzeln
1 l Rotwein

Wurzeln waschen, klein schneiden und mit dem Rotwein in eine gut verschließbare Flasche füllen. Das Ganze 3 Wochen ziehen lassen, dabei täglich schütteln. Durch ein Sieb gießen und in eine frische Flasche umfüllen. Als Darmkur 4 Wochen täglich ein Glas Blutwurzwein trinken. Bei länger anhaltenden oder starken Beschwerden ist ein Arzt aufzusuchen!

Heilrezepte mit Bockshornklee:

Bockshornkleesamen gegen Appetitlosigkeit

Bei Appetitlosigkeit drei Mal täglich vor den Mahlzeiten einen halben Teelöffel grob zerstoßener Bockshornkleesamen mit etwas Flüssigkeit einnehmen.

Tee gegen vorzeitige Hautalterung

Bockshornklee und Walnussblätter zu gleichen Teilen vermischen. Eine Tasse Wasser aufkochen und einen Teelöffel der Mischung hinzugeben. 10 Minuten lang weiterkochen und abseihen. Dreimal täglich eine Tasse des warmen Tees trinken.

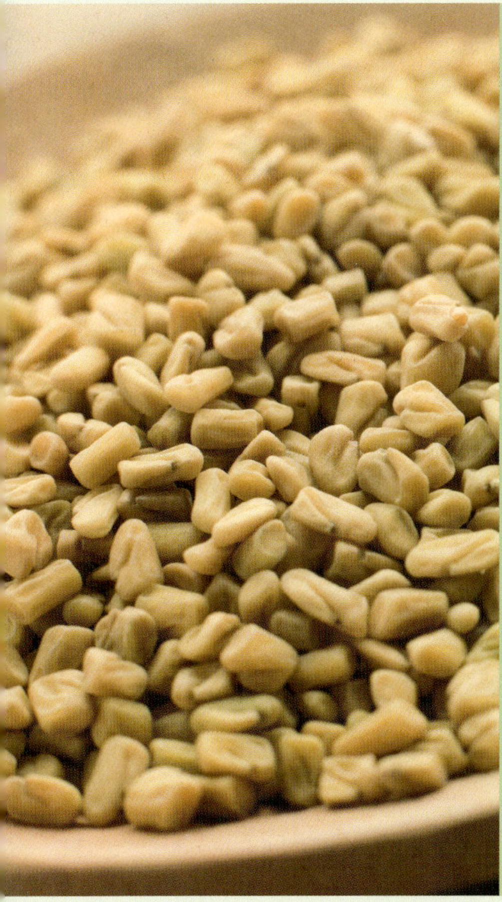

Bockshornklee

Botanischer Name: Trigonella foenum-graecum
Verwendete Teile: Samen (getrocknet)
Erntezeit: Juli und August
Heilwirkung: appetitfördernd, entzündungswidrig, blutbildend, schleimlösend, blutzuckerspiegel- und cholesterinsenkend, hustenwirksam, stärkend, rekonvaleszenzunterstützend, antiseptisch, milchbildend, verdauungsstärkend, blutdrucksenkend, erweichend, krampflösend, wirksam bei Hautproblemen
Vorsicht: Bockshornklee kann allergische Reaktionen auslösen. Zudem können Durchfall und Blähungen auftreten. Während der Schwangerschaft sollte ein Arzt zurate gezogen werden.

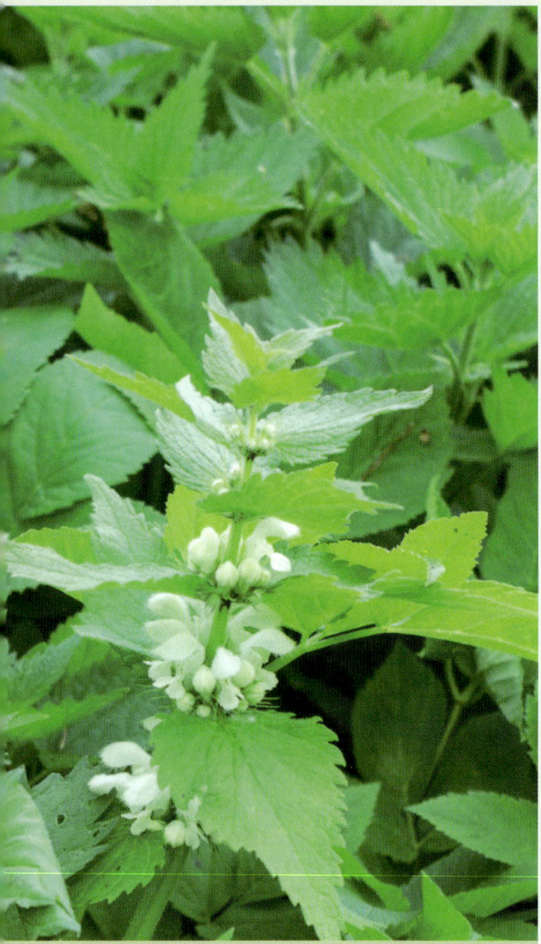

Brennnessel
Botanischer Name: Urtica
Verwendete Teile: Kraut, Wurzeln, Samen
Erntezeit: Mai bis Juli
Heilwirkung: blutreinigend, blutbildend, harntreibend, haarwuchsfördernd

Heilrezepte mit Brennnessel:

Brennnesseltonikum gegen Schuppen und Haarausfall

300 g Brennnesselwurzeln
500 ml Weinessig

Brennnesselwurzeln klein hacken, zusammen mit 1 Liter Wasser in einen Topf geben und den Weinessig hinzufügen. Das Ganze 30 Minuten kochen. Danach Wurzelstückchen abfiltern, Tinktur abkühlen lassen und in eine gut verschließbare Flasche abfüllen. Haarwasser mindestens einmal wöchentlich ca. 3 Minuten in die Kopfhaut einmassieren.

Brennnessel-Gesichtsdampfbad gegen Akne und unreine Haut

5 EL Brennnesselblätter

Brennnesseln in eine ausreichend große Schüssel geben. 1 Liter Wasser zum Kochen bringen und Brennnesseln damit übergießen. Gesicht (am besten mit einem Handtuch über Kopf und Schüssel) in ausreichendem Abstand über das Dampfbad halten und den aufsteigenden Dampf ca. 10 Minuten auf die Gesichtshaut einwirken lassen.

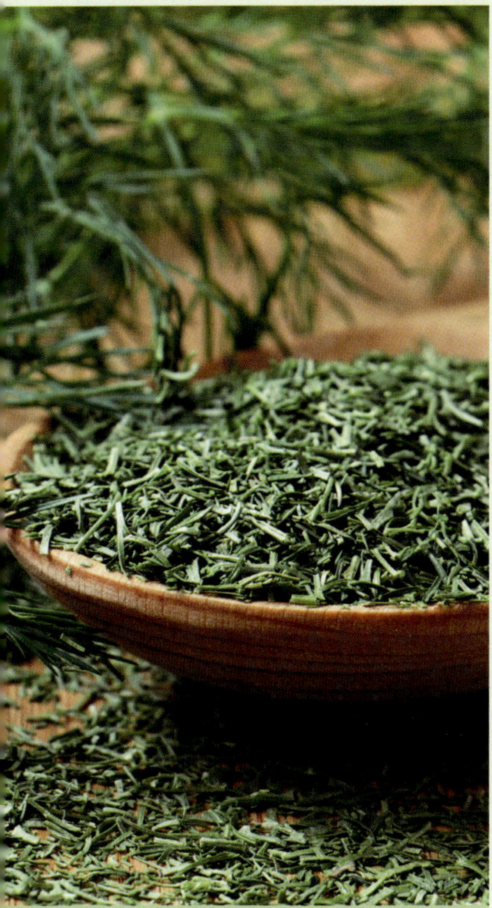

Heilrezepte mit Dill:

Dill-Sitzbad bei Hämorrhoiden und Gebärmutterkrämpfen

30 g Dillsamen

Dillsamen zerquetschen, 1 Liter Wasser aufkochen und Dillsamen mit dem kochenden Wasser übergießen. 15 Minuten ziehen lassen und dem lauwarmen Wasser eines Sitzbades zufügen. Wenige Minuten darin verweilen.

Nerven-Duftsäckchen

Zur Beruhigung überstrapazierter Nerven und gegen Albträume mischt man Dillsamen, Zitronenverbeneblätter sowie Orangen-, Lavendel- und Kamillenblüten und legt das Säckchen neben das Kopfkissen.

Dill

Botanischer Name: Anethum graveolens
Verwendete Teile: Blätter und Samen
Erntezeit: Juni bis September
Heilwirkung: magenstärkend, blähungstreibend, krampflösend

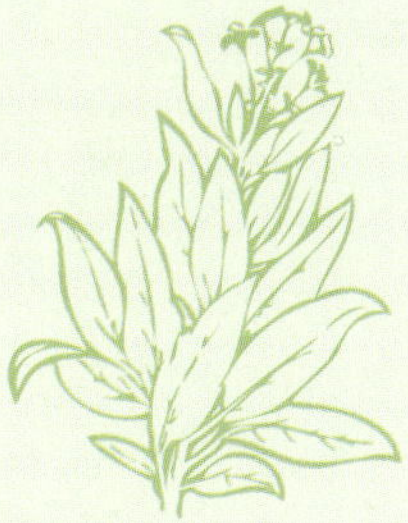

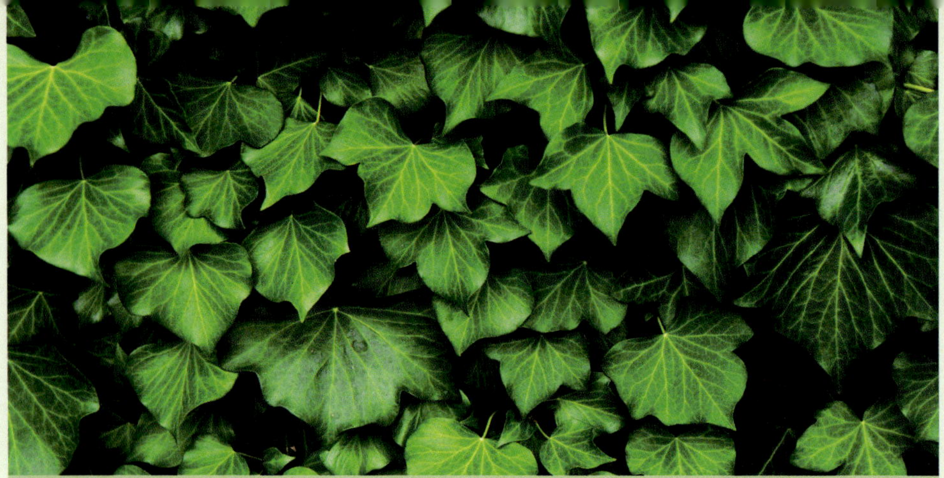

Efeu

Botanischer Name: Hedera helix
Verwendete Teile: Blätter
Erntezeit: Mai bis August
Heilwirkung: schmerz- und fieberlindernd, schweißtreibend, cholesterinsenkend, menstruationsregulierend, wundheilungsfördernd, wirksam bei Bronchitis, Rheuma, Gicht, Geschwüren und Cellulite
Vorsicht: Nur die Blätter und Blüten verwenden. Beeren und Saft der frisch geschnittenen Blätter sind giftig. Hohe Dosierungen unbedingt meiden und ggf. auf Fertigpräparate zurückgreifen. Frischer Efeusaft kann bei Hautkontakt schwere Hautausschläge hervorrufen (allergische Kontaktdermatitis), ggf. Handschuhe tragen. Nicht während der Schwangerschaft und Stillzeit sowie bei einer bekannten Überempfindlichkeit verwenden.

Heilrezept mit Efeu:

Cellulite-Massageöl

3 Handvoll frische Efeublätter
1 Liter Weizenkeimöl
2 EL Honig

Efeublätter in ein Ansatzgefäß füllen, mit dem Öl übergießen und zwei bis drei Wochen an einem warmen Platz ziehen lassen. Anschließend Blätter abseihen, Öl erwärmen und Honig darin unter Rühren auflösen. Nach dem Abkühlen in kleine Flaschen abfüllen. Regelmäßig in die betroffenen Hautpartien einmassieren.

Heilrezept mit Eisenkraut:

Eisenkrauttee bei Husten und Schlaflosigkeit

2 TL getrocknetes Eisenkraut

Eine Tasse Wasser (ca. 250 ml) aufkochen und Eisenkraut mit dem kochenden Wasser übergießen. Fünf Minuten ziehen lassen und abseihen. Ein bis drei Tassen täglich schluckweise trinken. Bei Husten kann der Tee auch mit 1 TL Honig gesüßt werden.

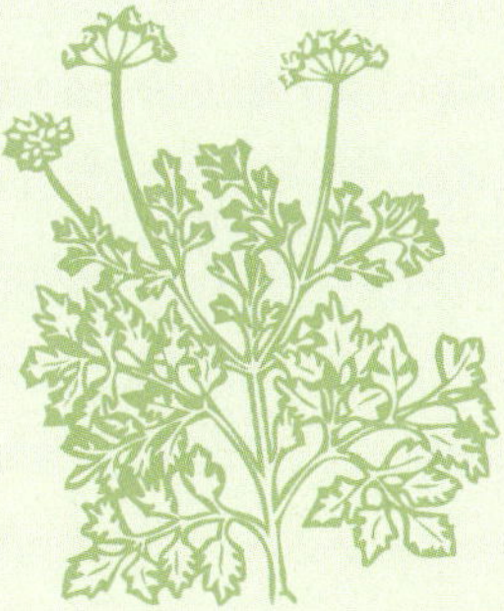

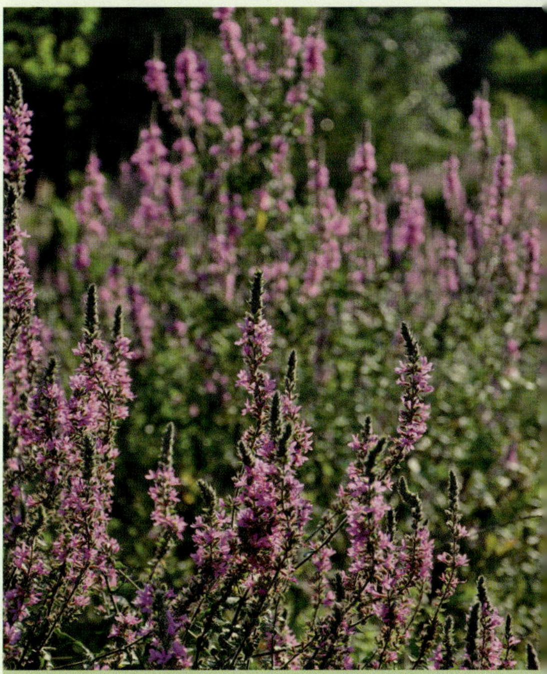

Eisenkraut

Botanischer Name: Verbena officinalis
Verwendete Teile: blühendes Kraut
Erntezeit: Juli und August
Heilwirkung: antibakteriell, entzündungshemmend, schmerzstillend, krampflösend, blutreinigend
Vorsicht: In übermäßiger Dosierung kann Eisenkraut zu Erbrechen führen. Nicht während der Schwangerschaft anwenden.

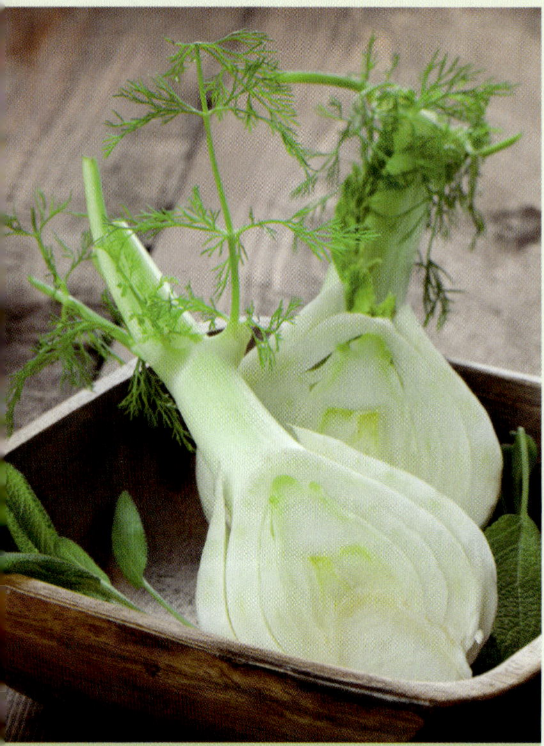

Fenchel

Botanischer Name: Foeniculum vulgare
Verwendete Teile: Früchte, Blätter, Samen, Wurzeln
Erntezeit: Frühherbst
Heilwirkung: magenstärkend, krampflösend, verdauungsfördernd, antibakteriell, wundheilend
Vorsicht: Fenchelöl keinesfalls bei Säuglingen und Kleinkindern anwenden, da es Atemnot auslösen kann. Auch bei Allergien gegen Fenchel oder Sellerie ist es zu meiden.

Heilrezepte mit Fenchel:

Fencheltee bei Magen- und Darmbeschwerden

2 TL Fenchelfrüchte

Fenchelfrüchte in einem Mörser zerstoßen. Wasser für 1 Tasse (ca. 250 Milliliter) zum Kochen bringen und zerstoßene Fenchelfrüchte heiß (nicht kochend!) überbrühen. Ca. 10 Minuten ziehen lassen und durch ein Sieb gießen. Bei Verdauungsstörungen ungesüßt trinken.

Fenchelkompresse bei Gerstenkorn und Lidrandentzündung

1 gehäufter TL zerstoßene Fenchelfrüchte
sauberer Lappen

250 Milliliter Wasser zum Kochen bringen. Fenchelfrüchte mit dem kochenden Wasser übergießen und 10 Minuten lang ziehen lassen. Anschließend abseihen. Einen sauberen Lappen mit der Flüssigkeit tränken und auf die geschlossenen Augen legen. 20 Minuten liegen lassen und zwei bis drei Mal täglich wiederholen.

Heilrezepte mit Frauenmantel:

Frauenmanteltee bei Regelschmerzen, starker Blutung und Brustschmerzen
3 TL Frauenmantelkraut

Ca. 250 Milliliter Wasser aufkochen und Pflanzenkraut mit dem kochenden Wasser überbrühen. 10 Minuten ziehen lassen und durch ein Sieb gießen. Dreimal täglich eine Tasse trinken.

Frauenmanteltinktur nach dem Zähneziehen und bei Verletzungen im Mundraum
ein Teil Frauenmantelblätter
drei Teile hochprozentiger Alkohol

Frauenmantelblätter zusammen mit dem Alkohol in einem Glas oder einer Flasche einige Tage lang an einem warmen Ort stehen lassen. Anschließend abseihen, in eine dunkle Flasche abfüllen und dunkel lagern. Bei Bedarf Tinktur mit Wasser verdünnt zur Mundspülung verwenden.

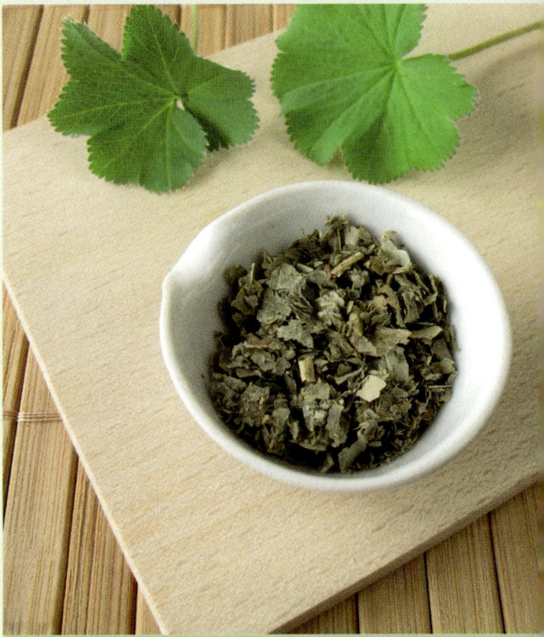

Frauenmantel

Botanischer Name: Alchemilla
Verwendete Teile: blühendes Kraut
Erntezeit: Mai bis September
Heilwirkung: krampflösend, blutbildend, blutstillend, wundheilend, harntreibend
Vorsicht: Nicht bei Säuglingen anwenden

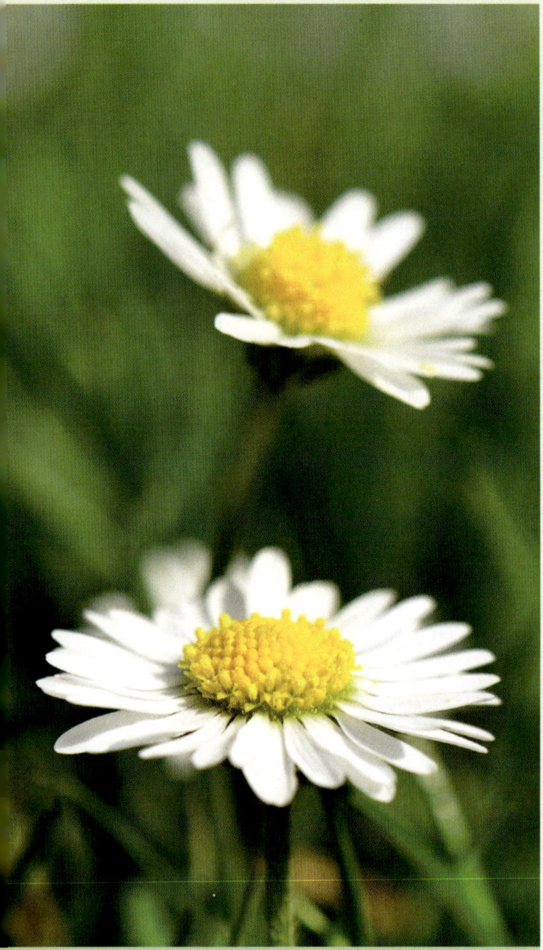

Gänseblümchen

Botanischer Name:
Bellis perennis
Verwendete Teile: Blüten, Blätter
Erntezeit: März bis Oktober
Heilwirkung: wundheilend, auswurffördernd, entzündungshemmend

Heilrezepte mit Gänseblümchen:

Gänseblümchenumschlag bei Ekzemen, Furunkeln und Geschwüren

5 EL Gänseblümchenblüten
Mulllappen oder Watte, Mullbinde

Blüten in eine Schüssel geben. 250 Milliliter Wasser zum Kochen bringen und Blüten mit dem kochenden Wasser übergießen. Ca. 10 Minuten ziehen lassen und durch ein Sieb gießen, Blüten entfernen. Mulllappen oder Watte mit der Tinktur tränken und auf die betroffene Stelle legen. Mit der Mullbinde fixieren. Umschlag mehrmals täglich wechseln.

Gänseblümchentinktur als Einreibung bei Quetschungen und Verrenkungen

ca. 100 frisch gepflückte Gänseblümchenblütenköpfe
100 ml Doppelkorn (40 % Vol.)

Gänseblümchen in ein Schraubdeckelglas füllen. Mit Doppelkorn auffüllen, bis die Pflanzenteile ganz bedeckt sind. Glas gut verschließen und 3–4 Wochen an einem sonnigen Platz ziehen lassen. Ab und zu schütteln. Pflanzenteile durch ein Sieb gießen und Tinktur in eine dunkle Flasche füllen. Bei Bedarf unverdünnt auf den betroffenen Stellen einreiben.

Heilrezept mit Gartenkürbis:

Kürbiskernumschlag bei akuten Gelenkentzündungen, Prellungen und Verstauchungen

50 g Kürbiskerne
5 ml Kürbiskernöl
sauberes, altes Baumwolltuch
Mullbinde

Kürbiskerne im Mixer zermahlen und gut mit dem Kürbiskernöl zu einem streichfähigen Brei vermischen. Diesen auf einem sauberen Baumwolltuch verstreichen und auf dem betroffenen Gelenk auflegen. Mit einer Mullbinde fixieren. Mindestens eine Viertelstunde einwirken lassen, dann Umschlag entfernen und Haut abspülen. Behandlung bei Bedarf nach einiger Zeit wiederholen.

Gartenkürbis

Botanischer Name: Cucurbita pepo
Verwendete Teile: Fruchtfleisch und Samen
Erntezeit: September bis Dezember
Heilwirkung: harntreibend, abführend, erweichend, beruhigend
Vorsicht: Zu große Mengen an Kürbiskernen können zu Übelkeit führen.

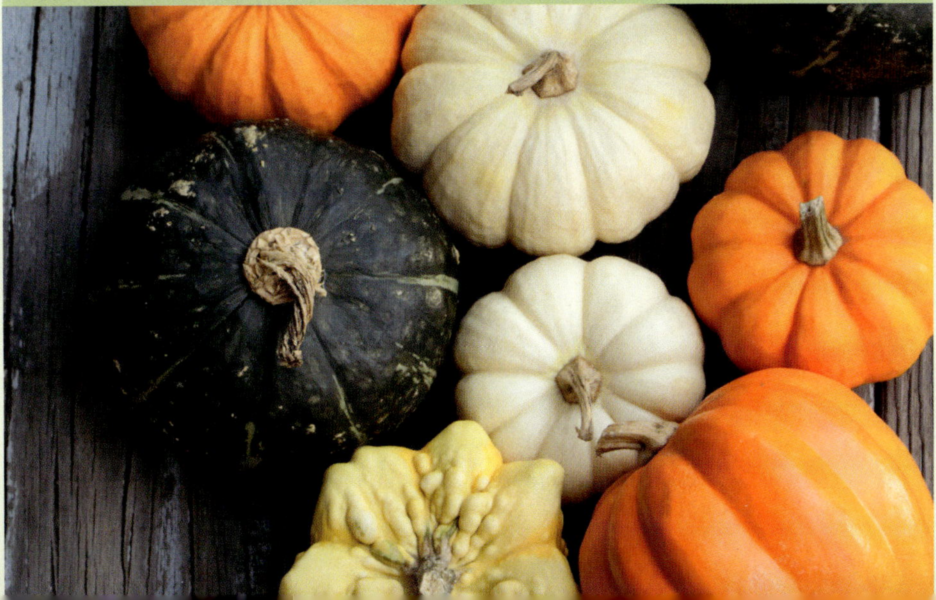

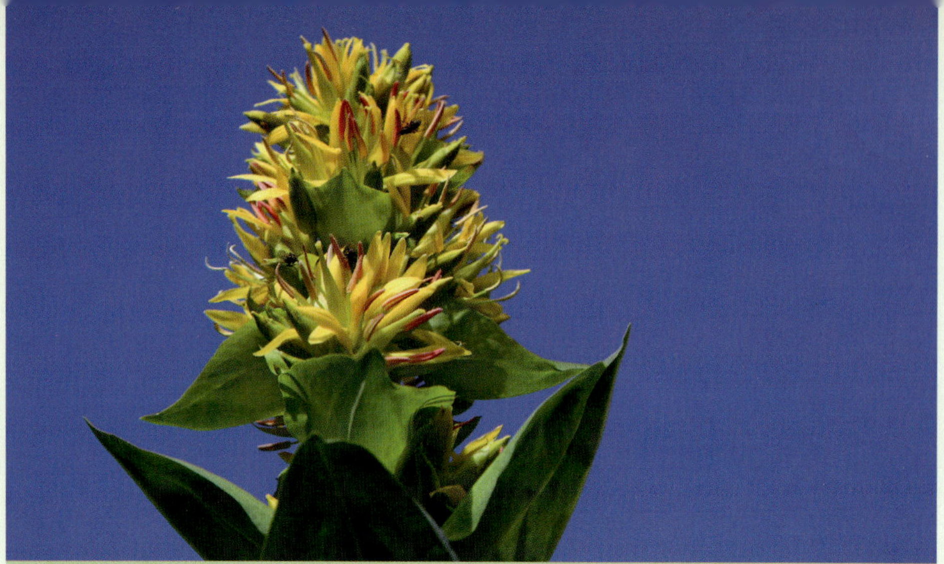

Gelber Enzian

Botanischer Name: Gentiana lutea
Verwendete Teile: Wurzeln
Erntezeit: Oktober und November (Achtung: Pflanze steht unter Naturschutz!)
Heilwirkung: appetitanregend, wärmend, fiebersenkend, kräftigend, anregend (z. B. bei Müdigkeit, Ohnmacht), erkältungsvorbeugend, verdauungs- und magenstärkend, leicht abführend, kreislaufstärkend, antibakteriell, menstruationsfördernd, nervenstärkend, leber- und gallenwirksam, sekretionsanregend
Vorsicht: Nicht verwenden bei Bluthochdruck und während der Schwangerschaft. Auch bei einem Magen- oder Zwölffingerdarmgeschwür ist von der Anwendung abzusehen. Teilweise kann es bei der Anwendung auch zu Kopfschmerzen kommen.

Heilrezept mit Gelbem Enzian:

Enziantee bei Magenleiden und Verdauungsstörungen

1/2 TL getrocknete Stücke der Enzianwurzel

Eine Tasse Wasser aufkochen, die Wurzelstücke damit übergießen, fünf bis zehn Minuten lang ziehen lassen und abseihen. Mehrmals täglich, vorzugsweise eine halbe Stunde vor oder nach den Mahlzeiten, trinken.

Heilrezept mit Ginseng:

Konzentrationsstärkender Ginsengtee

1 TL geriebene Ginsengwurzel

250 Milliliter Wasser und geriebene Ginsengwurzeln zusammen aufkochen und etwa 10 Minuten lang ziehen lassen. Täglich ein bis zwei Tassen langsam und schluckweise trinken.

Ginseng

Botanischer Name: Panax ginseng
Verwendete Teile: Wurzel
Erntezeit: Oktober
Heilwirkung: kräftigend, herzstärkend, immunstärkend, gedächtnisstärkend, konzentrationsfördernd, leistungssteigernd, blutzuckerspiegelregulierend, schlaffördernd, wundheilungsfördernd, stimmungsaufhellend, verdauungsfördernd, appetitfördernd, stresswirksam
Vorsicht: Nicht während der Schwangerschaft und der Stillzeit anwenden. Nicht überdosieren oder länger als drei Monate einnehmen (Risiko von starkem Bluthochdruck, Schlaflosigkeit und Ödembildung). Einnahme mindestens eine Woche vor Operationen aussetzen.

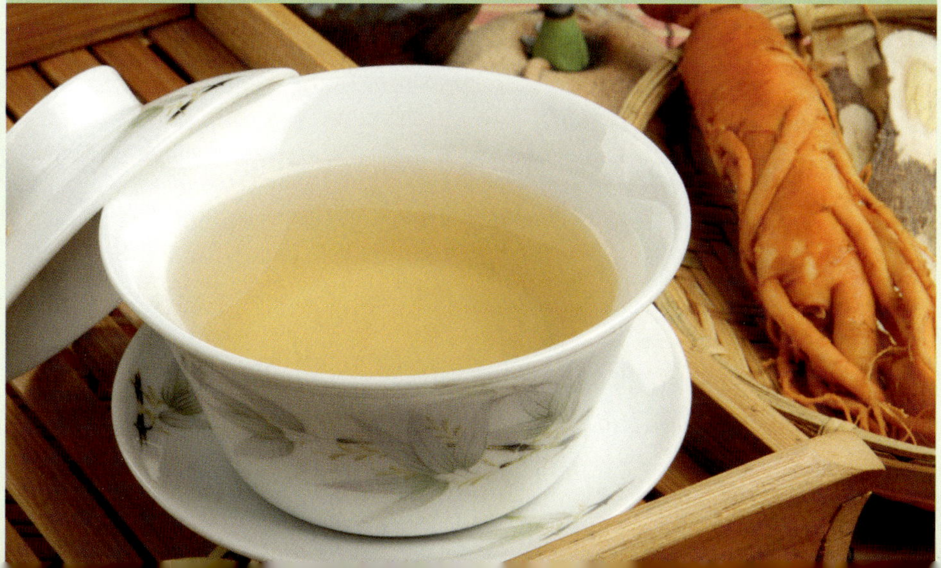

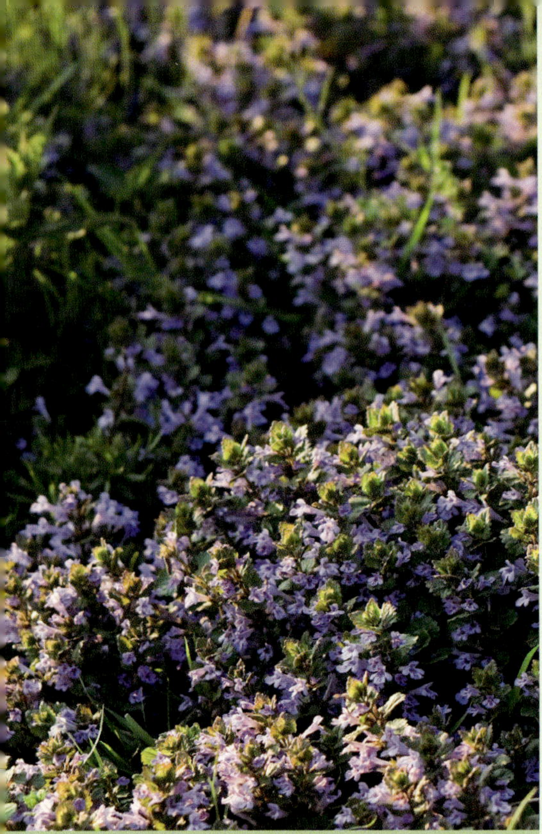

Gundermannkraut
Botanischer Name: Glechoma hederacea
Verwendete Teile: Blätter und Blüten
Erntezeit: März bis Juni
Heilwirkung: stoffwechselfördernd, schleimlösend, entzündungshemmend, wundheilend, Blase und Niere anregend
Vorsicht: Höchst giftig für Pferde.

Heilrezepte mit Gundermannkraut:

Heuschnupfen-Nasentropfen

¼ TL Meersalz
½ TL Gundermannblätter
1 TL Salbeiblätter

Salz mit ca. 250 Milliliter Wasser zusammen in einem Topf aufkochen, Gundermann und Salbei hinzufügen. Von der Herdplatte nehmen und 10 Minuten ziehen lassen. Durch ein Sieb gießen und in eine gut verschließbare Flasche abfüllen. Zur Anwendung in eine Pipettenflasche füllen und Nasentropfen mit der Pipette in die Nase träufeln. Eine Woche zunächst fünfmal, dann zwei- bis dreimal täglich anwenden, danach je nach Bedarf.

Gundermann-Wundöl bei eitrigen, schlecht heilenden Wunden und Brandverletzungen

1 Schraubdeckelglas voll Gundermannkraut
etwas kalt gepresstes Olivenöl

Frische Gundermannblätter gereinigt, aber ungewaschen im Mörser leicht anquetschen und in ein Schraubdeckelglas füllen. Fest zusammendrücken und mit Olivenöl bedecken. 2–3 Wochen an einen sonnigen Ort stellen. Danach Flüssigkeit durch ein Sieb gießen und in ein dunkles Glas füllen. Bei Bedarf ein Stück Watte oder Leintuch mit dem Öl tränken und betroffene Wunde mehrmals täglich damit betupfen.

Heilrezepte mit Hafer:

Haferstroh-Vollbad bei Hautjucken und Seborrhoe

100 g klein geschnittenes Haferstroh

Haferstroh in einen großen Topf geben und mit drei Litern kaltem Wasser übergießen. Bis zum Kochen erhitzen, 20 Minuten lang kochen lassen und abseihen. Badezusatz in ein Vollbad geben (Temperatur prüfen). 20 bis 30 Minuten darin baden. Auch als Teilbad möglich.

Haferfrucht-Brei bei Magen-Darmstörungen

3 EL Haferflocken

Haferflocken zusammen mit einem halben Liter Wasser in einen Topf geben und aufkochen. Etwa 5 Minuten köcheln lassen, Brei durch ein Sieb streichen und löffelweise zu sich nehmen.

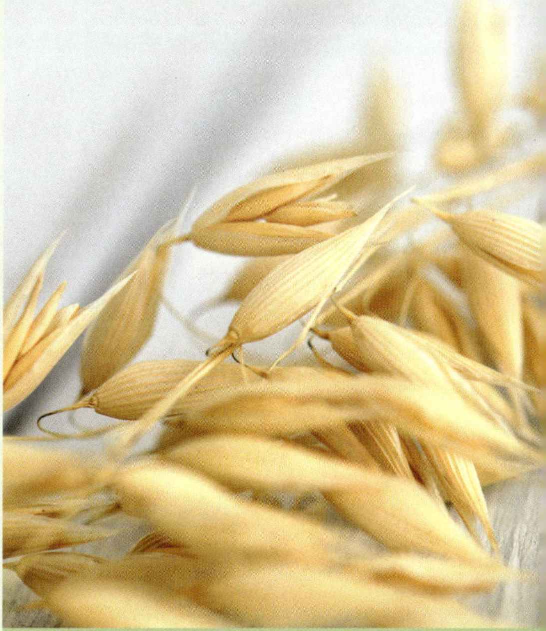

Hafer

Botanischer Name: Avena sativa
Verwendete Teile: Frucht und Stroh
Erntezeit: August bis September
Heilwirkung: erweichend, wirksam bei Nieren- und Blasenschwäche, Durchfall, Rheuma und Neuralgien sowie bei Hauterkrankungen, blutreinigend, beruhigend, harntreibend, bindegewebsstärkend, cholesterinsenkend.

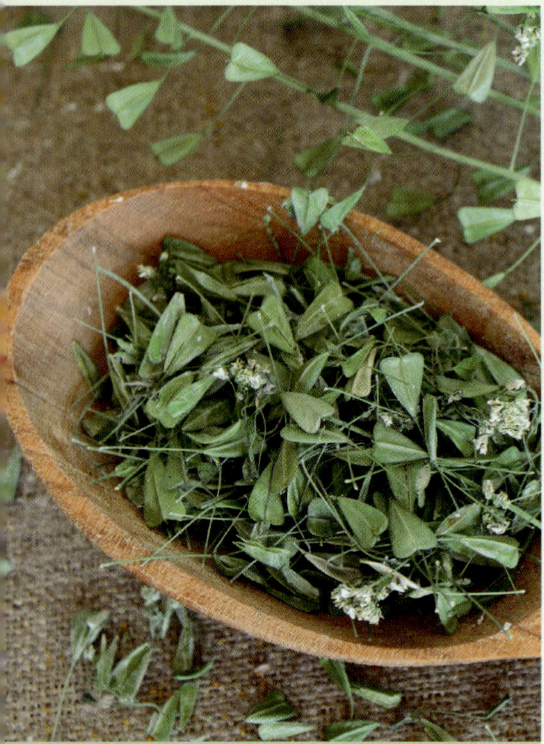

Hirtentäschelkraut

Botanischer Name:
Capsella
Verwendete Teile: ganzes Kraut
Erntezeit: Juni bis August
Heilwirkung: entzündungshemmend, harntreibend, kräftigend, wehenfördernd, blutstillend, blutdruckregulierend, lungenstärkend, verdauungs- und stoffwechselanregend, kreislaufstärkend, wirksam bei Rheuma und Gicht, Magen- und Nierenbeschwerden, gefäßverengend und -verdichtend
Vorsicht: Nicht während der Schwangerschaft anwenden.

Heilrezept mit Hirtentäschelkraut:

Blutstillende Wundauflage

3 bis 5 g Hirtentäschelkraut

Bei oberflächlichen Wunden Hirtentäschelkraut mit 150 Milliliter Wasser in einem Topf zum Kochen bringen. Abseihen, abkühlen lassen, eine sterile Kompresse darin tränken, leicht ausdrücken und feucht auf die Wunde auflegen. Bei schlecht heilenden Wunden kann die Wundauflage bis zu drei Stunden auf der Wunde verbleiben. Bei Nasenbluten kann eine in der Flüssigkeit getränkte Tamponade in Form eines eng zusammengerollten kleinen Stücks Stoff bzw. einer sterilen Mullbinde angewendet werden, die für einige Minuten im Nasenloch verbleibt. Bei Bedarf wiederholen.

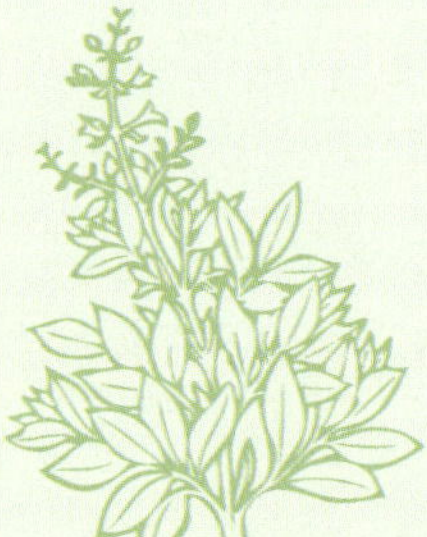

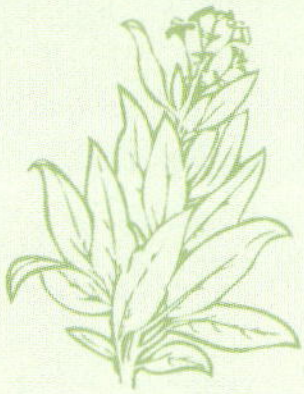

Heilrezept mit Hopfen:

Gurgellösung bei Heiserkeit

1 Handvoll Hopfendolden

Hopfendolden in einem Topf mit einem Liter kaltem Wasser ansetzen und langsam aufkochen lassen. Etwa eine Viertelstunde lang ziehen lassen und abseihen. Flüssigkeit etwas abkühlen lassen und zum Gurgeln verwenden.

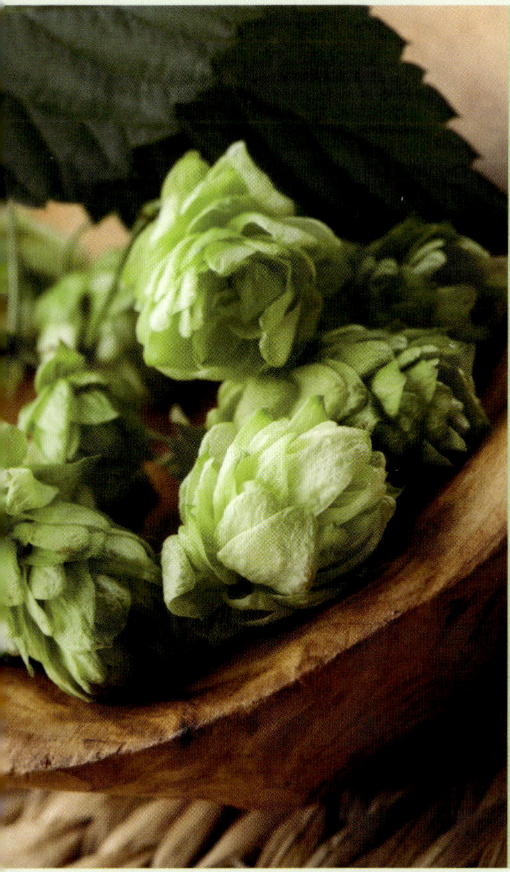

Hopfen

Botanischer Name: Humulus lupulus
Verwendete Teile: Fruchtzapfen und Hopfendrüsen
Erntezeit: Ende August bis Anfang September
Heilwirkung: schmerzstillend, beruhigend, menstruationsregulierend, kräftigend, fieberlindernd, verdauungsanregend, blutreinigend, antibakteriell, entzündungshemmend, schlaffördernd, muttermilchfördernd, appetitanregend, wirksam bei Magen-Darm-Leiden, Haarausfall, Furunkeln und Wunden
Vorsicht: Bei Hautkontakt mit frischen Hopfenzapfen kann es zu Hautreizungen kommen.

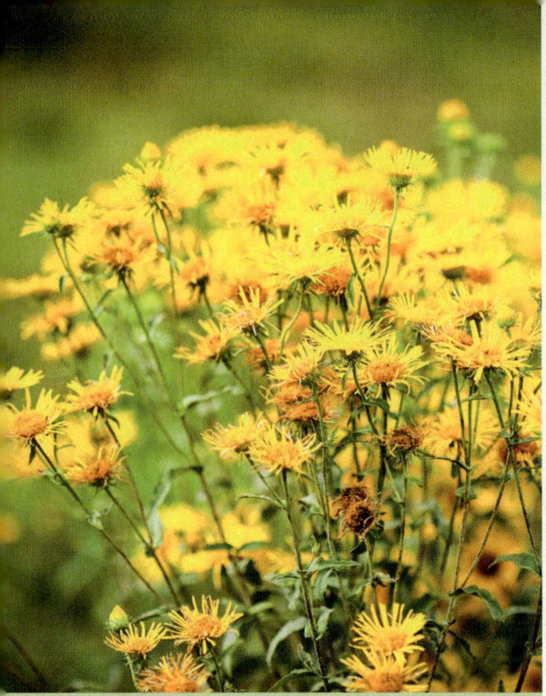

Huflattich

Botanischer Name:
Tussilago farfara
Verwendete Teile: Blätter
Erntezeit: Mai bis Juni
Heilwirkung: anregend, blutstillend, entzündungshemmend, antibakteriell, schleimlösend, schweißtreibend, fieber-, husten- und erkältungslindernd, nervenstärkend, wundheilungsfördernd, verdauungsregulierend, stoffwechselanregend, wirksam bei Hautproblemen
Vorsicht: Keinesfalls während der Schwangerschaft und Stillzeit einnehmen. Von einer längerfristigen (länger als sechs Wochen) und hochdosierten Anwendung ist abzusehen.

Heilrezepte mit Huflattich:

Huflattichtee gegen Asthma

2 TL Huflattichblätter

250 Milliliter Wasser zum Kochen bringen und den Huflattich mit dem kochenden Wasser überbrühen. Etwa 10 Minuten ziehen lassen und anschließend abseihen. Drei Mal täglich eine Tasse trinken (evtl. mit Honig süßen).

Huflattichgesichtswasser bei Akne und fettiger Haut

1 EL getrocknete Huflattichblätter
100 ml Alkohol (70 %)

Huflattichblätter in ein dunkles Glas füllen und mit dem Alkohol übergießen. Gut verschlossen etwa zwei Wochen lang an einem warmen Ort stehen lassen. Dabei gelegentlich schütteln. Anschließend durch ein Tuch abseihen, gut ausdrücken und in ein dunkles Fläschchen umfüllen. Haut mit einem in der Tinktur getränkten Wattebausch abreiben.

Heilrezepte mit Ingwer:

Kandierter Ingwer bei Reiseübelkeit

500 g frischer Ingwer
4 Tassen brauner Zucker
1 Prise Salz
etwas brauner Zucker zum Bestreuen

Ingwer schälen, in mundgerechte Stücke schneiden und ca. 10 Minuten in einem Topf mit ausreichend Wasser vorkochen. Abtropfen lassen und mit einem Liter Wasser, Zucker und Salz bei mittlerer Hitze unter Umrühren so lange kochen, bis die Masse eine klebrige Konsistenz annimmt. Bei niedriger Hitze vorsichtig weiterkochen, bis das Wasser nahezu verdampft ist. Ingwerstücke auf einem mit Zucker bestreuten Backblech wälzen. Nach dem Abkühlen in ein verschließbares Gefäß füllen. Bei Reiseübelkeit jede halbe Stunde ein Stück kauen.

Kompresse gegen Nebenhöhlenentzündungen

1 frische Ingwerwurzel (ca. 1 cm lang)

Ingwer klein hacken und in einem Topf mit 250 ml Wasser aufkochen, vom Herd nehmen und 45 Minuten abgedeckt ziehen lassen. Abseihen, Kompresse mit dem Absud tränken, auf Wangen oder Stirn auflegen. Kompresse maximal fünf Minuten liegen lassen.

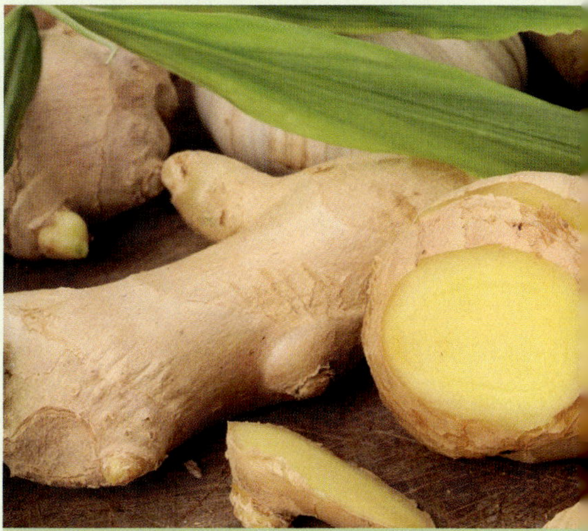

Ingwer

Botanischer Name:
Zingiber officinale
Verwendete Teile: Wurzel
Erntezeit: Spätherbst
Heilwirkung: appetitanregend, verdauungsfördernd, entzündungshemmend, belebend, schmerzstillend, wirksam bei Magenbeschwerden, Rheuma und Periodenkrämpfen.
Vorsicht: Vorsicht während der Schwangerschaft, da Ingwer wehenauslösend wirken kann. Nicht anwenden bei Gallensteinen und akuter Gastritis, nur in geringen Dosen bei Magen-Darm-Verstimmungen und Reizdarm. Hautreizungen mit allergischen Reaktionen sind möglich.

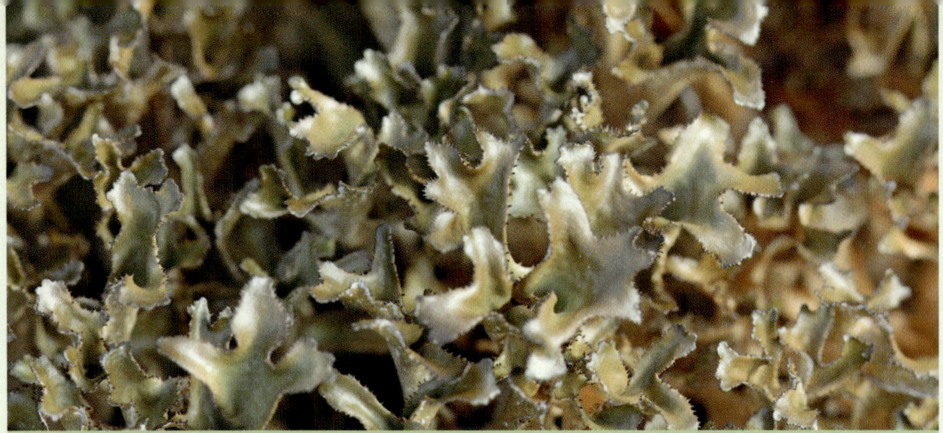

Isländisches Moos

Botanischer Name: Cetraria islandica
Verwendete Teile: Moos
Erntezeit: April bis September
Heilwirkung: schleimlösend, appetitanregend, entzündungslindernd, blutstillend, hustenlindernd, verdauungsanregend, nierenstärkend, kräftigend, antibakteriell, blutbildend, beruhigend, muttermilchbildend, wundheilungsfördernd, wirksam bei Atemwegserkrankungen
Vorsicht: Einnahme bei Kindern und Jugendlichen nicht über längere Zeit. Da Flechten Umweltgifte aufnehmen, am besten auf Präparate aus der Apotheke zurückgreifen.

Heilrezept mit Isländischem Moos:

Teezubereitung bei Mund- und Rachenschleimhautreizung und damit verbundenem trockenen Reizhusten

1 TL Isländisches Moos

150 Milliliter Wasser aufkochen, Heilkraut mit dem siedenden Wasser übergießen und 10 bis 15 Minuten ziehen lassen. Durch ein Teesieb abfiltern und drei bis vier Mal täglich eine Tasse des frisch bereiteten Tees in kleinen Schlucken trinken.

Heilrezepte mit Johanniskraut:

Johanniskrautöl bei leichten Verbrennungen und rheumatischen Beschwerden

1 ½ Handvoll frische Johanniskrautblüten
250 ml Olivenöl

Die Blätter vorsichtig abzupfen, in ein Schraubglas füllen und mit dem Olivenöl auffüllen. Gut verschließen und 4–6 Wochen an einem warmen, sonnenbeschienenen Ort (z. B. Fensterbank) aufbewahren. Währenddessen das Glas alle 2–3 Tage durchschütteln. Ansatz durch ein dünnes Leintuch abfiltern, Pflanzen gut auspressen und das Öl in eine mit kochendem Wasser gereinigte dunkle Flasche abfüllen. Bei Bedarf betroffene Stelle mit dem Öl einreiben. Dunkel aufbewahrt ist das Öl ca. 1 Jahr haltbar.

Gute-Laune-Duftsäckchen

Ein Duftsäckchen mit Johanniskraut muntert bei Frühjahrsmüdigkeit, Nervosität und schlechter Stimmung wieder auf.

Johanniskrauttee bei Unruhe, Angst und depressiver Verstimmung

1 Handvoll frisches Johanniskraut (oder 2 TL getrocknetes Kraut)

Johanniskraut in eine Tasse geben, Wasser für 1 Tasse (ca. 250 Milliliter) aufkochen und Kraut mit dem kochenden Wasser übergießen. 10 Minuten zugedeckt ziehen lassen, danach durch ein Teesieb abgießen und frisch trinken. Dreimal täglich eine Tasse.

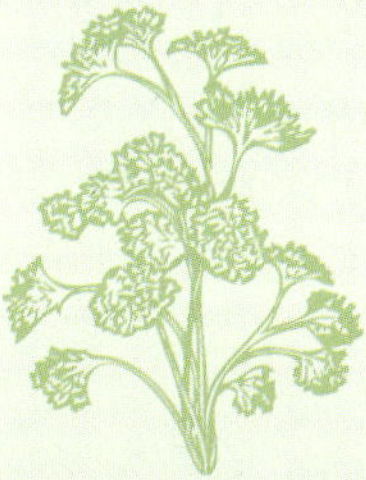

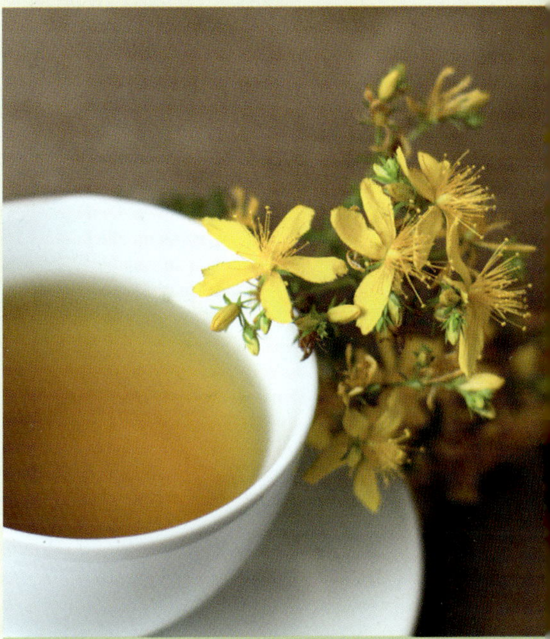

Johanniskraut

Botanischer Name: Hypericum perforatum
Verwendete Teile: blühendes Kraut, Blüten
Erntezeit: Ende Juni bis September
Heilwirkung: stimmungsaufhellend, antidepressiv, beruhigend, krampflösend
Vorsicht: Johanniskraut sollte über einen längeren Zeitraum hinweg (ca. 3 Wochen) eingenommen werden. In dieser Zeit ist übermäßige Lichteinwirkung zu meiden.

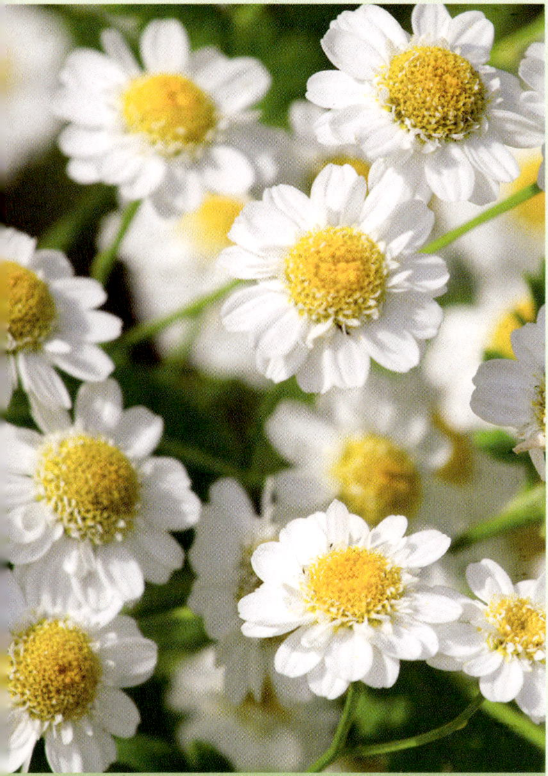

Kamille

Botanischer Name:
Matricaria chamomilla
Verwendete Teile: Blüten
Erntezeit: Juli und August
Heilwirkung: krampflösend, antibakteriell, entzündungshemmend, schmerzlindernd, schweißtreibend
Vorsicht: Kamille wirkt austrocknend, weshalb ihre äußerliche Anwendung bei sehr trockener Haut nicht anzuraten ist. Bei einigen Allergikern kann sie zu Hautreizungen führen. Nie in die Augen gelangen lassen!

Heilrezepte mit Kamille:

Kamillenbad bei Hautentzündungen und Krämpfen

300 g Kamillenblüten

Kamillenblüten mit 3 Liter kochendem Wasser überbrühen. Das ganze 15 Minuten ziehen lassen und durch ein Sieb gießen. Kamillenblütenaufguss dem Badewasser (ca. 28–38° C) hinzufügen und ein ca. 15–20 Minuten langes Bad darin nehmen.

Kamillensäckchen bei Ohrenschmerzen

1 Handvoll getrocknete Kamillenblüten
1 dünnes Baumwolltuch (z. B. ein großes Taschentuch)
Schnur zum Zubinden

Kamillenblüten auf dem Tuch auslegen, Enden oben zusammennehmen und zu einem Säckchen zusammenbinden. Kamillensäckchen mithilfe einer oder besser noch zweier Wärmflaschen erhitzen. Temperatur prüfen. Das gut durchwärmte Säckchen auf das schmerzende Ohr legen und mit einem Schal oder einer Mütze fixieren. 30 Minuten einwirken lassen, zwei- bis dreimal täglich wiederholen. Ein Säckchen lässt sich so lange wiederverwenden, bis der Duft nachgelassen hat (meist 4–5 Behandlungen).

Heilrezept mit Kartoffel:

Kartoffelsäckchen bei Rheuma, eitrigen Mandelentzündungen und Halsentzündungen

1/2 bis 1 kg Kartoffeln
Baumwoll- oder Leinensäckchen

Kartoffeln mit Schale weich kochen und zerdrücken. Kartoffelmasse in das Säckchen einfüllen und möglichst warm (Vorsicht: Temperatur prüfen, damit es nicht zu Verbrennungen kommt) auf die betroffene Stelle auflegen (eventuell fixieren). So lange aufliegen lassen, wie das Kartoffelsäckchen noch gut warm ist (ca. 30 Minuten). Abnehmen, etwa eine halbe Stunde ruhen und gegebenenfalls wiederholen.

Kartoffel

Botanischer Name: Solanum tuberosum
Verwendete Teile: Knolle
Erntezeit: Juni bis Oktober
Heilwirkung: abschwellend, entgiftend, schmerzlindernd, entzündungshemmend, entwässernd, wirksam bei Magenbeschwerden, Verbrühungen, Verbrennungen und Verstauchungen
Vorsicht: Äußerst selten treten Vergiftungserscheinungen auf. Im Rohzustand sind allenfalls geringe Mengen des Frischpresssafts unbedenklich.

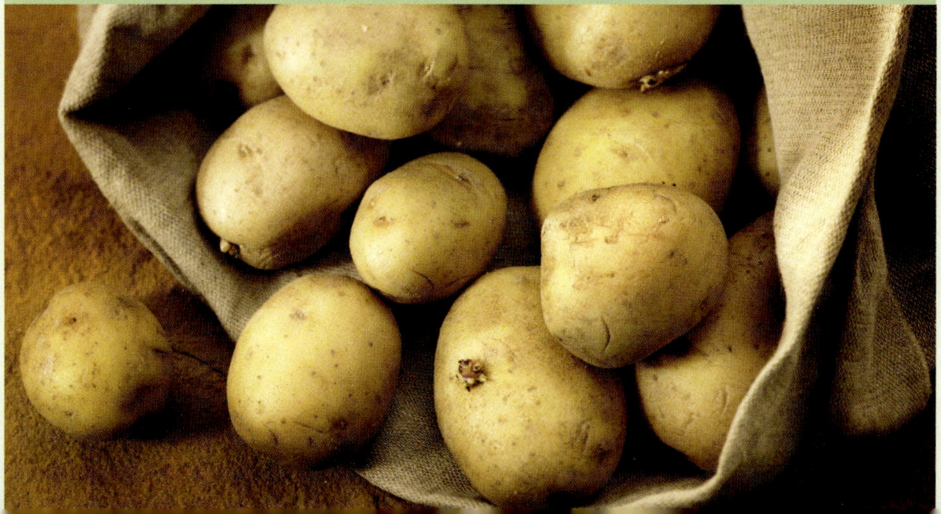

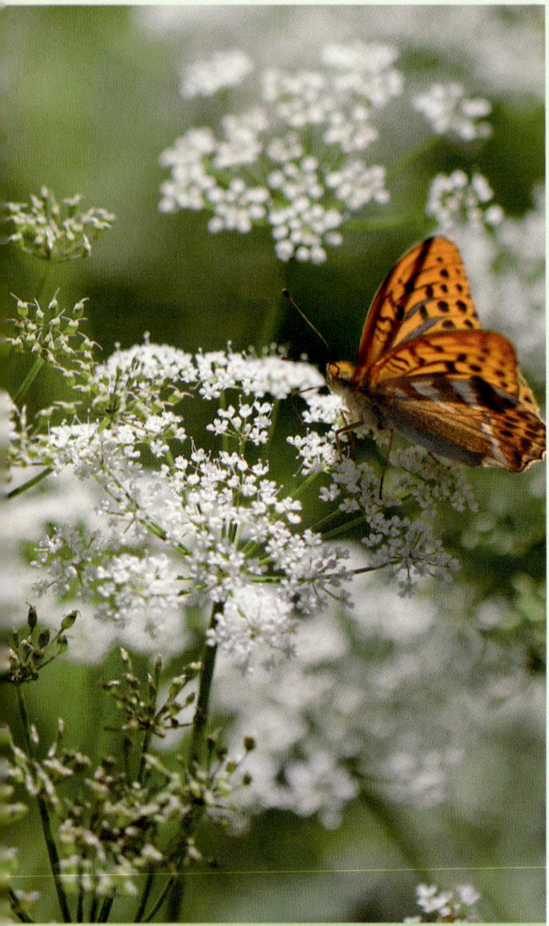

Kerbel
Botanischer Name: Anthriscus cerefolium
Verwendete Teile: Kraut
Erntezeit: August/September
Heilwirkung: schleimlösend, harn- und schweißtreibend, blutreinigend, kräftigend, schlaffördernd, wirksam bei Hautproblemen, Kopfschmerzen, Ödemen und Erkältung

Heilrezepte mit Kerbel:

Kerbelkompresse gegen Falten

1 EL getrocknete Kerbelblätter

Kerbelblätter mit 250 Milliliter kochendem Wasser übergießen und 10 Minuten ziehen lassen. Abseihen, vollständig erkalten lassen und eine Kompresse mit der Flüssigkeit tränken. Damit die betroffenen Hautstellen betupfen. Noch wirksamer ist frisch gepresster Kerbelsaft.

Kerbeltee bei hohem Blutdruck

1 EL getrocknete Kerbelblätter

Kerbelblätter mit 250 Milliliter kochendem Wasser überbrühen, 10 Minuten ziehen lassen und abseihen. Täglich zwei bis drei Tassen langsam trinken.

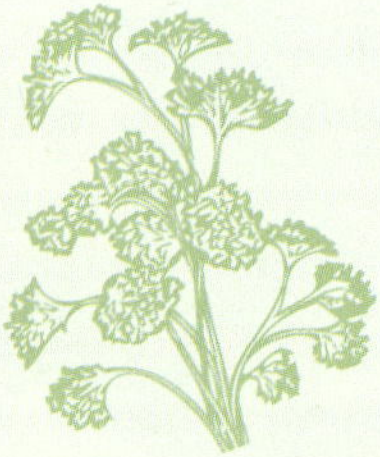

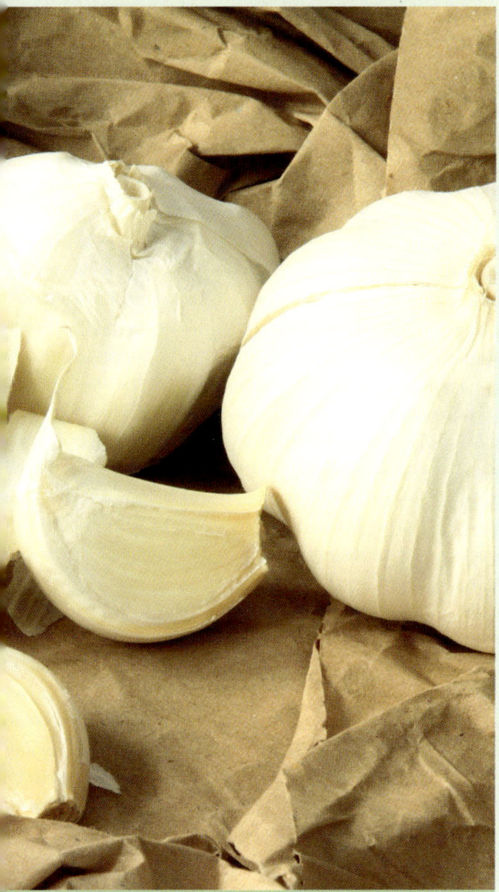

Heilrezept mit Knoblauch:

Knoblauch-Kompresse bei Warzen und Hühneraugen

2 Knoblauchzehen
Mulltuch

Knoblauchzehen auspressen, Kompresse mit dem Saft tränken und zusammen mit den ausgepressten Knoblauchzehen morgens und abends einige Stunden auf die betroffene Stelle legen, bis die Warzen bzw. Hühneraugen verschwunden sind (in der Regel ca. nach 10–14 Tagen).

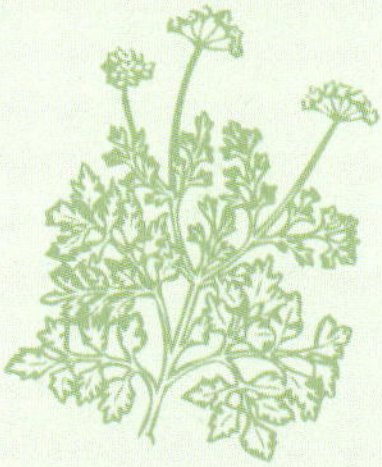

Knoblauch
Botanischer Name:
Allium sativum
Verwendete Teile: Knolle
Erntezeit: September und Oktober
Heilwirkung: antibakteriell, blutdrucksenkend, krampf- und schleimlösend, stimulierend

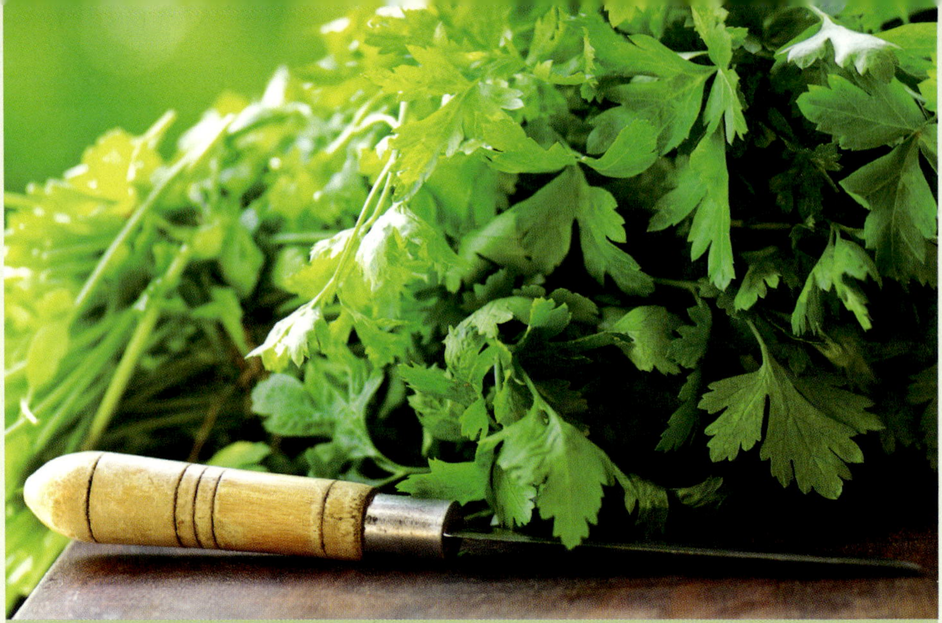

Koriander

Botanischer Name: Coriandrum sativum
Verwendete Teile: Samen
Erntezeit: Juli bis September
Heilwirkung: appetitanregend, blähungslindernd, antibakteriell, milchbildend, wirksam bei Verdauungsbeschwerden (Durchfall, Völlegefühl, leichte Verdauungskrämpfe)
Vorsicht: Verwechslungsgefahr mit giftigen Pflanzen (z. B. Hundspetersilie, Wasserschierling)

Heilrezept mit Koriander:

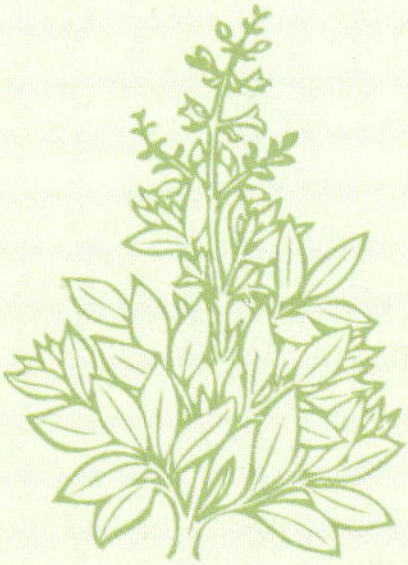

Koriandertee bei Blähungen und Verdauungsbeschwerden mit leichten Krämpfen

1 TL frisch zerstoßene Koriandersamen

Koriandersamen mit einer Tasse siedendem Wasser übergießen. Fünf bis zehn Minuten ziehen lassen und durch ein Teesieb abfiltern. Zwei bis drei Mal täglich etwa eine halbe Stunde vor oder nach den Mahlzeiten trinken.

Heilrezept mit Küchenzwiebeln:

Zwiebelpackung bei Mittelohrentzündung und Ohrenschmerzen

1 Zwiebel
1 dünnes Tuch
(z. B. Serviette, Taschentuch)
Faden zum Zubinden
Schal, Mütze oder Stirnband zum Fixieren

Zwiebel schälen und kleinhacken. Zwiebelstücke in das Baumwolltuch einwickeln und zubinden. Packung über Wasserdampf (z. B. in einem Sieb über dem Topf, Vorsicht: Verbrühungsgefahr) oder mithilfe einer heißen Wärmflasche erhitzen. Zwiebelpackung auf Körpertemperatur abkühlen lassen und auf das schmerzende Ohr legen. Mit einem Schal oder Ähnlichem fixieren und etwa eine halbe bis eine Stunde wirken lassen. Anschließend einige Minuten ruhen. Drei Mal am Tag wiederholen.

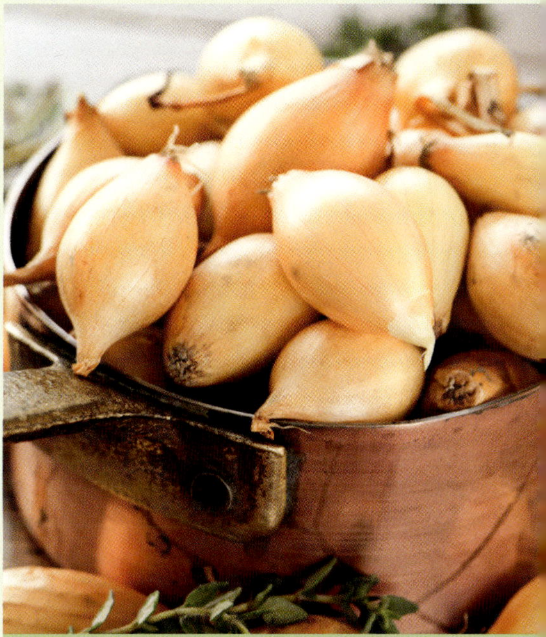

Küchenzwiebel

Botanischer Name:
Allium cepa
Verwendete Teile: Zwiebelknolle
Erntezeit: August bis Oktober
Heilwirkung: entzündungshemmend, antibakteriell, krampflösend, schleimlösend, kräftigend, fiebermildernd, harntreibend, blutbildend, wirksam bei Verdauungsbeschwerden, blutdruck- und blutzuckersenkend
Vorsicht: Bei empfindlichen Menschen können Magenbeschwerden oder Sodbrennen auftreten.

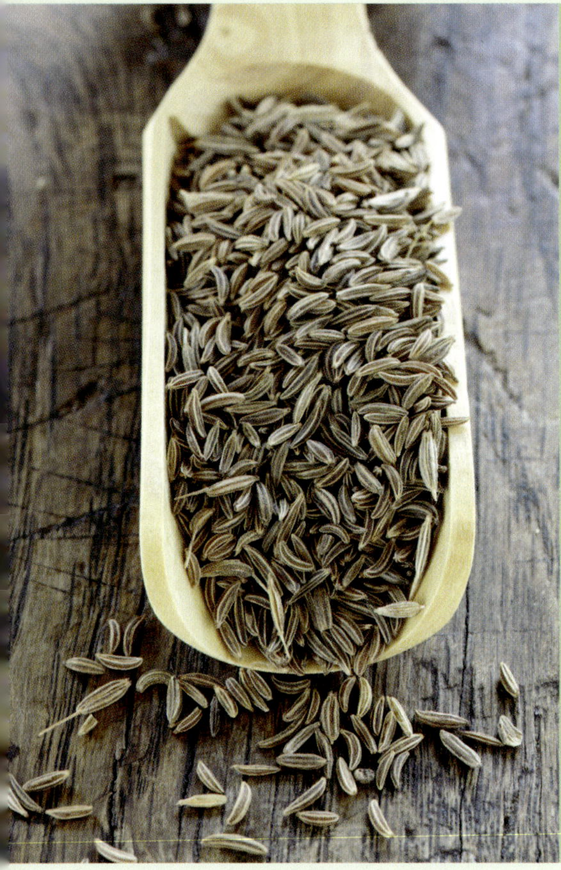

Kümmel

Botanischer Name: Carum carvi
Verwendete Teile: Wurzel und Samen
Erntezeit: Juni und Juli
Heilwirkung: verdauungsanregend, wirksam bei Problemen des Magen-Darm-Trakts, appetitfördernd, durchblutungsfördernd, hustenlindernd, wirksam bei Rheuma und Muskelschmerzen
Vorsicht: Von einer langzeitigen Einnahme und erhöhten Dosierungen ist abzusehen. Kümmeltee oder Kümmeltropfen sollten nicht während der Schwangerschaft eingenommen werden. Allergische Reaktionen sind möglich. Nicht bei einer bekannten Allergie gegen Korbblütler anwenden.

Heilrezept mit Kümmel:

Karminativum gegen Blähungen

3 g Kümmel, 5 g Fenchelsamen
3 g Angelikawurzel, 3 g Anis
3 g Liebstöckelwurzel
2 g Pfefferminzblätter
1 g Kamillenblüten
120 ml Doppelkorn (40 % Vol.)

Kräuter im Mörser zerstoßen oder mit dem Messer klein hacken. Kräuter bis zur Hälfte in ein Schraubdeckelglas füllen und mit Doppelkorn aufgießen. Glas dicht verschließen und 3–4 Wochen an einem warmen Platz stehen lassen. Flüssigkeit in ein zweites Glas abfiltern und in eine dunkle, gut verschließbare Flasche umfüllen. Flasche fest verschließen und an einem dunklen, kühlen Ort aufbewahren (mindestens ein Jahr haltbar). Bei Blähungen 20–30 Tropfen des Karminativums einnehmen.

Heilrezepte mit Lavendel:

Lavendelbad bei Ruhelosigkeit, Einschlafstörungen und Stress

60 g Lavendelblüten

Lavendelblüten in einem Topf mit 3 Liter Wasser kalt ansetzen, zum Kochen bringen und 5–10 Minuten zugedeckt kochen lassen. 15 Minuten ziehen lassen. Anschließend durch ein Tuch gießen und auspressen. Absud möglichst heiß dem warmen Badewasser hinzugeben. Bei einer Wassertemperatur von 37–38° C ca. 10–15 Minuten ein Vollbad nehmen. Danach wenn möglich eine Stunde ruhen oder gleich zu Bett gehen. Hilft auch gegen Muskelkater und rheumatische Beschwerden.

Beruhigendes Lavendel-Potpourri

2 EL Fixiermittel (Iriswurzelpulver)
je 1 Tasse Lavendelblüten, Hortensienblüten, Veilchen, Rittersspornblüten,
je 2 Tropfen Lavendelöl, Rosenholzöl, Kamillenöl

Fixiermittel mit Kräutern und Ölen gut verrühren und mit der Blütenmischung vermengen. Alles in ein Gefäß füllen und gut verschlossen 6 Wochen stehen lassen, täglich schütteln. Anschließend in eine Schale füllen. Zur Duftauffrischung ein Paar Tropfen ätherisches Öl hinzugeben.

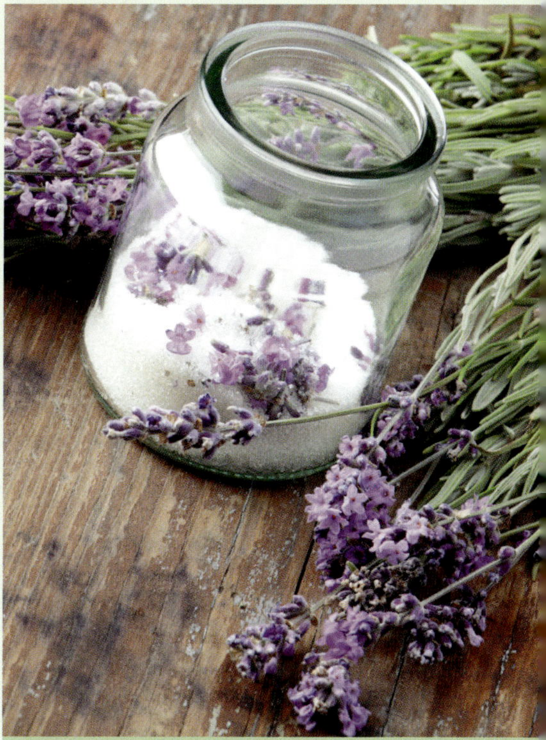

Lavendel

Botanischer Name:
Lavandula angustifolia
Verwendete Teile: Blüten und Blätter
Erntezeit: Blüten im Juli, junge Blätter im August
Heilwirkung: beruhigend, blähungs- und harntreibend, antiseptisch, krampflösend
Vorsicht: Nicht während der Schwangerschaft und bei Insulinabhängigkeit verwenden.

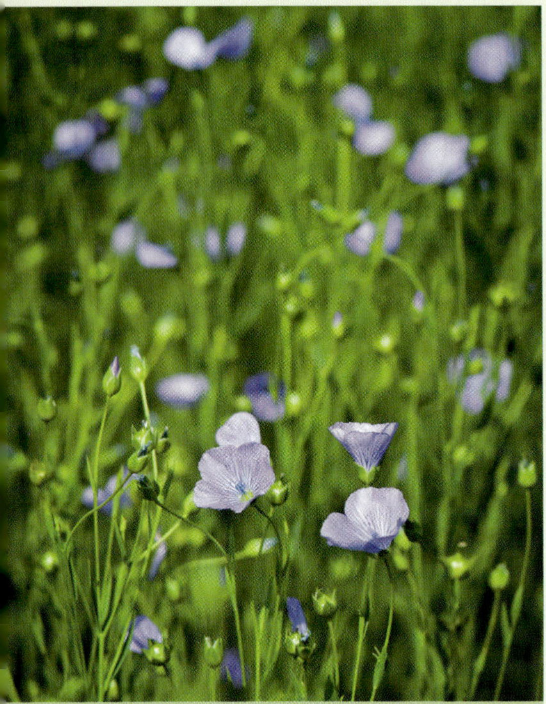

Lein

Botanischer Name:
Linum usitatissimum
Verwendete Teile: Samen, Blätter und Blüte
Erntezeit: August bis Oktober
Heilwirkung: abführend, krampflösend, heiserkeitslindernd, entzündungshemmend, schmerzstillend, wirksam bei Rheuma und Verstauchungen
Vorsicht: Nicht bei Kindern unter sechs Jahren anwenden. Auf ausreichende Flüssigkeitszufuhr achten und nicht überdosieren! Kann die Wirksamkeit von Medikamenten herabsetzen.

Heilrezepte mit Lein:

Leinsamen gegen Verstopfung

1 EL geschrotete Leinsamen (Kinder im Alter von sechs bis zwölf Jahren die Hälfte)

Leinsamen unzerkleinert in einem Glas Wasser oder einer anderen Flüssigkeit (jedoch keine Milch, da sonst die Quellfähigkeit verloren geht) vermischen und sogleich zu sich nehmen. Zwei bis drei Mal am Tag anwenden (etwa morgens und abends oder morgens, mittags und abends).

Leinsamensäckchen bei Verletzungen, Abszessen und lokalen Entzündungen

2 EL gemahlener Leinsamen
1 Mull-, Baumwoll- oder Leinensäckchen
1 Tuch
1 Binde zum Fixieren

Leinsamen zusammen mit zwei Tassen Wasser zu einem dicken Brei verkochen. Kurz quellen lassen und in das Säckchen füllen. Möglichst warm (Vorsicht Verbrennungsgefahr, Temperatur prüfen!) auf die betroffene Stelle legen, mit einem Tuch abdecken und fixieren. Ist die Auflage abgekühlt (ca. 30 Minuten), erneuern. Kann auch bei Gerstenkörnern, Geschwüren und Furunkeln angewendet werden. Hilft lauwarm angewendet auch bei Verbrennungen.

Heilrezept mit Liebstöckel:

Liebstöckel-Tee bei Sodbrennen, Aufstoßen, Völlegefühl und Katerbeschwerden
2 TL Liebstöckelwurzeln

Liebstöckelwurzeln klein schneiden, Wasser für 1 Tasse (ca. 250 Milliliter) zum Kochen bringen und die Wurzeln damit überbrühen. 15 Minuten ziehen lassen, dann durch ein Teesieb abfiltern. Schwach gesüßt zwei- bis dreimal täglich eine frisch zubereitete Tasse des Tees zwischen den Mahlzeiten zu sich nehmen.

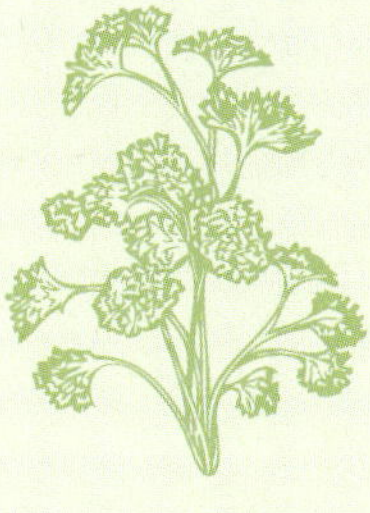

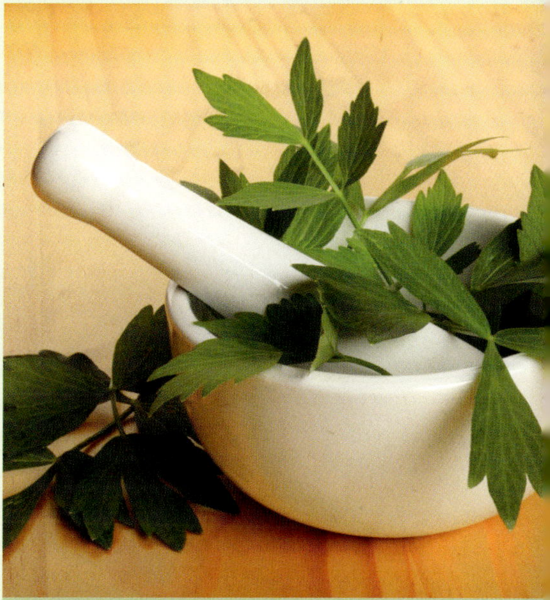

Liebstöckel
Botanischer Name: Levisticum officinale
Verwendete Teile: Blätter, Wurzeln und Samen
Erntezeit: Wurzel: zeitiges Frühjahr bzw. Spätherbst, Samen: Spätsommer, Blätter: Frühjahr
Heilwirkung: verdauungsfördernd, menstruationsregulierend, blähungstreibend
Vorsicht: Schwangere und Nierenkranke sollten auf Liebstöckel verzichten. Auch bei Fieber ist er zu meiden. Bei längerer Verwendung kann er zu einer erhöhten Lichtempfindlichkeit führen.

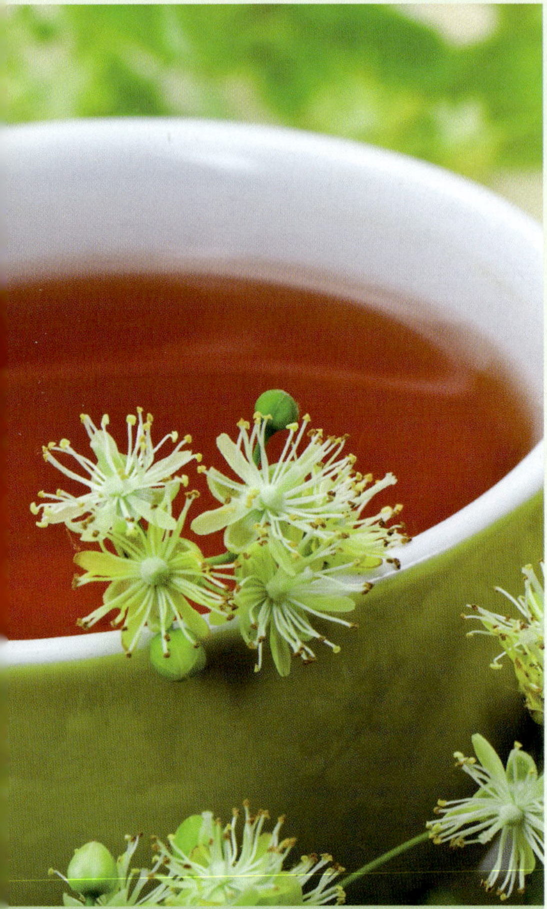

Heilrezepte mit Linde:

Lindenblütentee bei fiebriger Erkältung

1 TL getrocknete Lindenblüten

Wasser für 1 Tasse (ca. 250 Milliliter) bis zum Kochen erhitzen, Lindenblüten mit dem Wasser übergießen und das Ganze 10 Minuten ziehen lassen. Durch ein Teesieb filtern, je nach Geschmack mit etwas Honig süßen und möglichst heiß trinken (4–5 Tassen pro Tag).

Lindenblüten-Badezusatz bei Nervenschmerzen und Nervosität

2 Handvoll Lindenblüten

Ca. 1 Liter Wasser aufkochen und Lindenblüten damit überbrühen. Das Ganze 20 Minuten ziehen lassen, durch ein Sieb gießen und in ein Vollbad geben. Die Badedauer sollte ca. 20 Minuten betragen.

Linde

Botanischer Name: Tilia platyphyllos
Verwendete Teile: Blüten, Blätter
Erntezeit: 1–4 Tage nach Öffnen der Blüte
Heilwirkung: entzündungshemmend, schleimlösend, schweißtreibend, krampflösend, beruhigend

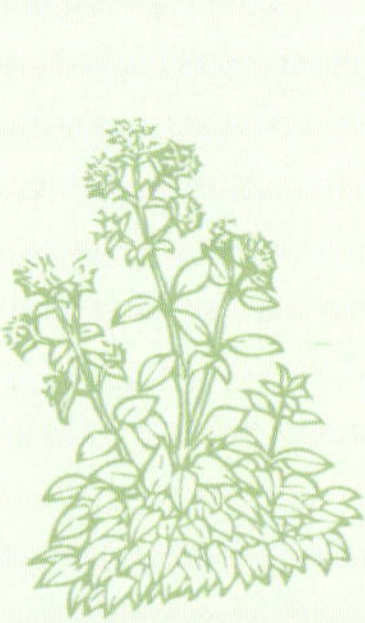

Heilrezept mit Löwenzahn:

Löwenzahnblütenmassageöl bei Verspannung und Gelenkschmerzen

2 Handvoll Löwenzahnblüten
Olivenöl

Löwenzahnblüten in ein Schraubdeckelglas füllen, fest zusammendrücken und mit Olivenöl auffüllen, bis die Blüten ganz mit Öl bedeckt sind. Glas fest verschließen und 4–6 Wochen an einem warmen, hellen Ort aufbewahren. Währenddessen immer wieder schütteln. Danach Pflanzenteile abfiltern und das fertige Öl in eine dunkle Flasche umfüllen. Lichtgeschützt aufbewahren. Bei Bedarf das Öl großflächig in den betroffenen Bereich einmassieren.

Löwenzahn

Botanischer Name: Taraxacum sect. Ruderalia
Verwendete Teile: Blätter, Blüten, Knospen, Stängel, Wurzeln
Erntezeit: junge Blätter: März und April; Blüten/Knospen und Stängel: April und Mai
Heilwirkung: verdauungsfördernd, harntreibend, entgiftend, stoffwechselanregend

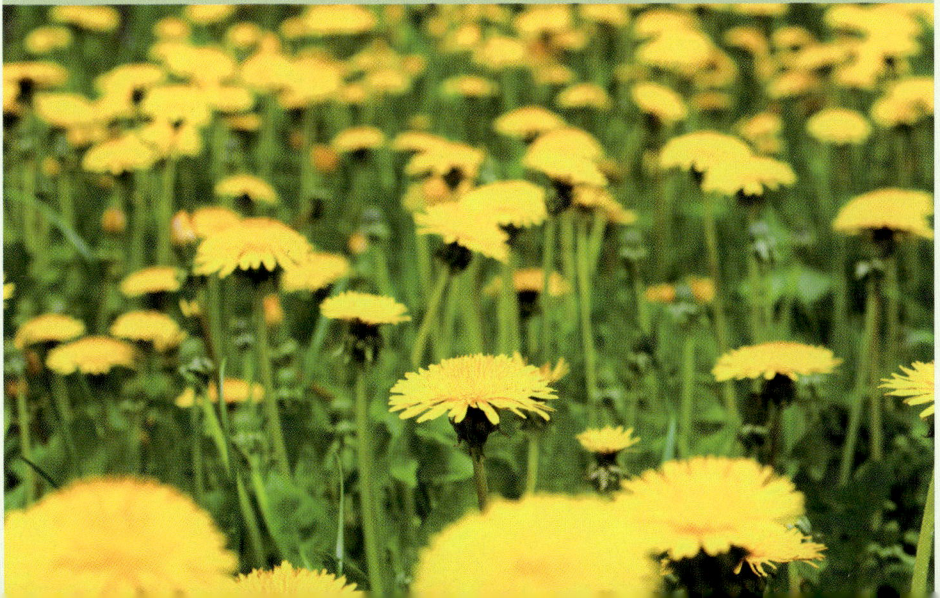

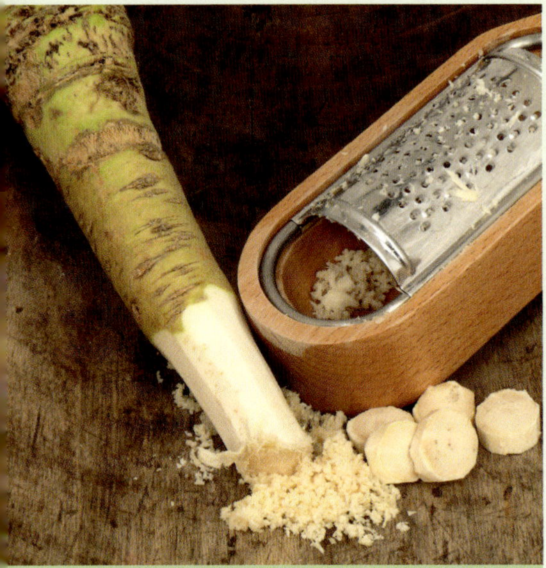

Meerrettich

Botanischer Name: Armoracia rusticana
Verwendete Teile: Wurzel
Erntezeit: September bis März
Heilwirkung: immunstärkend, antibakteriell, erkältungslindernd, entzündungshemmend, schweiß- und harntreibend, menstruationsfördernd, verdauungsstärkend, verdauungs- und appetitanregend, schmerzlindernd, schleimlösend, wirksam bei Verdauungsbeschwerden sowie bei Nierenbeschwerden, Asthma und Rheuma
Vorsicht: Weder bei Kindern unter vier Jahren noch bei Magen- oder Darmgeschwüren, entzündlichen Darmerkrankungen oder chronischen Nierenentzündungen anwenden.

Heilrezepte mit Meerrettich:

Meerrettichmilch bei Verdauungsproblemen

1/2 TL frisch geriebener Meerrettich
1 Glas Milch

Milch lauwarm erwärmen und den geriebenen Meerrettich einrühren. Gleich nach der Zubereitung trinken. Einmal täglich.

Meerrettichbreiauflage bei hartnäckigem Husten, Kopfschmerzen, Rheuma und neuralgischen Schmerzen

1 frisch geraspelter Meerrettich
Vaseline, Öl oder Melkfett zum Einreiben
Leinentuch
Wolltuch

Betroffene Stelle (Kopfschmerzen: Nacken, Husten: Brustbereich) mit Vaseline, Öl oder Melkfett einreiben. Meerrettich leicht mit Wasser befeuchten und auf das Leinentuch auftragen. Mit der Meeretttichseite auf die betroffene Körperstelle legen und mit dem Wolltuch fixieren. Etwa 10 bis 15 Minuten (bzw. bis es anfängt, auf der Haut zu brennen) wirken lassen. Bei starkem Brennen Breiauflage sofort abnehmen. Anschließend die Breiauflage entfernen, die Haut reinigen und bei Bedarf nochmals einfetten.

Heilrezept mit Melisse:

Melissen-Tupflösung bei Lippenherpes
6 gehäufte TL frische Melissenblätter
1 sauberes Stück Stoff

Melissenblätter klein schneiden. Ca. 500 Milliliter Wasser zum Kochen bringen und Blätter damit übergießen. 10 Minuten ziehen lassen und durch ein Sieb gießen. Abgekühlte Lösung in sterilisierte Schraubdeckelflaschen abfüllen (im Kühlschrank bis zu 2 Tage haltbar). Bei Bedarf ein sauberes Stück Stoff mit der Lösung tränken, auswringen und vorsichtig einige Minuten auf die betroffene Stelle auftupfen. Mehrmals täglich wiederholen.

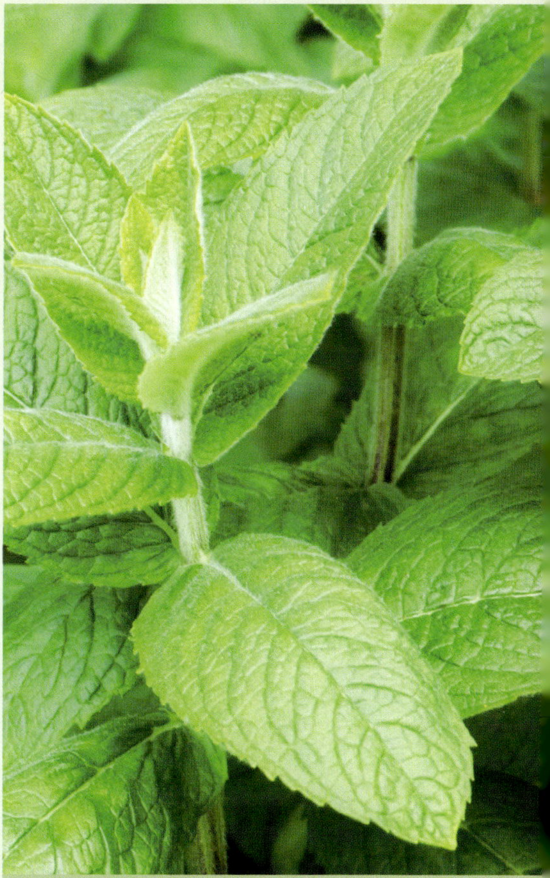

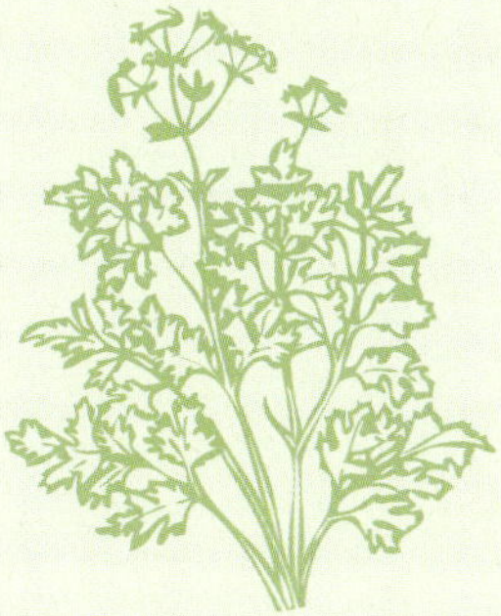

Melisse
Botanischer Name:
Melissa officinalis
Verwendete Teile: ganzes Kraut
Erntezeit: Juni und Juli
Heilwirkung: krampflösend, entspannend, antibakteriell, schmerzstillend

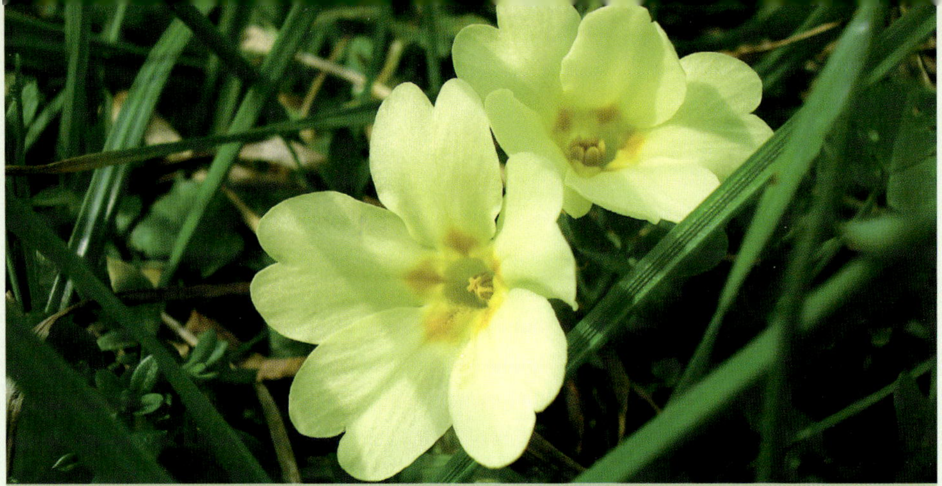

Nachtkerze

Botanischer Name: Oenothera biennis
Verwendete Teile: Samen und Öl, Wurzeln und Blätter
Erntezeit: Samen: Spätsommer bis Herbst; Wurzeln: Herbst; Blätter: Juni bis Oktober
Heilwirkung: Samen und Öl: wirksam bei Hautproblemen und Arteriosklerose; Wurzeln: krampflösend, entzündungshemmend, verdauungsanregend, kräftigend, wirksam bei Husten, Allergien, Neurodermitis und Magen-Darm-Beschwerden; Blätter: beruhigend, zusammenziehend, blutdrucksenkend, wirksam bei Verdauungsbeschwerden sowie bei Ekzemen und Gicht
Vorsicht: Gelegentlich treten Übelkeit, Kopfschmerzen und Durchfall auf, seltener allergische Reaktionen.

Heilrezepte mit Nachtkerze:

Nachtkerzenblättertee bei Wechseljahrsbeschwerden und Magen-Darm-Beschwerden

1 TL getrocknete Nachtkerzenblätter

Nachtkerzenblätter mit 500 Milliliter kochendem Wasser übergießen. Etwa 10 Minuten ziehen lassen und anschließend abseihen. Täglich zwei Tassen trinken (möglichst ungesüßt). Wirkt auch bei Bluthochdruck, Husten und Gicht.

Nachtkerzensamen bei Menstruationsbeschwerden und PMS

2 TL Nachtkerzensamen

Samen in der Pfeffermühle zermahlen und dem Essen zufügen. Drei bis fünf Tage vor Einsetzen der Menstruation täglich zu sich nehmen.

Heilrezept mit Olive:

Pflegende Duftöl-Badewürfel

60 g Olivenöl
100–130 g Kakaobutter
20 ml Fluidlecithin Super
3 EL getrocknete Pflanzenteile (z. B. Lavendel- oder Rosenblüten)
evtl. etwas Lebensmittelfarbe
10 Tropfen des entsprechenden reinen ätherischen Öls (z. B. Lavendel- oder Rosenöl)

Öl mit Kakaobutter im Wasserbad auf dem Herd zum Schmelzen bringen (nicht zu heiß werden lassen!), Fluidlecithin Super unter stetigem Rühren untermischen, Pflanzenteile und nach Wunsch Lebensmittelfarbe im entsprechenden Farbton hinzugeben und unterrühren, aus dem Wasserbad nehmen und zum Abschluss ätherisches Öl hinzugeben. Das Gemisch in Eiswürfelformen portionieren und kurz einfrieren. Sind die Würfel gut erkaltet, aus der Eiswürfelform herausdrücken (evtl. zum besseren Lösen heißes Wasser über die Unterseite laufen lassen). Würfel kurz vor dem Baden ins Wasser geben.

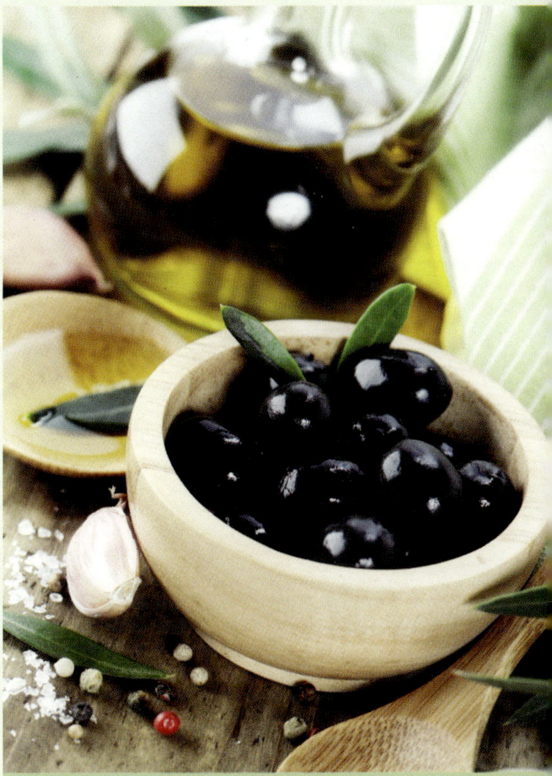

Olive

Botanischer Name: Olea europaea
Verwendete Teile: Blätter, Öl und Früchte
Erntezeit: Herbst
Heilwirkung: leberstärkend, blutdrucksenkend, wirksam bei Hauterkrankungen (z. B. Neurodermitis, Ekzeme), Gallensteinen und Verstopfung

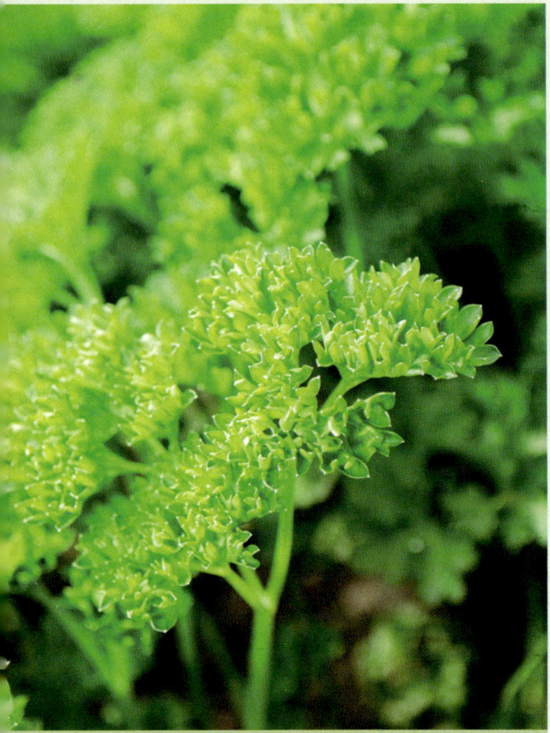

Heilrezepte mit Petersilie:

Bronchitis-Mischung

1 Handvoll frische Petersilie
3 Zitronen
2 TL Honig

Den Saft der Zitronen auspressen und die Petersilie zerkleinern. Zitronensaft und zerkleinerte Petersilie in einem geeigneten Gefäß mit dem Honig gut verrühren und mit einem Tuch abgedeckt über Nacht stehen lassen. Stündlich 1 Esslöffel der Mischung einnehmen.

Petersilienauflage gegen kleine Fältchen und müde Augen

1 Handvoll frische Petersilie

500 Milliliter Wasser zum Kochen bringen und Petersilie damit übergießen. Nach einer Ziehzeit von 10 Minuten abseihen. Abkühlen lassen, ein sauberes Tuch damit tränken und mindestens 10 Minuten lang bei geschlossenen Augen auf das Gesicht legen.

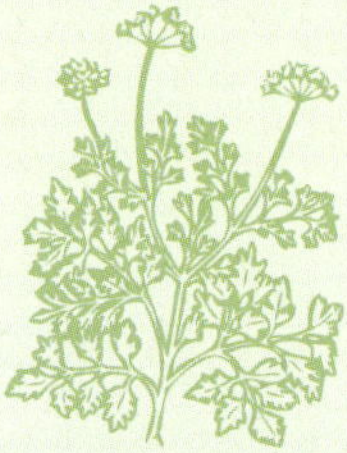

Petersilie

Botanischer Name: Petroselinum crispum
Verwendete Teile: Blätter, Wurzeln und Samen
Erntezeit: April bis Oktober
Heilwirkung: schleimlösend, verdauungsfördernd, blutdrucksenkend, entzündungshemmend, stimmungsaufhellend, wirksam bei Rheuma, Gicht, Arteriosklerose
Vorsicht: Nicht stark überdosieren.

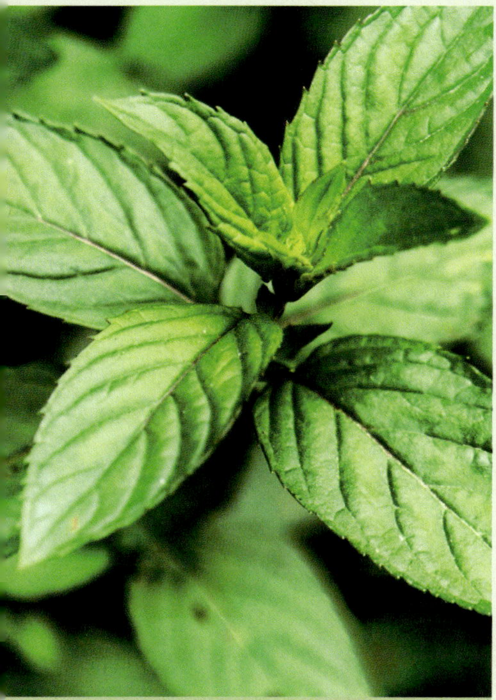

Pfefferminze

Botanischer Name: Mentha × piperita
Verwendete Teile: Blätter
Erntezeit: Frühsommer vor der Blüte
Heilwirkung: krampflösend, schmerzstillend, entzündungshemmend
Vorsicht: Nicht während der Schwangerschaft oder bei Magengeschwüren verwenden. Einige Menschen vertragen Minze vom Magen her nicht.

Heilrezepte mit Pfefferminze:

Ölauszug bei Verspannungen und Schmerzen

2 Handvoll frische Pfefferminzblätter
500 ml gutes Pflanzenöl

Pfefferminzblätter zusammen mit dem Pflanzenöl in ein gut verschließbares Glasgefäß geben. Sechs Wochen an einen warmen, sonnigen Ort stellen, dann durch ein Sieb gießen. Pflanzenteile gut auspressen, Ölauszug in eine dunkle Flasche abfüllen und kühl aufbewahren. Bei Einreibungen oder Massagen auf den betroffenen Stellen verwenden.

Konzentrationsförderndes Potpourri

1 EL Fixiermittel (z. B. Iriswurzelpulver aus der Apotheke)
2 Tassen Minzblätter, 1 Tasse Lavendelblüten, 3 Tropfen Pfefferminzöl, 2 Tropfen Lavendelöl, 1 Tropfen Melissenöl

Fixiermittel mit Kräutern und Ölen verrühren und mit der Blütenmischung vermengen. Alles in ein Keramik- oder Glasgefäß füllen und gut verschlossen sechs Wochen stehen lassen, dabei täglich schütteln. Anschließend in eine schöne Schale füllen. Zur Duftauffrischung nach einiger Zeit ein Paar Tropfen ätherisches Öl hinzugeben.

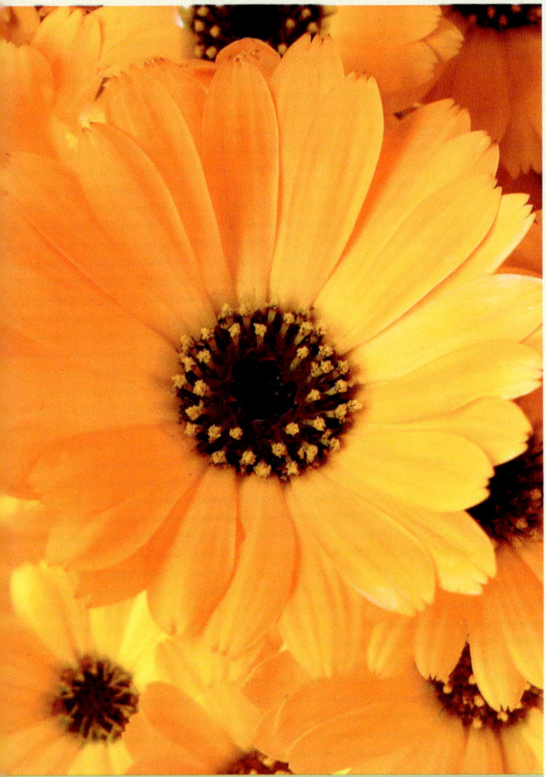

Ringelblume

Botanischer Name: Calendula officinalis
Verwendete Teile: Blätter und Blüten
Erntezeit: Juni bis Oktober
Heilwirkung: wundheilungsfördernd, antibakteriell, pilztötend, krampflösend, schweißtreibend, anregend, schlaffördernd, blutstillend, gallentreibend, stoffwechsel- und verdauungsanregend
Vorsicht: Nicht anwenden bei einer bestehenden Allergie gegen Korbblütler.

Heilrezepte mit Ringelblume:

Ringelblumensalbe bei schlecht heilenden Wunden, Blutergüssen, Geschwüren und Zerrungen

50 g Ringelblumenblütenblätter
250 g Lanolin (Apotheke)

Blütenblätter in einem Topf mit zwei Tassen kaltem Wasser ansetzen und über Nacht stehenlassen. Am darauffolgenden Tag bei kleiner Hitze vorsichtig köcheln lassen, bis das Wasser fast vollständig verdampft ist. Topf vom Herd nehmen, Lanolin hinzugeben und gut einrühren. Durch ein Tuch abpressen und in einen Tiegel füllen. Abkühlen lassen und verschließen und mit Inhalt und Datum beschriften. Betroffene Hautstellen mehrmals täglich damit eincremen. Wirkt auch bei trockener Haut.

Seifenbad bei Nagelbettentzündung

2 gehäufte TL Ringelblumenblütenblätter
1 EL Schmierseife

250 ml Wasser leicht erwärmen und Schmierseife darin auflösen. Ringelblumenblätter hinzugeben und alles vorsichtig aufkochen. Fünf Minuten ziehen lassen und absieben. Zwei Mal täglich betroffene Finger oder Zehen etwa 10 Minuten lang in der möglichst warmen Abkochung baden.

Heilrezept mit Rose:

Rosenwein bei Erschöpfung, Kopfschmerzen, Zahnschmerzen und Mundschleimhautentzündungen

1 l Weißwein
100 g Kandiszucker
2 kleine Thymianzweige
10 Duftrosenblüten

Wein, Zucker und Thymian zusammen in einem Kochtopf langsam bis kurz vor dem Sieden erhitzen. Topf vom Herd nehmen und Rosenblütenblätter hinzugeben. Topf zugedeckt 2 Stunden stehen lassen, danach durch ein Sieb gießen und Rosenblütenblätter und Thymian entfernen. Rosenwein in eine saubere Flasche füllen und kühl aufbewahren. Bei Erschöpfungszuständen täglich ein kleines Glas davon trinken. Bei Zahnschmerzen oder Mundschleimhautentzündung Mund mit dem Wein ausspülen. Bei Kopfschmerzen ein Tuch mit dem Wein tränken und einige Minuten auf die Stirn legen.

Rose

Botanischer Name: Rosa
Verwendete Teile: Blüten, Wurzeln, Blätter
Erntezeit: Juni bis August
Heilwirkung: blutstillend, blutreinigend, adstringierend, nervenstärkend

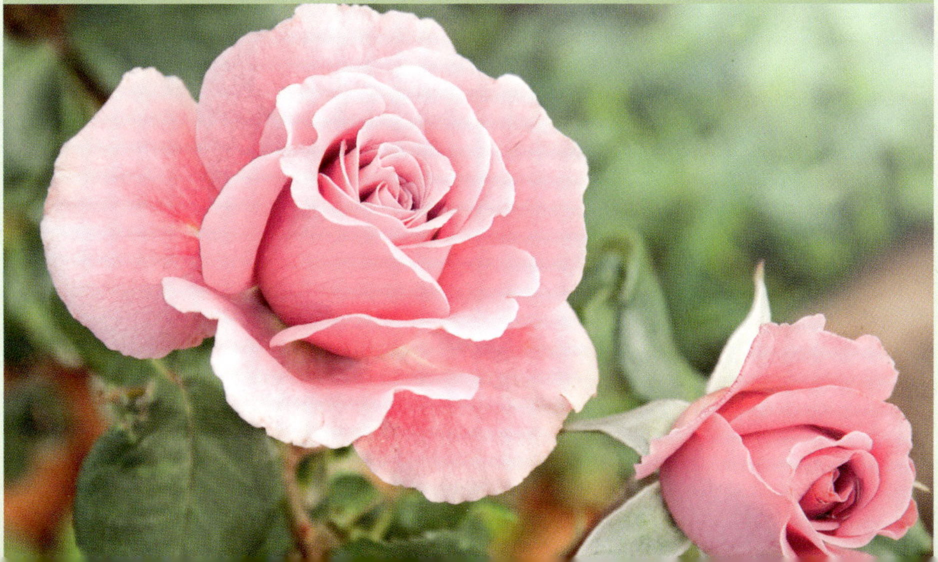

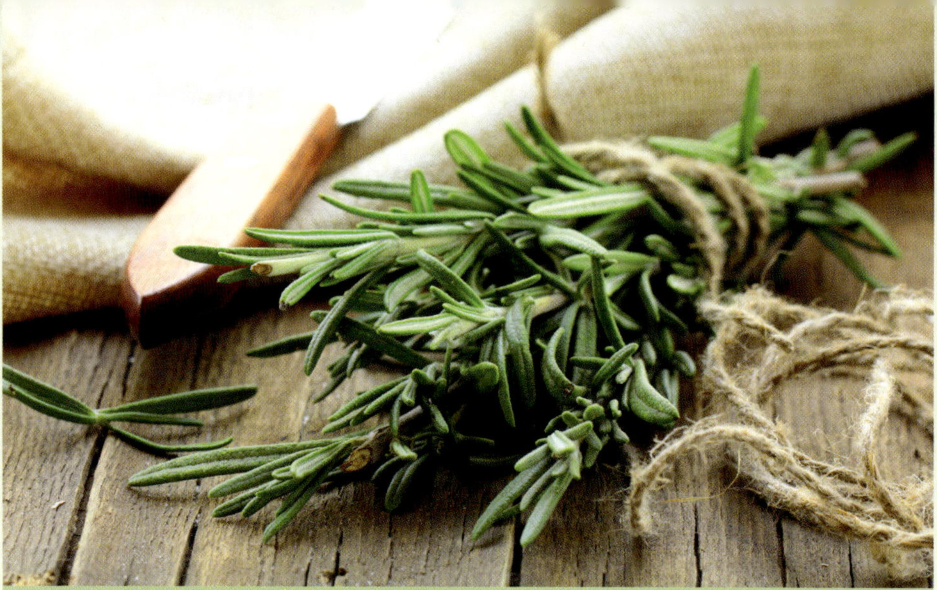

Rosmarin

Botanischer Name: Rosmarinus officinalis
Verwendete Teile: Blüten, Blätter, kleine Zweige
Erntezeit: April und Mai (vor der Blüte)
Heilwirkung: krampflösend, magenwirksam, entspannend, durchblutungsfördernd, wirkt sich positiv auf Konzentration und Gedächtnis aus
Vorsicht: Schwangere sollten die Anwendung meiden.

Heilrezepte mit Rosmarin:

Rosmarintinktur als Einreibung zur Belebung und Durchblutungsförderung

50 g Rosmarinblätter
250 g 70%-iger Alkohol

Rosmarinblätter in ein gut verschließbares Gefäß geben, mit dem Alkohol übergießen, vier Wochen fest verschlossen an einem warmen, dunklen Ort ziehen lassen. Während dieser Zeit ab und zu schütteln. Danach abfiltern und in kleine Fläschchen füllen. Bei Bedarf auf der betroffenen Stelle einreiben. Eignet sich als Einreibung (oder verdünnt als Teilbad) bei Ischias, Nerven-, Gelenk- oder rheumatischen Schmerzen.

Konzentrationsduftsäckchen

Eine Mischung aus Rosmarin, Rosenblüten, Pfefferminze, Thymian, Lavendel, Basilikum, Melisse und Zitronenverbene hilft bei Konzentrationsstörungen.

Heilrezept mit Rosskastanie:

Rosskastaniengel bei Venenleiden, Krampfadern und schweren Beinen

Rosskastanienfrüchte und hochprozentiger Alkohol (z. B. Wodka) zu gleichen Teilen
1 leicht gehäufter TL Gelbildner (Apotheke)
1 Tropfen ätherisches Rosmarinöl

Rosskastanien zerkleinern und mit dem Alkohol je zur Hälfte in eine Flasche füllen. Gut verschlossen etwa vier Wochen lang stehen lassen. 80 Milliliter Wasser aufkochen und abkühlen lassen. Wasser mit 20 Milliliter der Tinktur in einem ausreichend großen Gefäß vermischen und Gelbildner mit einem kleinen Schneebesen so lange einrühren, bis er sich gelöst hat (ca. drei bis fünf Minuten). Rosmarinöl hinzugeben und untermischen. Gel in kleine Glasgefäße abfüllen, gut verschließen und Datum auf einem Etikett vermerken. Im Kühlschrank aufbewahrt hält sich das Gel ungeöffnet bis zu drei Monate. Nach Anbruch zügig (innerhalb von acht Wochen) aufbrauchen. Bei Bedarf schmerzende Stellen damit einreiben. Hilft auch bei nächtlichen Wadenkrämpfen, Prellungen, Stauchungen und Blutergüssen. Die Tinktur kann auch unverarbeitet zum Einreiben schmerzender Venen verwendet werden.

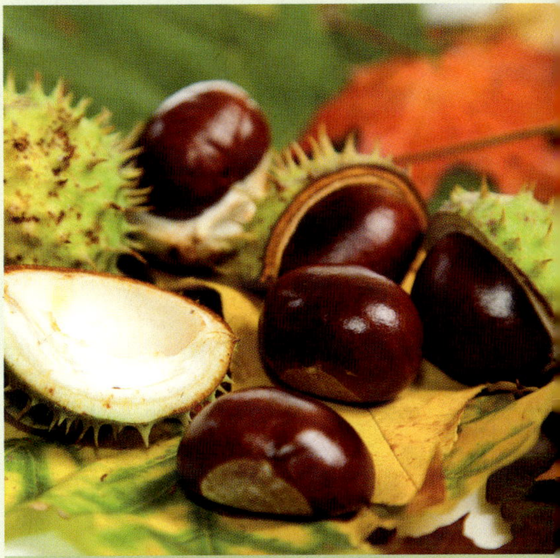

Rosskastanie

Botanischer Name:
Aesculus hippocastanum
Verwendete Teile: fast alle Teile, vor allem Früchte, Rinde und Blüten
Erntezeit: Früchte: September und Oktober; Rinde: März; Blüten: Mai
Heilwirkung: wirksam bei Venenerkrankungen, Blutergüssen, Rheuma, Gicht, Hämorrhoiden, Menstruationsbeschwerden, Durchfall, Hautproblemen und Wunden, antibakteriell, entzündungshemmend, blutstillend, harntreibend, erkältungswirksam
Vorsicht: Früchte sind ungenießbar, Samenschalen unreifer Früchte sind sogar giftig.

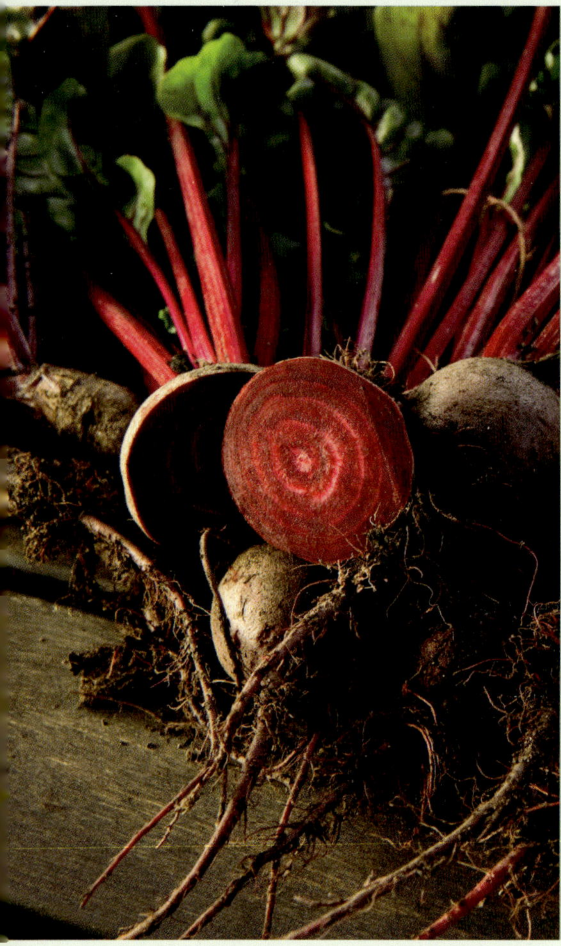

Rote Bete

Botanischer Name:
Beta vulgaris
Verwendete Teile: Rübe und ihr Saft, Blätter
Erntezeit: Oktober und November
Heilwirkung: blutreinigend, leistungssteigernd, blutbildend, zellfunktionsverbessernd, entgiftend, infektionsabwehrend, kräftigend nach langer Krankheit, blutdrucksenkend, krebshemmend, belebend bei Müdigkeit und Antriebslosigkeit, wirksam bei Hautentzündungen und Durchfall
Vorsicht: Wer zur Nierensteinbildung neigt, sollte keine größeren Mengen von Roter Bete zu sich nehmen. Kann bei falscher Zubereitung (z. B. Wiedererwärmen, langes Warmhalten) Nitrite bilden, die vor allem für Kleinkinder schädlich sind.

Heilrezept mit Roter Bete:

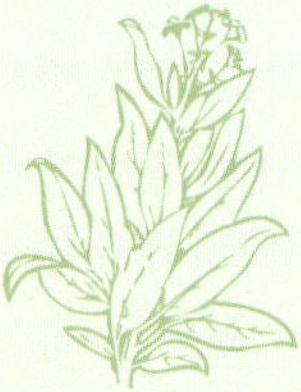

Rote-Bete-Saftmischung gegen Bluthochdruck und zur Krebsvorbeugung

1 Rote-Bete-Knolle
3 Karotten
3 Blatt Kopfsalat
1/2 Bund Petersilie
1/2 Knoblauchzehe

Zutaten schonend in einer Saftpresse entsaften. Frisch zubereitet trinken. Zwei Gläser täglich.

Heilrezepte mit Salbei:

Salbei-Waschung gegen Schweißfüße und Achselnässe

3 EL Salbeiblätter (getrocknet)

Wasser (ca. 250 Milliliter) aufkochen, Salbei damit überbrühen und 10 Minuten ziehen lassen. Durch ein Sieb abfiltern und abkühlen lassen. Täglich nach dem Duschen oder dem Baden Achselhöhlen bzw. Füße mit dem Sud waschen.

Durchfalltee

20 g Pfefferminzblätter
20 g Thymiankraut
20 g Kamillenblüten
10 g Salbeiblätter

Kräuter vermischen. Wasser (ca. 250 Milliliter) aufkochen und 2 Teelöffel dieser Mischung mit dem kochenden Wasser übergießen. 10 Minuten ziehen lassen und durch ein Sieb gießen. Je nach Bedarf 2–3 Tassen täglich trinken.

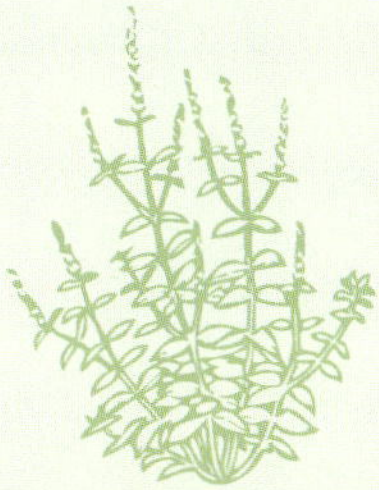

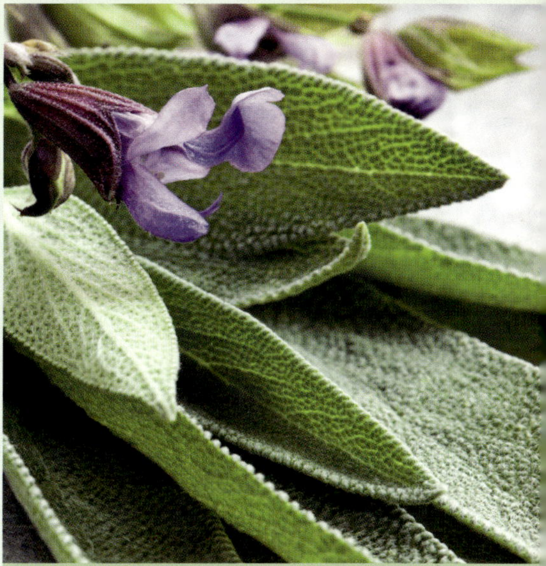

Salbei

Botanischer Name: Salvia officinalis
Verwendete Teile: Kraut, Blätter und junge Triebspitzen
Erntezeit: Mai oder September (vor bzw. nach der Blüte)
Heilwirkung: antibakteriell, blutstillend, entzündungshemmend, krampflösend
Vorsicht: Das ätherische Öl kann bei empfindlichen Menschen epileptische Anfälle auslösen. Salbei sollte nicht in höheren Dosen über längere Zeiträume hinweg eingenommen werden. Während der Schwangerschaft und Stillzeit sollte es nicht innerlich angewendet werden.

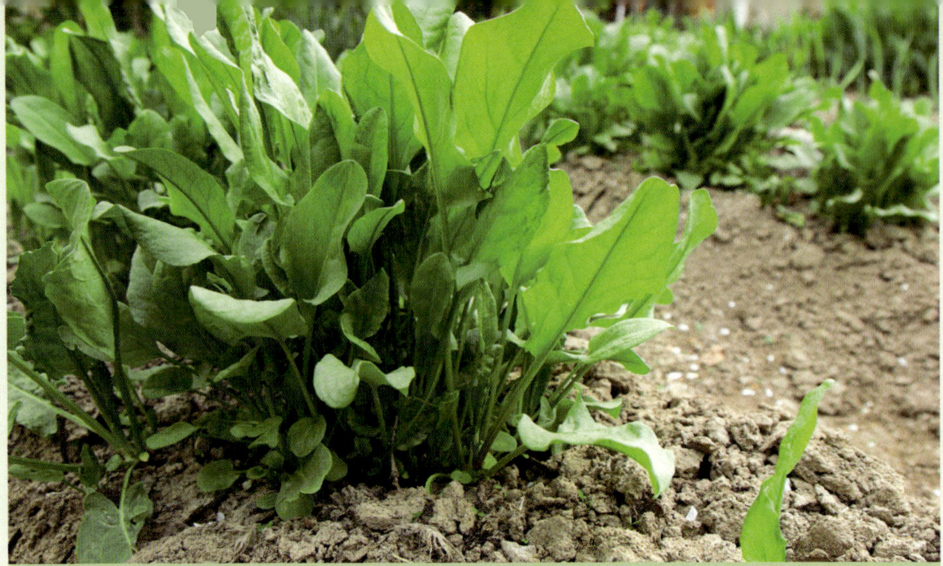

Sauerampfer

Botanischer Name: Rumex acetosa
Verwendete Teile: Blätter
Erntezeit: zeitiges Frühjahr bis Spätsommer
Heilwirkung: blutbildend, blutreinigend, harntreibend, adstringierend
Vorsicht: Nur die frischen, jungen Blätter verwenden. Zu große Mengen können – vor allem bei Kindern – zu Vergiftungen mit Krämpfen und Lähmungserscheinungen führen.

Heilrezept mit Sauerampfer:

Sauerampferabführwein

1,5 g pulverisierte Sauerampferwurzel
100 ml Rotwein

Sauerampferwurzelpulver in eine dunkle Flasche geben, mit Rotwein aufgießen und 8 Tage ziehen lassen. Bei Bedarf zweimal täglich ein Schnapsglas davon vor den Mahlzeiten einnehmen.

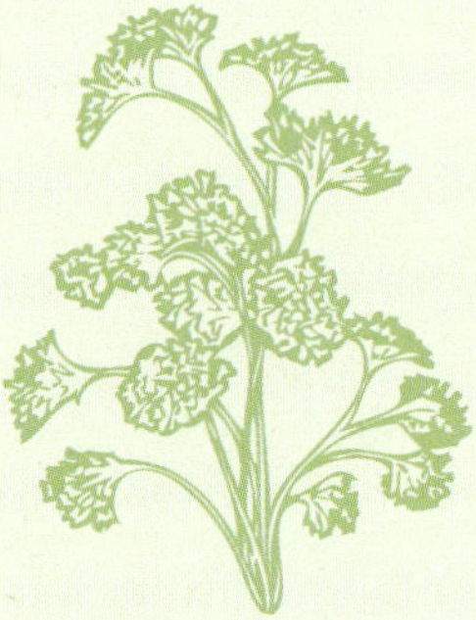

Heilrezepte mit Schafgarbe:

Schafgarbensitzbad bei Unterleibsbeschwerden und Rückenschmerzen

100 g Schafgarbenkraut

Ca. 1 Liter Wasser aufkochen, Schafgarbenkraut mit dem heißen Wasser übergießen. Konzentrat 20 Minuten zugedeckt ziehen lassen. Durch ein Sieb gießen und in warmes Wasser für ein Sitzbad geben. Ca. 15 Minuten im Sitzbad bleiben.

Schafgarbenblütenmassageöl bei Bauchschmerzen und Menstruationskrämpfen

2 Handvoll Schafgarbenblüten (voll geöffnet)
250 ml Öl (z. B. Mandelöl oder Jojobaöl)

Schafgarbenblüten in eine saubere weithalsige Flasche füllen und mit dem Öl auffüllen. Flasche gut verschließen und 3–4 Wochen in der Sonne stehen lassen. Während dieser Zeit täglich schütteln. Durch ein Sieb gießen und Blüten entfernen, in eine dunkle Flasche umfüllen und lichtgeschützt aufbewahren (ca. 1 Jahr haltbar). Bei Bedarf einige Tropfen sanft in die Bauch- bzw. Unterleibsgegend einmassieren.

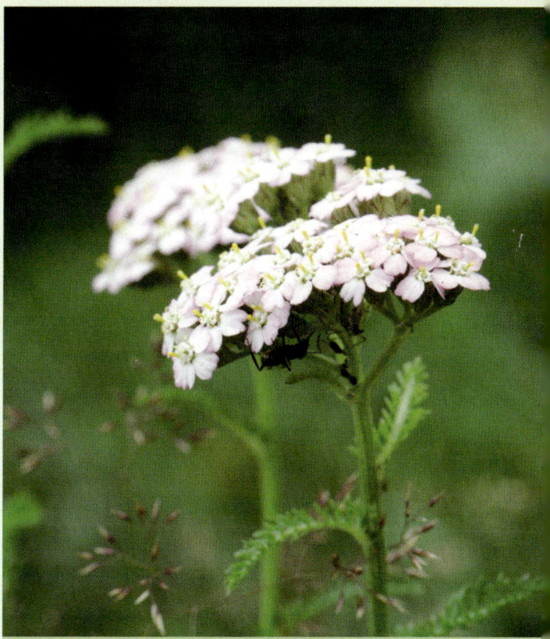

Schafgarbe

Botanischer Name:
Achillea millefolium
Verwendete Teile: alle Pflanzenteile, besonders die Blüten
Erntezeit: Juli und August
Heilwirkung: blutstillend, blutreinigend, krampflösend, entzündungshemmend
Vorsicht: Zu hoch dosiert kann die Schafgarbe zu Hautreizungen und Kopfschmerzen führen. Bei einer Überempfindlichkeit auf Korbblütler sollte sie nicht verwendet werden. In der Schwangerschaft ist sie zu meiden.

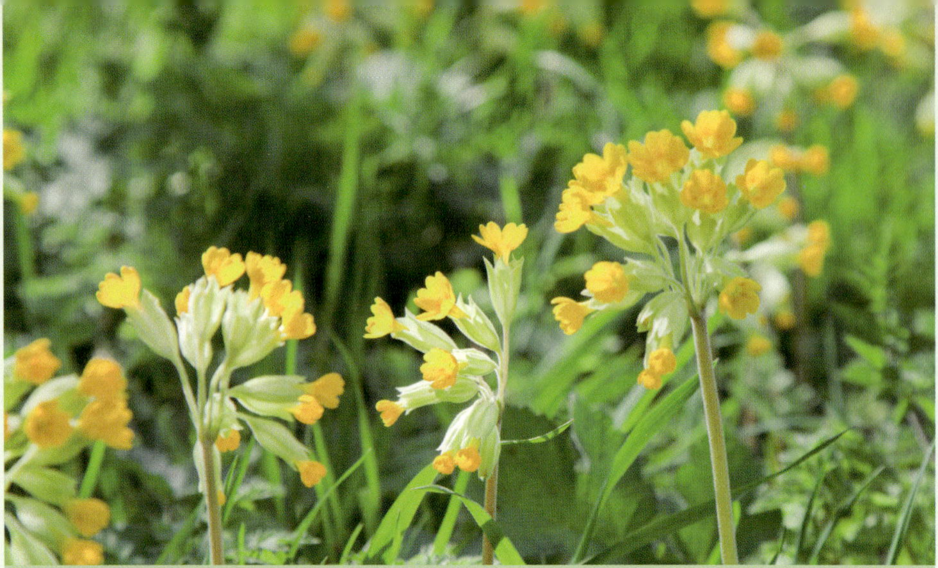

Schlüsselblume

Botanischer Name: Primula veris
Verwendete Teile: Blüten und Wurzeln
Erntezeit: März bis Mai (Achtung: geschützte Pflanze!)
Heilwirkung: nerven- und herzstärkend, entzündungshemmend, schlaffördernd, hustenwirksam, schweißtreibend, schleimlösend, beruhigend, schmerzlindernd bei Gicht und Ödemen
Vorsicht: Bei empfindlichen Menschen kann die Schlüsselblume bei innerlicher Anwendung Durchfall oder Übelkeit auslösen.

Heilrezept mit Schlüsselblume:

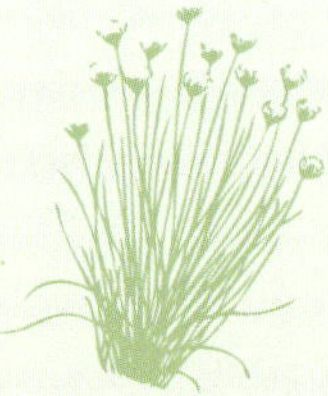

Schlüsselblumentinktur gegen Neuralgien, Migräne und Schwindelanfälle

20 g Schlüsselblumenblüten und -wurzeln
100 ml hochprozentiger Alkohol (z. B. Doppelkorn oder Weingeist)

Pflanzenteile in einem Schraubdeckelglas mit dem Alkohol übergießen, sodass alle Pflanzenteile bedeckt sind. Verschlossen etwa zwei bis vier Wochen lang ziehen lassen. Abseihen und in eine dunkle Flasche füllen. Ein bis drei Mal täglich 10 bis 15 Tropfen einnehmen (evtl. in etwas Wasser).

Heilrezept mit Schwarzem Holunder:

Holunderblütensalbe bei Zerrungen, Sonnenbrand und Frostbeulen

2 EL Holunderblüten (ohne Mittelstiele)
200 ml kalt gepresstes Pflanzenöl (Olivenöl, Weizenkeimöl, Sonnenblumenöl)
30–40 g Bienenwachs
½ TL Propolistinktur

Holunderblüten in einem Topf langsam im Öl erhitzen. Beginnt das Öl zu kochen, von der Platte nehmen. Abkühlen lassen und in ein gut verschließbares Glas füllen. 3 Wochen an einem warmen Ort ziehen lassen und durch ein feines Sieb gießen (oder z. B. durch einen Kaffeefilter). Danach Holunderblütenöl nochmals erwärmen, Bienenwachs hinzugeben, schmelzen lassen und dabei gut verrühren. Vor dem Erkalten Propolistinktur beimengen und in kleine Tiegel abfüllen. Bei Bedarf auf die betroffene Stelle auftragen. Kühl und lichtgeschützt gelagert ist die Salbe mindestens ein halbes Jahr haltbar.

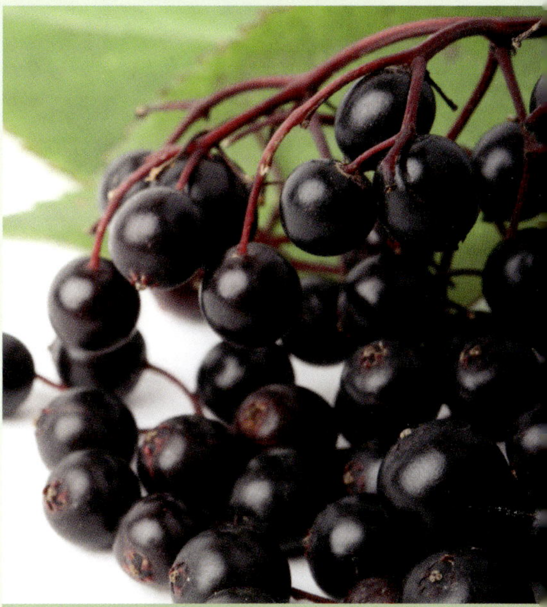

Schwarzer Holunder

Botanischer Name: Sambucus nigra
Verwendete Teile: Wurzeln, Blätter, Blüten und Beeren
Erntezeit: Blüten: Juni und Juli; Blätter: Mai und Juni; Beeren: September und Oktober
Heilwirkung: schleimlösend, immunstärkend, entzündungshemmend, erweichend, pilztötend
Vorsicht: Einige Teile des Holunders sind schwach giftig. Vor allem die rohen Beeren können – besonders bei Kindern, Tieren sowie bei Überdosierung auch bei Erwachsenen – zu Übelkeit, Erbrechen und Durchfall führen.

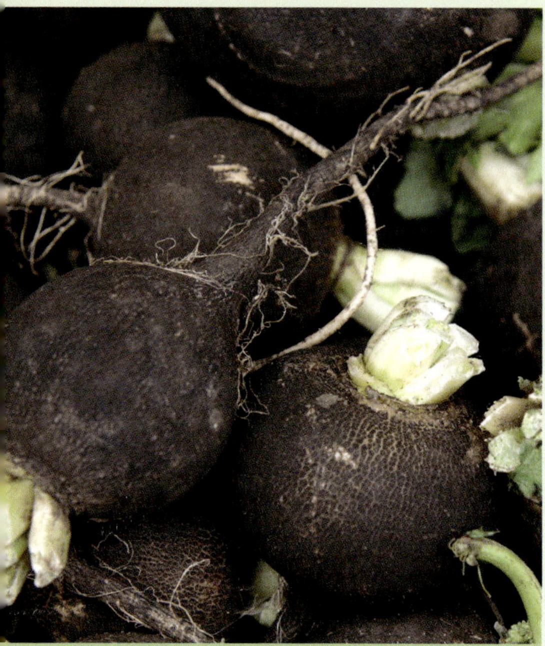

Schwarzer Rettich

Botanischer Name: Raphanus sativus L. var. niger
Verwendete Teile: Knollen und Saft
Erntezeit: Ende Oktober bis zum ersten Frost
Heilwirkung: erkältungswirksam, antibakteriell, pilzhemmend, beruhigend, harntreibend, krampflösend, wirksam bei Rheuma und Gicht, zusammenziehend, blutreinigend
Vorsicht: Aufgrund seiner reizenden Wirkung sollte der Schwarze Rettich nicht bei Magen- und Darmentzündungen eingesetzt werden.

Heilrezept mit Schwarzem Rettich:

Rettichsirup bei Husten, Bronchitis und Nierenschwäche

1 Schwarzer Rettich
etwas Zucker

An der Rettichoberseite waagerecht einen Deckel abschneiden (aufbewahren) und Rettich mit einem Messer, dann mit einem scharfkantigen Löffel aushöhlen (einen Zentimeter als Rand lassen). Herausgelöste Stücke möglichst klein schneiden und in einer Schüssel mit der gleichen Menge an Zucker vermengen. Mit einer Stricknadel oder einem Schaschlikspieß ein Loch in die Rettichunterseite stechen (so groß, dass später der Sirup abfließen kann). Rettich-Zucker-Gemisch in den ausgehöhlten Rettich geben (Rest zugedeckt aufbewahren) und diesen mit dem Loch nach unten in ein ausreichend großes Glas oder eine Kanne stellen. Deckelscheibe wieder oben auf den Rettich setzen. Rettich einige Stunden stehen lassen. Ist genug Sirup herausgetropft, restliche Rettich-Zucker-Mischung nachfüllen. Über Nacht stehen und vollständig abtropfen lassen (ergibt ca. 100 Milliliter Sirup). Sirup in eine Schraubflasche umfüllen und möglichst frisch verbrauchen. Zweimal täglich ein kleines Glas des Sirups trinken.

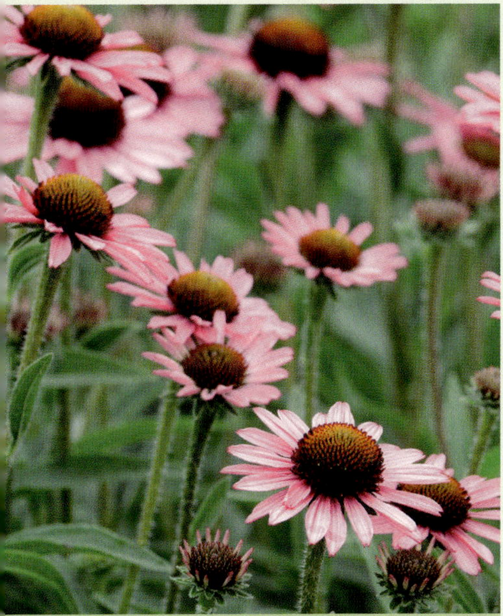

Sonnenhut

Botanischer Name: Echinacea
Verwendete Teile: Kraut und Wurzel
Erntezeit: Kraut: Juli; Wurzel: März, April und Oktober
Heilwirkung: immunstärkend, hustenlindernd, auswurfördernd, entzündungshemmend, wirksam bei Hauterkrankungen, Abszessen, Herpes, Furunkeln sowie bei Prostata- und Rachenbeschwerden
Vorsicht: Nicht bei einer Überempfindlichkeit gegenüber Korbblütlern oder bei Einnahme immunsystembeeinflussender Medikamente anwenden.

Heilrezepte mit Sonnenhut:

Sonnenhutwurzelgurgellösung bei Rachenentzündung

20 g getrocknete Wurzel des Schmalblättrigen Sonnenhuts

Sonnenhutwurzeln zusammen mit 150 Milliliter kaltem Wasser in einen Topf geben und etwa 20 bis 30 Minuten lang kochen lassen, bis die Flüssigkeit auf einen halben Liter reduziert ist. Anschließend abseihen. Dreimal täglich etwa 50 Milliliter der Lösung zum Gurgeln verwenden.

Sonnenhutwurzeltinktur bei Fieber und leichten fiebrigen Infektionen

200 g getrocknete Wurzel des Schmalblättrigen Sonnenhuts
1 l Wodka (30 bis 40 %)

Sonnenhutwurzeln in ein großes Schraubdeckelglas geben und mit dem Wodka aufgießen. Ein bis zwei Minuten gut durchschütteln und etwa zwei Wochen lang an einem kühlen, dunklen Ort stehen lassen. Dabei etwa alle ein bis zwei Tage schütteln. Mischung in einer mit einem Passiertuch ausgelegten Weinpresse auspressen und filtern. In dunkle Glasflaschen abfüllen und gut verschließen. Drei Mal täglich ½ Teelöffel der Tinktur in Wasser einnehmen.

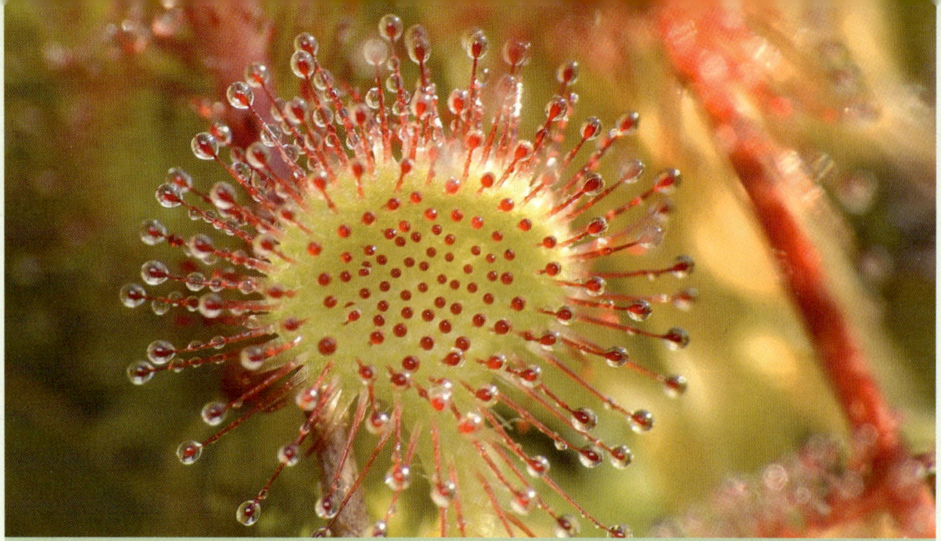

Sonnentau

Botanischer Name: Drosera
Verwendete Teile: Kraut
Erntezeit: Juli und August (Pflanze geschützt)
Heilwirkung: entzündungshemmend, reizlindernd, antibiotisch, hustenlindernd, blutdrucksenkend, krampf- und sekretlösend, wirksam bei Leberleiden, Verdauungsbeschwerden, Asthma, Hauterkrankungen, Arteriosklerose sowie Magen- und Darmbeschwerden
Vorsicht: Sonnentau nicht überdosieren (nicht mehr als zwei Tassen Tee täglich), da sonst verstärkter Husten oder Atemnot auftreten könnten. Nicht über längere Zeiträume anwenden.

Heilrezept mit Sonnentau:

Sonnentautee bei Keuch- und Reizhusten sowie bei Magen- und Darmbeschwerden

1 TL Sonnentaukraut

250 Milliliter Wasser zum Kochen bringen und das Sonnentaukraut damit übergießen. Zehn Minuten ziehen lassen, danach abseihen. Täglich – eventuell mit Honig gesüßt – ein bis zwei Tassen in kleinen Schlucken trinken. Hilft auch bei Arteriosklerose und Asthma.

Heilrezepte mit Spitzwegerich:

Spitzwegerich-Hustenbonbons

100 g frische Spitzwegerichblätter, 1 EL getrockneter Thymian, 25 g Butter, 1 Anisstern, 750 g brauner Zucker

Spitzwegerichblätter waschen, trocken schütteln und zerkleinern. Mit Thymian und Anis in einen Topf mit 500 Milliliter Wasser geben und 30 Minuten kochen. Durch ein Sieb gießen, Pflanzenteile entfernen, Zucker und Butter einrühren und nochmals alles unter Rühren auf kleiner Flamme bis zur Zähflüssigkeit einkochen lassen. Masse auf einem Backpapier erkalten lassen und in mundgerechte Stücke portionieren.

Spitzwegerichsalbe gegen Insektenstiche

2 Handvoll junger, frischer Spitzwegerichblätter
250 ml Olivenöl
20 g Bienenwachs
15 Tropfen Teebaumöl

Spitzwegerichblätter waschen, trocken schütteln und zerkleinern. In einem Topf mit dem Öl 30 Minuten auf kleiner Flamme erhitzen. Das Ganze über Nacht ziehen lassen. Am nächsten Tag durch ein Sieb gießen, Pflanzenteile entfernen, zusammen mit Teebaumöl in einem Glas in ein Wasserbad geben. Schwach erhitzen, Bienenwachs hinzugeben und unterrühren. In einen Salbentiegel umfüllen, abkühlen lassen und beschriften (ca. 1 Jahr haltbar). Bei Bedarf Salbe auf der betroffenen Stelle einmassieren.

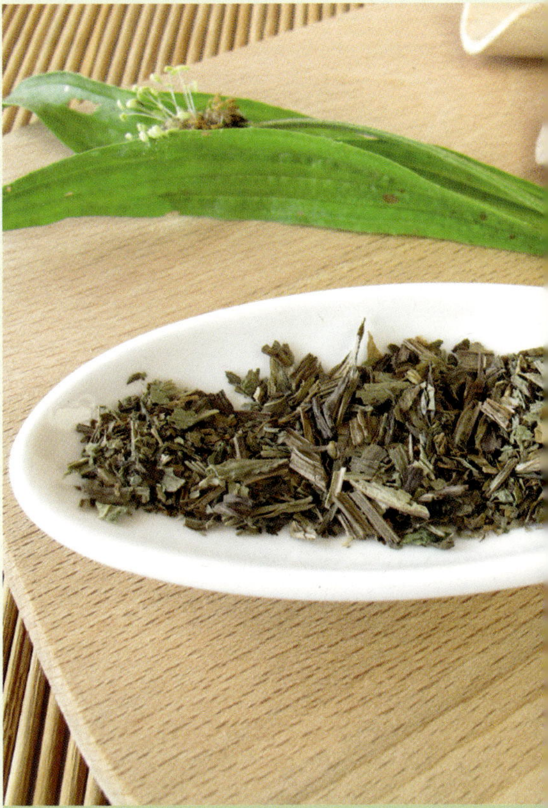

Spitzwegerich

Botanischer Name:
Plantago lanceolata
Verwendete Teile: Blätter, Wurzeln, Samen
Erntezeit: April bis Juni oder September und Oktober
Heilwirkung: antibakteriell, desinfizierend, adstringierend, blutreinigend, blutstillend

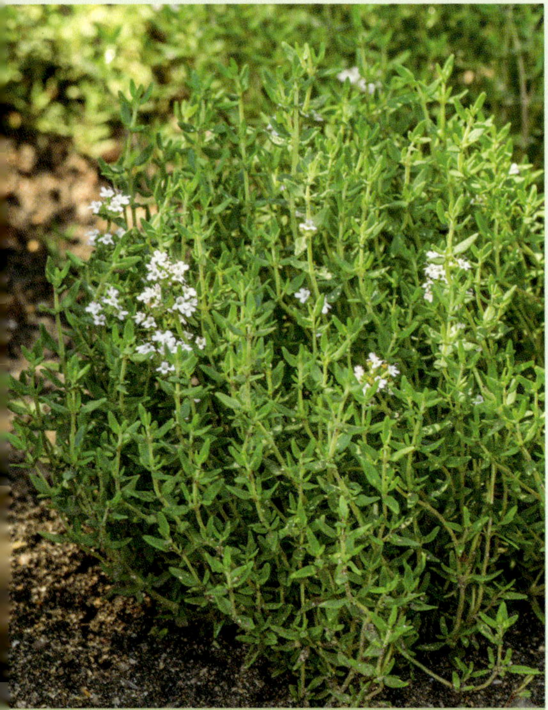

Thymian
Botanischer Name:
Thymus vulgaris
Verwendete Teile: Blätter, Blütenstände
Erntezeit: April bis Oktober
Heilwirkung: blutstillend, entzündungshemmend, schleimlösend, schmerzstillend, krampflösend
Vorsicht: Thymian sollte nicht über längere Zeit oder in größeren Mengen angewendet werden, da er zu Magen-Darm-Reizungen und Stoffwechselstörungen führen kann. Zu vermeiden während der Schwangerschaft und bei Erkältungen von Säuglingen.

Heilrezepte mit Thymian:

Thymianbalsam bei Erkältung, Bronchitis und akutem Asthma

2 Sträuße Thymiankraut
200 g Vaseline oder Melkfett

Thymian grob zerkleinern, Melkfett auf kleiner Flamme zum Schmelzen bringen, Thymiankraut hinzufügen und einrühren. Mischung erkalten lassen. 7 Tage täglich neu erwärmen und abkühlen lassen. Am 7. Tag Thymianteile abfiltern. Einen frischen Strauß hinzufügen und die Prozedur 7 Tage wiederholen. Am letzten Tag Pflanzenteile nochmals abfiltern und warmen Balsam in Tiegel abfüllen. Bei Bedarf Brust mit dem Balsam einreiben und diese beim Inhalieren warm halten.

Acht-Kräuter-Hustensirup

18 g Thymian, 9 g Kamille, 9 g Salbei (alle getrocknet), 20 Gewürznelken, 2 Knoblauchzehen, 2 TL Fenchelsamen, 1 TL Anissamen, 1 Prise Cayennepfeffer, 500 g Honig

Kräuter und Gewürze zusammen mit 1 Liter Wasser in einen Topf geben und zugedeckt 20 Minuten köcheln lassen. Kräuter durch ein Tuch gießen, gut auspressen und den Kräutersud abermals bei geringer Temperatur auf ca. ein Viertel der Flüssigkeit einkochen lassen. Honig hinzugeben, gut einrühren und auf niedriger Flamme weiter erhitzen (nicht kochen!). In eine Flasche abfüllen und kühl lagern.

Heilrezepte mit Veilchen:

Veilchenelixier bei Melancholie und Arbeitsunlust

15 g Veilchenblüten und -wurzeln
20 g Süßholzwurzel, 10 g Galgantwurzel, 1 l Rotwein

Kräuter im Rotwein zum Kochen bringen, von der Herdplatte nehmen und über Nacht stehen lassen. Am Tag darauf nochmals kurz aufkochen, durch ein Sieb gießen und in eine gut verschließbare Flasche abfüllen. Über den Tag verteilt 2–3 Schnapsgläser davon trinken.

Veilchenöl gegen Bindehautentzündung und Augenreizungen

20 g getrocknete Veilchen
1 TL Rosenöl
250 ml Olivenöl (kalt gepresst)

Veilchen und Rosenöl mit dem Olivenöl in ein gut verschließbares Glasgefäß geben. Ca. 3 Wochen in die Sonne stellen, anschließend abfiltern und in eine Flasche abfüllen. Bei Bedarf Augenlider und Augenbereich mit dem Öl einreiben (Vorsicht: Nicht in die Augen kommen lassen!).

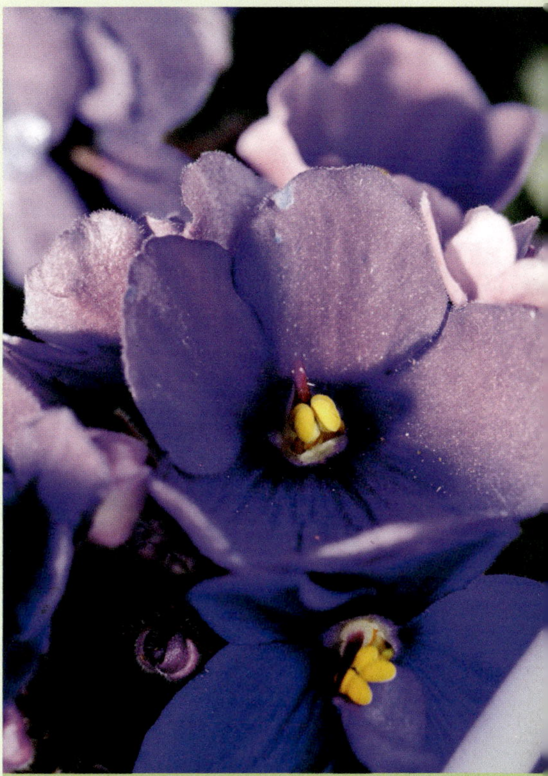

Veilchen

Botanischer Name: Viola

Verwendete Teile: blühendes Kraut, Blüten, Wurzeln

Erntezeit: Kraut: März bis Mai; Blüten: März und April; Wurzeln: Oktober und November

Heilwirkung: entzündungshemmend, durchblutungsfördernd, krampflösend, schleimlösend, schmerzlindernd

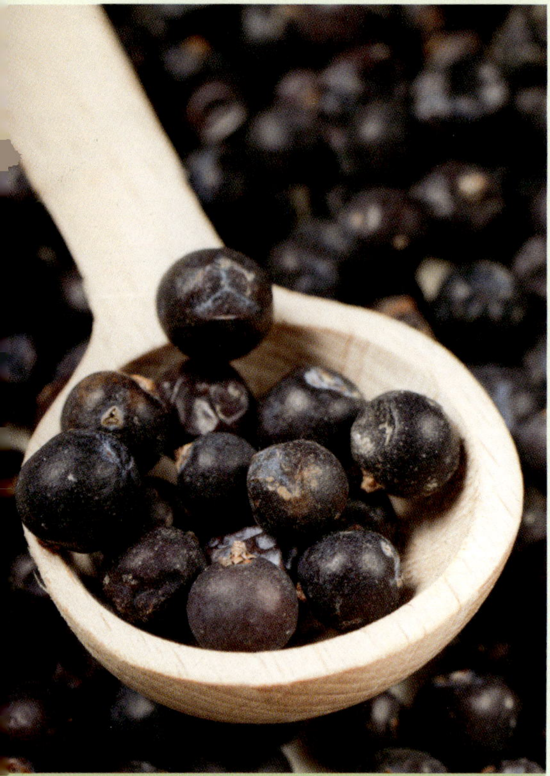

Wacholder

Botanischer Name: Juniperus communis
Verwendete Teile: Nadeln, Beeren, Triebspitzen, Wurzeln, Holz
Erntezeit: April bis Juli
Heilwirkung: durchblutungsfördernd, antibakteriell, verdauungsfördernd, entkrampfend
Vorsicht: Das ätherische Öl ist nervenreizend und sollte nicht in der Schwangerschaft und bei Nierenerkrankungen angewendet werden.

Heilrezepte mit Wacholder:

Wacholderbad gegen Muskelschmerzen

1 Handvoll Wacholderbeeren

Wacholderbeeren in einem Mörser zerdrücken und 3 Stunden in 2 Liter kaltem Wasser ziehen lassen. Danach 15 Minuten in einem Topf aufkochen. Badezusatz durch ein Sieb gießen und ins Badewasser geben. Temperatur prüfen und darin ein ca. 20-minütiges Vollbad nehmen. Danach eine halbe Stunde ruhen.

Abnehmtee

1 EL Kräutermischung aus Wacholderbeeren, Frauenmantelkraut, Schafgarbenkraut, Klettenwurzeln, Süßholzwurzeln, Heuhechelwurzel und Zimtstangen (zu gleichen Teilen)

Ca. 200 Milliliter Wasser zum Kochen bringen und Teemischung damit übergießen. 15 Minuten ziehen lassen und abfiltern. Mindestens 3 Tassen täglich trinken. Der Tee regt den Stoffwechsel an und unterstützt im Zusammenhang mit ausreichend Bewegung und einer ausgewogenen Ernährung das Abnehmen.

Heilrezept mit Walderdbeere:

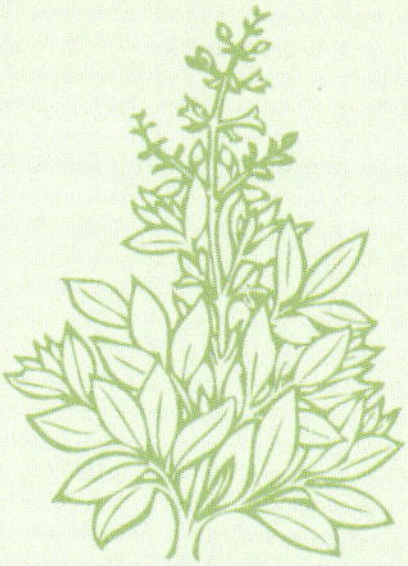

Walderdbeerblätter-Gurgellösung bei Halsschmerzen

2 gehäufte TL Walderdbeerblätter

Ca. 250 Milliliter Wasser zum Kochen bringen und Walderdbeerblätter damit überbrühen. 15 Minuten ziehen lassen und durch ein Sieb gießen. Mindestens 1 Minute mit der abgekühlten Lösung gurgeln oder 5 Minuten damit den Mund ausspülen.

Walderdbeere

Botanischer Name: Fragaria vesca
Verwendete Teile: Kraut, Blätter, Früchte und Wurzeln
Erntezeit: Blätter: Mai und Juni; Früchte: Juni und Juli; Wurzeln: Frühling oder Herbst
Heilwirkung: adstringierend, stopfend, blutdrucksenkend, entzündungshemmend, leber- und gallewirksam
Vorsicht: Manche Menschen reagieren auf Erdbeeren allergisch.

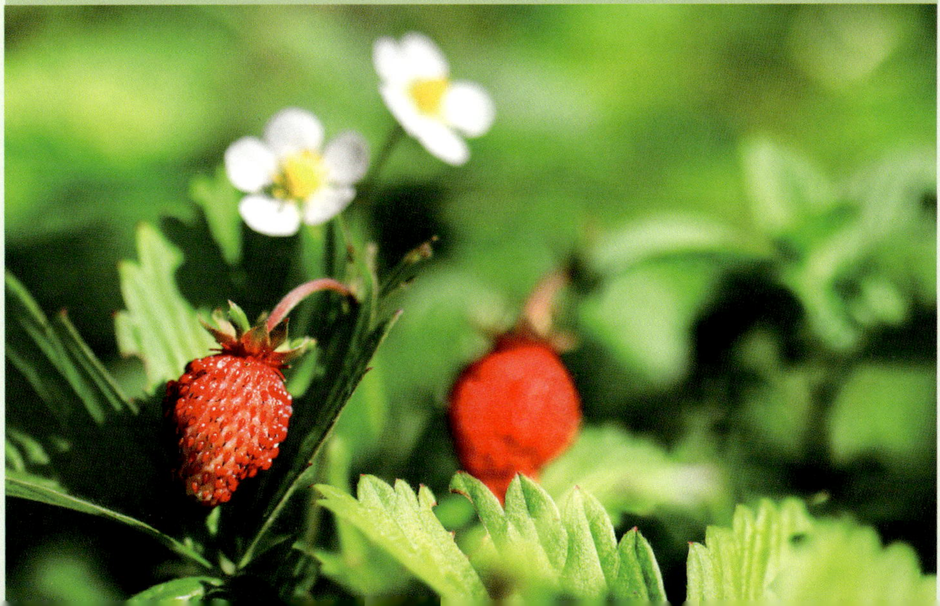

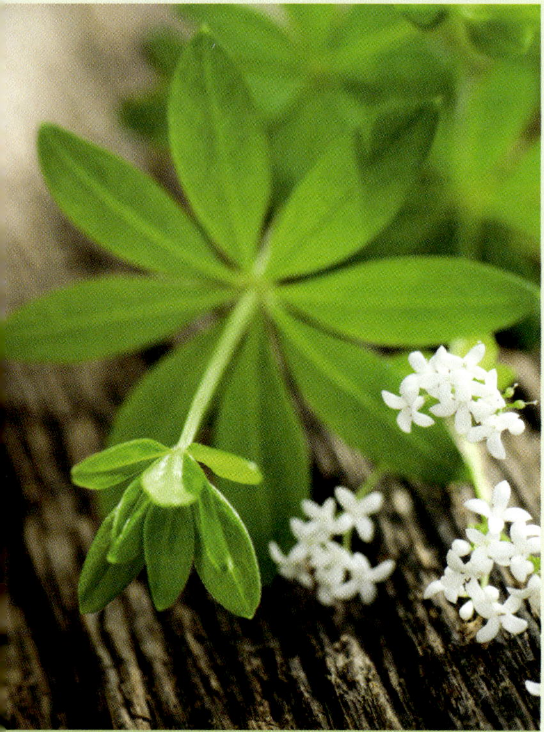

Waldmeister

Botanischer Name: Galium odoratum
Verwendete Teile: blühendes Kraut
Erntezeit: Mai und Juni
Heilwirkung: herz- und gefäßstärkend, krampflösend, blutreinigend, schweißtreibend
Vorsicht: Nach der Einnahme (vor allem in hohen Dosen) können Kopfschmerzen auftreten. Hoch dosiert kann er zudem leberschädigend wirken.

Heilrezepte mit Waldmeister:

Waldmeisterblätter-Auflage bei schlecht heilenden Wunden

einige frische Waldmeisterblätter (je nach Größe der Wunde)
Mullbinde zum Fixieren

Waldmeisterblätter leicht anquetschen, auf die betroffene Stelle auflegen und mit einer Mullbinde fixieren. Ca. 1 Stunde wirken lassen und je nach Bedarf wiederholen. Wirkt auch gegen Kopfschmerzen und kühlend bei Entzündungen und Geschwüren.

Beruhigungskissen

Ruhe und inneren Frieden bringt folgendes Kisschen aus 5 Teilen Waldmoos, 2 Teilen Waldmeisterkraut, 1 Teil Salbeiblätter, 2 EL Wacholderbeeren (fein zerstoßen).

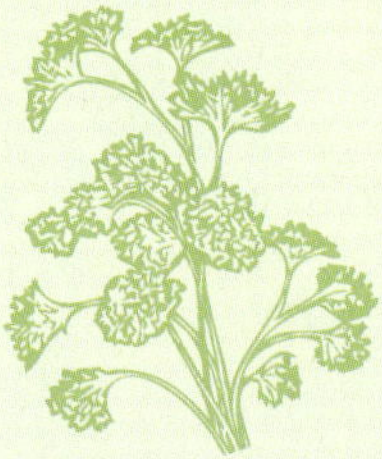

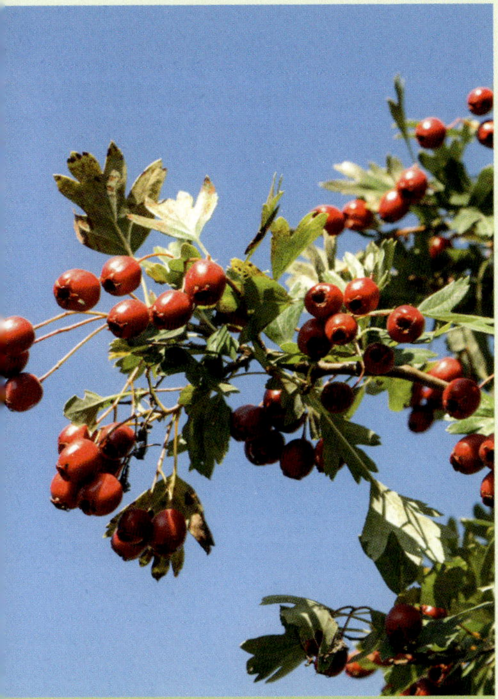

Weißdorn

Botanischer Name: Crataegus
Verwendete Teile: Blätter, Blüten, Früchte, Wurzeln und Rinde
Erntezeit: Blätter und Blüten: Mai und Juni; Früchte: August bis Oktober
Heilwirkung: herzstärkend, beruhigend, durchblutungsfördernd, blutdruckregulierend
Vorsicht: Bei Herzinsuffizienz nur unter Absprache mit dem Arzt einsetzen!

Heilrezept mit Weißdorn:

Weißdornsirup bei Kreislaufbeschwerden

1 kg Weißdornbeeren
etwas Zucker
Saft von 2 Zitronen

Weißdornbeeren waschen, entsaften, abwiegen und die gleiche Menge an Zucker hinzugeben. Das Ganze in einem Topf unter Rühren aufkochen und Flüssigkeit zu einem Sirup einkochen lassen. Zitronensaft hinzugeben und unterrühren. Topf von der Platte nehmen, 10 Minuten auskühlen lassen und in geeignete, gut verschließbare Glasflaschen abfüllen. Bis zur Verwendung kühl aufbewahren. Je nach Bedarf und Geschmack einnehmen, z. B. in Wasser oder Tee oder zum Süßen von Obst und Desserts.

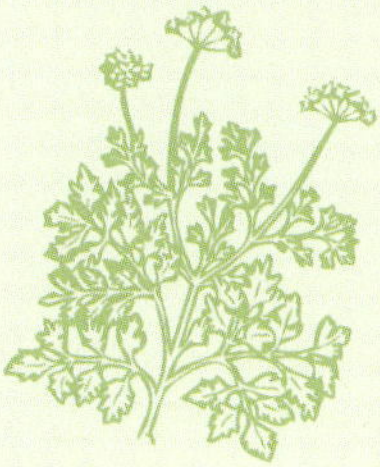

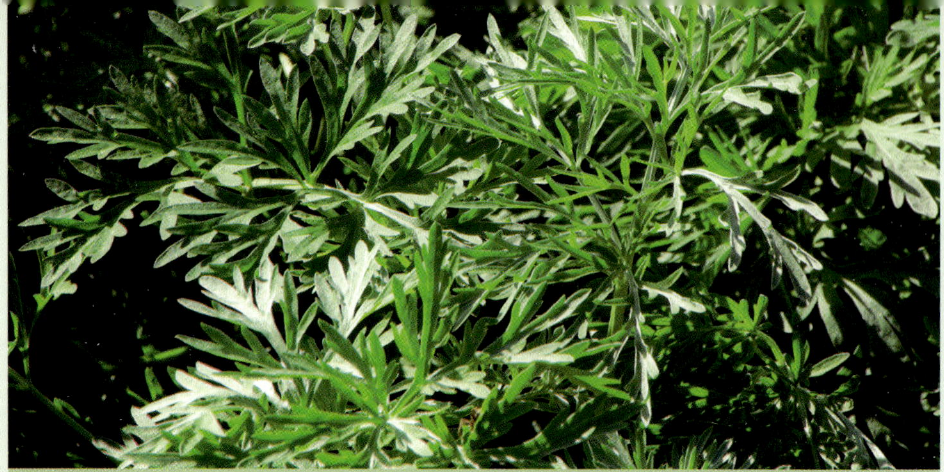

Wermut

Botanischer Name: Artemisia absinthium L.
Verwendete Teile: Blätter, Kraut
Erntezeit: Juni bis August
Heilwirkung: stärkend, blähungslindernd, magen- und nierenstärkend, verdauungsstärkend, blutbildend, blutreinigend, kreislaufstärkend, appetitfördernd, wirksam bei Magen-Darm-Leiden, Hautausschlägen, Regelbeschwerden, Blutergüssen, Rheuma
Vorsicht: Nicht während Schwangerschaft und Stillzeit sowie bei Magen- und Darmgeschwüren sowie bei Kindern unter zwölf Jahren anwenden. Bei Gallensteinleiden kann es zu Koliken kommen. Höhere Dosierungen und länger andauernde Anwendung vermeiden.

Heilrezept mit Wermut:

Wermut-Eisenkraut-Wein bei Zahnschmerzen und Eiterzähnen

50 g Wermutkraut
50 g Eisenkraut
500 ml Wein (trocken)
1 TL Rohrzucker
Kompresse (z. B. Mullauflage, Tuch)
Mullbinde

Kräuter mit dem Wein vermengen, 10 Minuten zusammen kochen, durch ein Sieb gießen (Kräuter aufbewahren) und mit dem Zucker süßen. Wein über den Tag verteilt schluckweise warm trinken. Warme Kräuter (auf eine angenehme Temperatur abgekühlt) auf eine Kompresse geben, über dem schmerzenden Kiefer bzw. dem Entzündungsherd mit einer Mullbinde fixieren und eine halbe bis eine Stunde (notfalls auch über Nacht) auf der schmerzenden Stelle lassen. Die Selbstbehandlung ersetzt allerdings keinen Zahnarztbesuch!

Heilrezept mit Zitrone:

Belebendes Zitronen-Potpourri

2 EL Fixiermittel (z. B. Iriswurzelpulver aus der Apotheke)
3 Tassen Rosenblätter
1 Tasse Zitronenschalen
4 Tropfen Zitronenöl
2 Tropfen Rosenöl

In einer Schüssel Fixiermittel mit Kräutern und Ölen gut verrühren und anschließend mit der Blütenmischung und aromatischen Pflanzenteilen vermengen. Alles in ein verschließbares Keramik- oder Glasgefäß füllen und gut verschlossen 6 Wochen stehen lassen, dabei täglich schütteln. Anschließend in eine schöne Schale füllen. Zur Duftauffrischung nach einiger Zeit ein Paar Tropfen ätherisches Öl hinzugeben.

Zitrone

Botanischer Name: Citrus limon
Verwendete Teile: Frucht und Schale
Erntezeit: ganzjährig
Heilwirkung: belebend, anregend, wirksam gegen Müdigkeit und Appetitmangel, hilft gegen Vitamin-C-Mangel

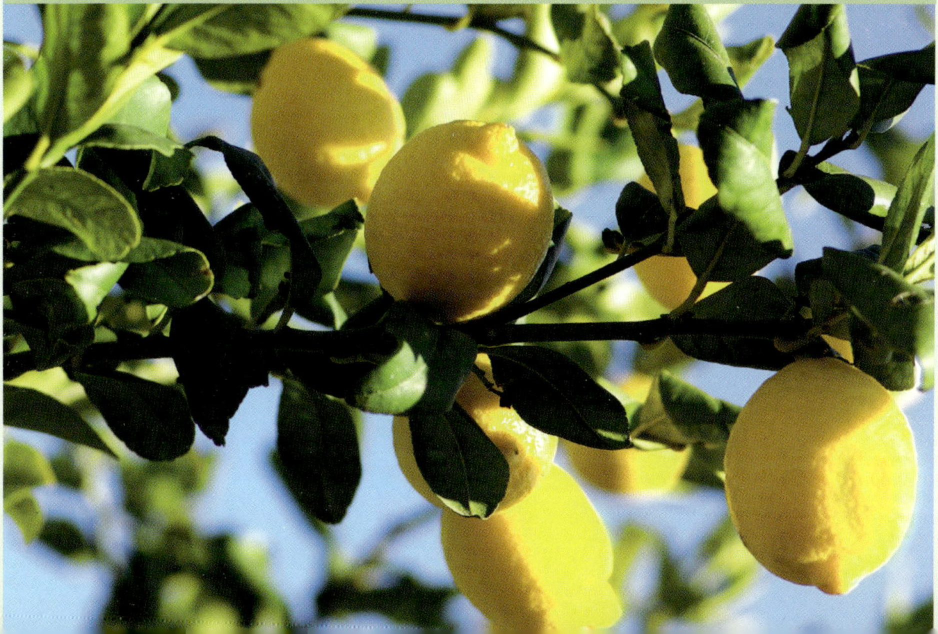

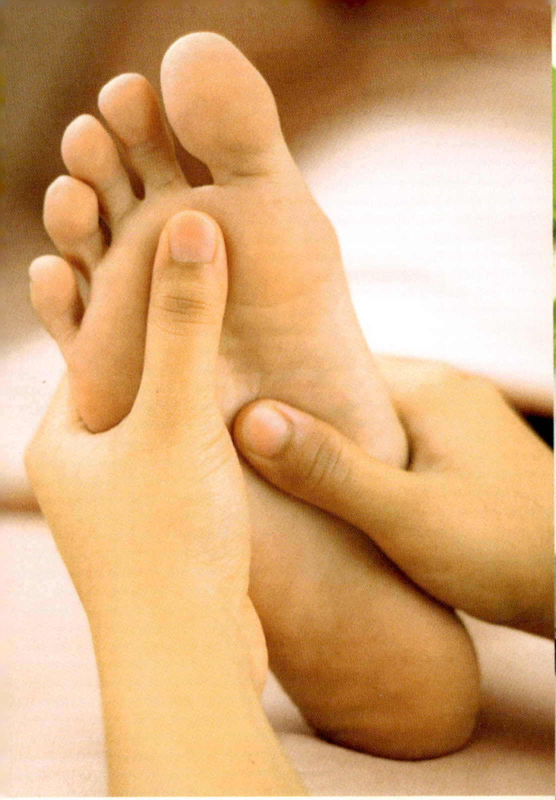
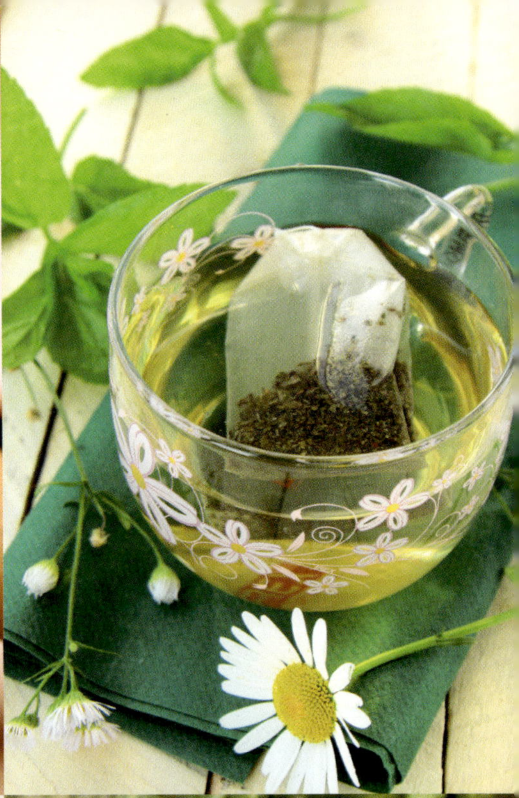
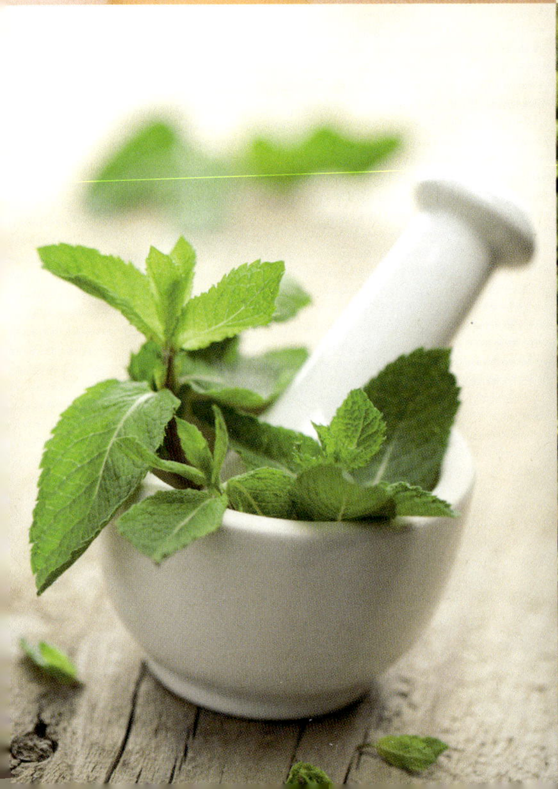
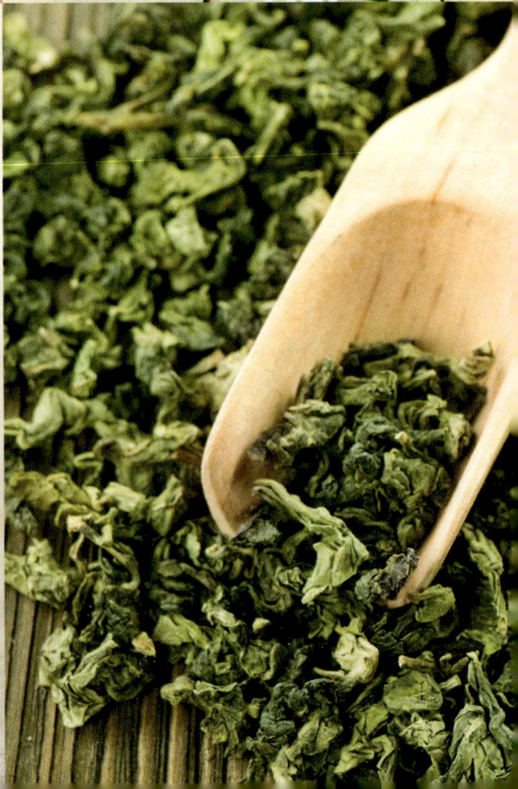

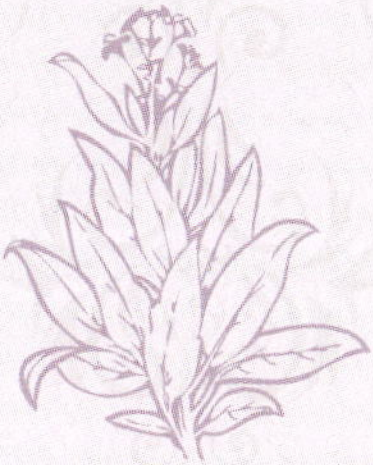

Alternative Heilanwendungen

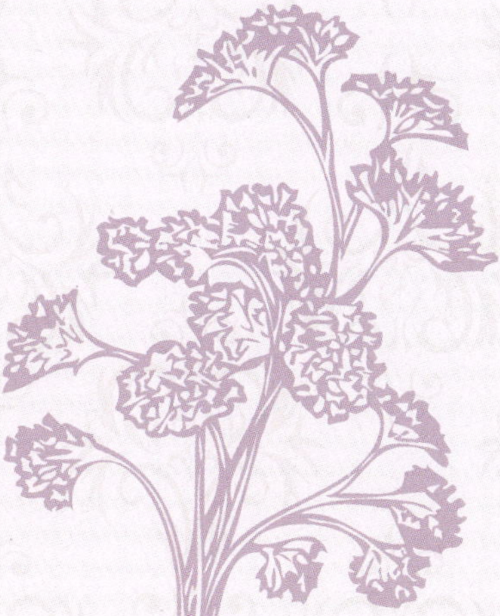

Die Welt der ätherischen Öle

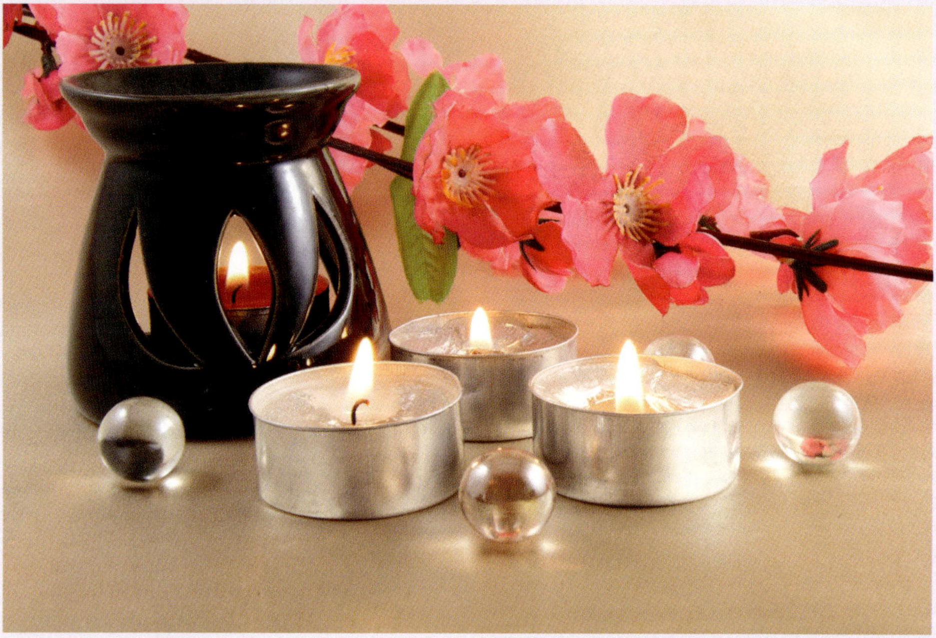

So gehen Sie vor

Folgende Hilfsmittel werden benötigt:

Duftlampe
etwas Wasser (am besten destilliert)
Teelicht
100%-iges naturreines ätherisches Öl oder Ölmischung nach Wahl

Der Duft der ätherischen Öle wirkt sich in verschiedener Weise auf das seelische Wohlbefinden aus. Dazu einfach passendes ätherisches Öl oder Ölmischung wählen, Wasserschale der Dufflampe mit Wasser füllen, Teelicht anzünden und unter die Wasserschale stellen, 3–10 Tropfen des gewählten Öls ins Wasser geben und 30 Minuten bis eine Stunde verdunsten lassen. Immer genug Wasser nachfüllen bzw. Teelicht rechtzeitig löschen, bevor das Wasser komplett verdunstet ist (eine Wasserfüllung reicht ca. 3–4 Stunden).

Vorsicht: Nicht überdosieren, sonst kann es zu Kopfschmerzen und Unwohlsein kommen. Duftlampe nicht außer Sichtweite lassen, außerhalb der Reichweite von Kindern aufstellen und Öl nie unverdünnt in die Lampe geben.

Übersicht über verschiedene ätherische Öle und ihre Wirkungen

Angelika	bei Stress und Erschöpfungszuständen, schwierigen Entscheidungen
Baldrian	bei Nervosität, Ratlosigkeit und Angstzuständen
Beifuß	bei Entscheidungsschwierigkeiten, zur Fokussierung auf das Wesentliche
Dill	bei Energiestau, zur seelischen Verarbeitung
Fenchel	für Geborgenheit, Ruhe, Nervenstärke und seelische Stabilität
Kamille	bei Ärger, Schmerz und Unzufriedenheit
Lavendel	für Reinheit, Frische, Entspannung, Ruhe und Ordnung, gegen böse Geister und negative Gedanken
Melisse	bei nervöser Unruhe, für Stärke und seelische Ausgeglichenheit
Minze	bei Abgespanntheit, Konzentrationsbeschwerden, Antriebsschwäche, Müdigkeit, für Anregung, Konzentration und Frische
Rose	für Liebe, Güte, Harmonie, Milde und Verständnis
Rosmarin	bei Abgeschlagenheit, für Energie, Stärke, Aktivität und Konzentration
Salbei	bei Selbstzweifeln, Verzagtheit und Überdruss, für Energie, Selbstvertrauen und Kraft
Schafgarbe	bei Stress, Niedergeschlagenheit und Schlafstörungen
Veilchen	bei Schock und seelischer Verletzung
Thymian	bei seelischer Schwäche, Gedächtnis- und Konzentrationsproblemen, für Tatkraft, Mut und einen starken Willen
Wacholder	bei Erschöpfung, Schlafstörungen, Unsicherheit, Verwirrung und Verstimmung, für Nervenstärke, Harmonie, Reinigung, Entspannung und Liebe

Massageöle

Folgende Hilfsmittel werden benötigt:

50 ml Massageöl (z. B. Mandel-, Jojoba- oder Avocadoöl)
einige Tropfen reines ätherisches Öl nach Wahl

Trägeröl mit den ätherischen Ölen in ein Fläschchen füllen und durch Schütteln mischen.

Achtung: Nicht überdosieren. Nur wenige Tropfen verwenden (nicht mehr als 3), denn zuviel des Guten kann zu Hautreizungen, Bluthochdruck und Allergien führen. Bestimmte Öle (siehe Ölbäder) nicht während Schwangerschaft und Stillzeit anwenden. Nicht bei Babys und Kleinkindern anwenden, bei größeren Kindern nur milde Öle niedrig dosiert wählen (z. B. Lavendel, Rose, römische Kamille).

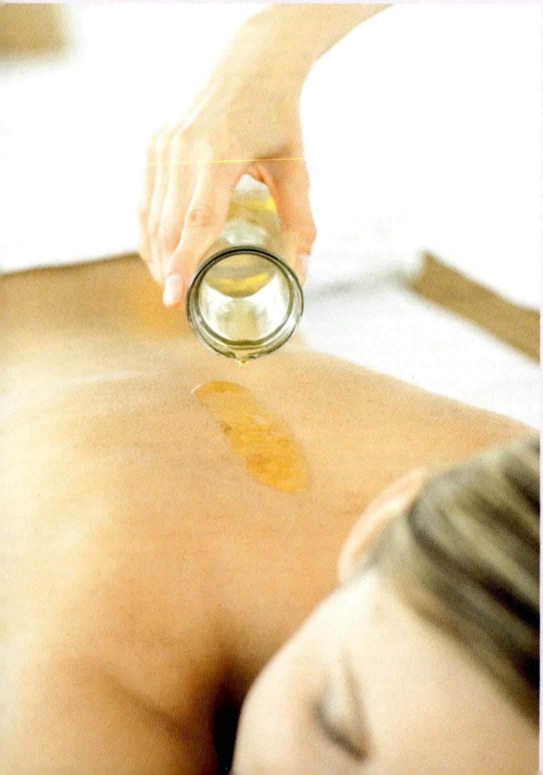

Verschiedene Massageölmischungen

- liefert Energie: 3 Tropfen Zitrone, 2 Tropfen Rosmarin, 1 Tropfen Kiefer
- gegen Cellulite: 3 Tropfen Wacholder, 2 Tropfen Fenchel, 1 Tropfen Zedernholz
- beruhigt die Nerven: 3 Tropfen Lavendel, 2 Tropfen Neroli, 1 Tropfen Jasmin, 1 Tropfen Ylang-Ylang

Ölbädermischungen

Rosen-Bad
Lebensmittelfarbe nach Wahl
250 g grobes Meersalz (z. B. Totes-Meer-Salz)
5 ml Olivenöl
ca. 10 Tropfen reines ätherisches Öl nach Wahl
getrocknete Rosenblätter

Badesalz im Schüttelbecher mit einigen Tropfen Farbe (und evtl.

etwas Wasser) vermischen und gut durchschütteln, bis es die gewünschte Farbe annimmt. Einige Tage im offenen Behälter oder 1 Stunde im Backofen bei ca. 50° C trocknen lassen. Salz mit dem Ölgemisch und den Blütenblättern in einer Schüssel gründlich vermengen. Salzmischung in das Glasgefäß füllen, gut verschließen und zum Baden eine halbe Tasse Badesalz ins Badewasser geben oder Salzmischung in ein Organzasäckchen füllen und dieses beim Baden in die Wanne hängen.

Als Alternative sind auch folgende Öle und Kräuter hilfreich:
- Belebend: Thymian, Rosmarin, Wacholder, Pfefferminze
- Beruhigend: Lavendel, Salbei, Kamille
- Sinnlich: Rosenholz, Vanille, Patchouli

Wohltuende Ölbäder

50 ml Trägeröl (z. B. Mandel-, Jojoba- oder Avocadoöl)
einige Tropfen reines ätherisches Öl nach Wahl
250 ml Sahne oder Vollmilch bzw. ein geruchsneutrales Shampoo

Ölbäder pflegen Körper und Seele. Dazu Trägeröl mit dem ätherischen Öl mischen. Sahne oder Milch (bzw. Shampoo für ein Schaumbad) mit 3 Esslöffel der Ölmischung mischen und dem Badewasser zusetzen.

Achtung: Nicht überdosieren. Nur wenige Tropfen (nicht mehr als 3) verwenden, denn zuviel des Guten kann zu Hautreizungen, Bluthochdruck und Allergien führen. Bestimmte Öle (z. B. Fenchel, Anis, Rosmarin, Angelika, Thymian, Wacholder, Minze, Melisse, Muskatellersalbei) nicht während Schwangerschaft und Stillzeit anwenden. Nicht bei Babys und Kleinkindern anwenden, bei größeren Kindern nur milde Öle niedrig dosiert wählen (z. B. Lavendel, Rose, römische Kamille).

- Belebungsbad: je 2 Tropfen Rosmarin und Wacholder, je 1 Tropfen Pfefferminze und Sandelholz
- Anti-Stress-Bad: 3 Tropfen Lavendel, je 2 Tropfen Geranium und Eisenkraut, 1 Tropfen Rosenholz
- Entspannungsbad: 2 Tropfen Melisse, je 1 Tropfen Lavendel und Anisöl
- Cellulitebad: Je 2 Tropfen Zitrone und Wacholder, 1 Tropfen Zypresse
- Schlaf-Gut-Bad: je 2 Tropfen Lavendel und Kamille, 1 Tropfen Neroli
- Starke-Nerven-Bad: 3 Tropfen Melisse, 2 Tropfen Lavendel, 1 Tropfen Petit Grain
- Anti-Schmerz-Bad: 4 Tropfen Salbei, 3 Tropfen Rosmarin, 1 Tropfen Pfefferminze

Wohltuende Wickel und Packungen

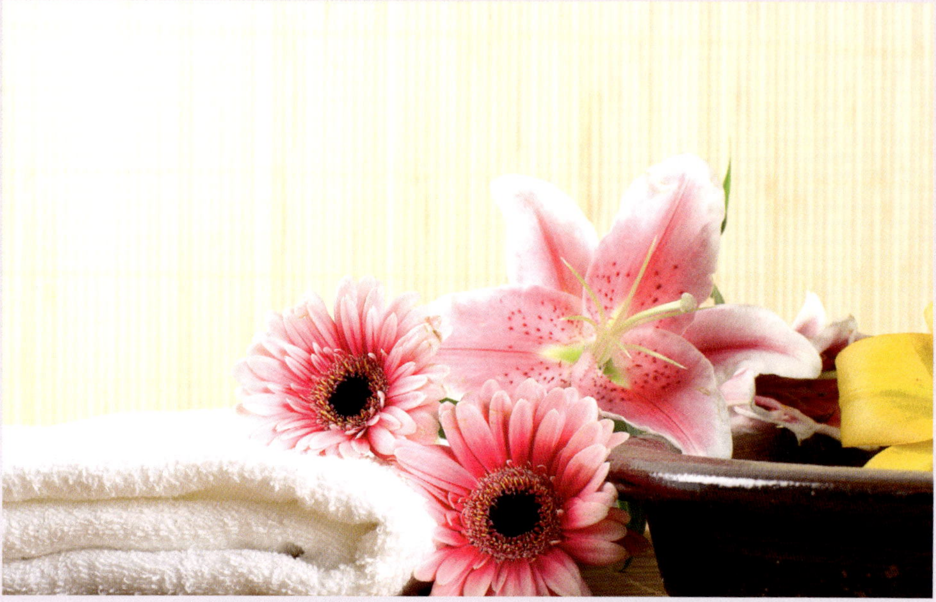

Wickel und Packungen gehören zu den ältesten Hausmitteln. Sie können das Immunsystem positiv beeinflussen, indem sie die Temperatur des gesamten Körpers bzw. einer Region regulieren. Dabei melden die Wärme- und Kälterezeptoren der Haut dem Gehirn, welche Reize sie empfangen. Ist es zu kalt, weitet der Körper die Blutgefäße. Das steigert die Durchblutung und die Haut wird warm.

Umgekehrt verengt er die Blutgefäße bei Wärme. Gleichzeitig öffnet er die Poren, um für Erfrischung zu sorgen. Genauso funktionieren Wickel. Dabei ist der Reiz der Behandlung umso größer, je mehr die Temperatur des Wickels von der normalen Körpertemperatur abweicht.

Wickel werden stets in drei Schichten aufgebracht. Die erste Lage bildet ein Leinentuch, das in kaltes oder warmes Wasser getaucht worden ist. Darüber kommt ein Baumwolltuch als Zwischenschicht. Die letzte Lage bildet ein Wolltuch. Keine Materialien aus Kunstfasern verwenden, sie verhindern die Hautatmung und verursachen einen unerwünschten Wärmerückstau in den Körper.

Achtung: Kalte Wickel nie auf kalte Haut legen und nur bei warmen Füßen anwenden. Wenn sich die Beschwerden nicht nach einigen Tagen bessern, besser einen Arzt aufsuchen.

Wärmeentziehende Wickel

Folgende Hilfsmittel werden benötigt:
3 Tücher

Tuch in kaltes Wasser tauchen, ausdrücken und dicht auf die betroffene Körperstelle legen. Nicht mit Plastikfolie abdecken: das würde ein Verdunsten der Flüssigkeit verhindern und zu einem Wärmestau führen. Den Wickel so lange liegen lassen, bis er die Wärme aus dem betroffenen Gebiet gezogen und sich erwärmt hat. In der Regel sind das 20–30 Minuten. Abnehmen und bei Bedarf wiederholen.

- Wirkt entzündungshemmend und fiebersenkend.
- Bei akuten Entzündungen und zur Senkung von über 40 Grad hohem Fieber.

Wärmestauende Wickel

Folgende Hilfsmittel werden benötigt:
3 Tücher

Tuch in kaltes Wasser tauchen, ausdrücken und dicht auf die betroffene Körperstelle legen. Ein weiteres Baumwoll- oder Leinentuch darüber legen und mit einer Wolldecke abschließen. Den Wickel so lange liegen lassen, bis sich eine deutliche Erwärmung bildet (kein Schweiß!). Das dauert meistens 45–60 Minuten. Wärmestauende Wickel nicht mehrmals hintereinander anlegen, besser nur einmal am Morgen und einmal am Abend. Danach ausruhen und entspannen.

- Wirkt schmerzlindernd und fördert die Beweglichkeit.
- Bei chronischen Beschwerden, z. B. bei Arthrose, oder Muskelkrämpfen.
- Niemals bei akuten Entzündungen anwenden!

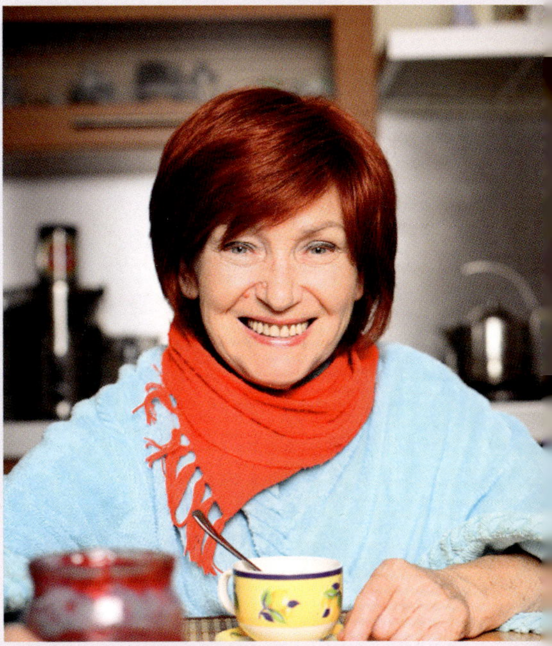

Heiße Wickel

Folgende Hilfsmittel werden benötigt:
3 Tücher

Tuch in heißes Wasser tauchen, gut ausdrücken und dicht auf die betroffene Körperstelle legen. Ein weiteres Baumwoll- oder Leinentuch darüber legen und mit einer Wolldecke abschließen. Den Wickel so lange liegen lassen, bis er sich deutlich abkühlt.

- Wirkt entkrampfend.
- Bei Blähungen oder Unterleibsschmerzen.
- Niemals bei akuten Entzündungen anwenden!

Schweißtreibende Wickel

Folgende Hilfsmittel werden benötigt:
3 Tücher

Tuch in kaltes Wasser tauchen, ausdrücken und den gesamten Körper damit bedecken. Ein weiteres Baumwoll- oder Leinentuch darüber legen und mit einer Wolldecke abschließen. Den Wickel so lange liegen lassen, bis er sich erwärmt hat. In der Regel sind das 15–20 Minuten. Abnehmen und bei Bedarf wiederholen.

- Wirkt durchblutungsfördernd und schweißtreibend.
- Bei Erkältungskrankheiten (ohne Fieber!).

Quarkwickel (kühl)

Folgende Hilfsmittel werden benötigt:
3 Tücher und eine Packung Magerquark

Tuch etwa fingerdick mit Magerquark bestreichen und die betroffene Stelle damit bedecken. Der Quark sollte angenehm kühl, aber nicht kühlschrankkalt sein. Ein Baumwoll- oder Leinentuch darüber legen und mit einer Wolldecke abschließen. Den Wickel so lange liegen lassen, bis er sich erwärmt hat. Das dauert etwa 2 Stunden. Schweißtreibende Wickel nicht mehrmals hintereinander anlegen, besser nur einmal am Morgen und einmal am Abend. Danach ausruhen und entspannen. Der Effekt lässt sich mit schweißtreibenden Tees verstärken.

- Wirkt entzündungshemmend, abschwellend und schmerzlindernd.
- Bei Halsentzündungen, Heiserkeit, Blutergüssen, Verstauchungen, Zerrungen, Gelenkentzündungen, Brustentzündungen, Milchstau, Ekzemen / Juckreiz, Sonnenbrand, Insektenstichen, Fieber

Kartoffelwickel (heiß)

Folgende Hilfsmittel werden benötigt:
3 Tücher und mehlig kochende Kartoffeln

Kartoffeln kochen, pellen und zerstampfen. Die Temperatur vorsichtig am Unterarm testen, da die Kartoffeln sehr heiß sind und Verbrennungsgefahr besteht. Tuch etwa fingerdick damit bestreichen und die betroffene Stelle damit bedecken.

Ein weiteres Baumwoll- oder Leinentuch darüber legen und mit einer Wolldecke abschließen. Den Wickel so lange liegen lassen, bis er sich deutlich abkühlt. Danach ausruhen und entspannen. Nur einmal täglich anwenden.

- Wirkt schmerzlindernd, erwärmend und wärmespeichernd.
- Bei Erkältung, Husten, Halsschmerzen, Kopfschmerzen, Rückenschmerzen, Nackenverspannungen

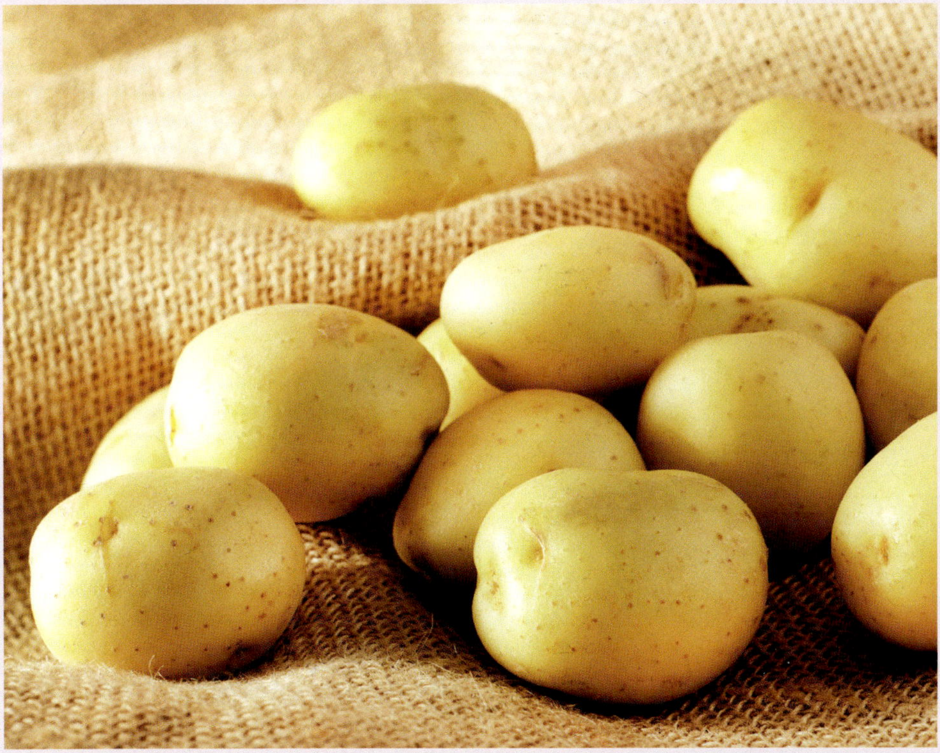

Kälte tut gut: Kneippen

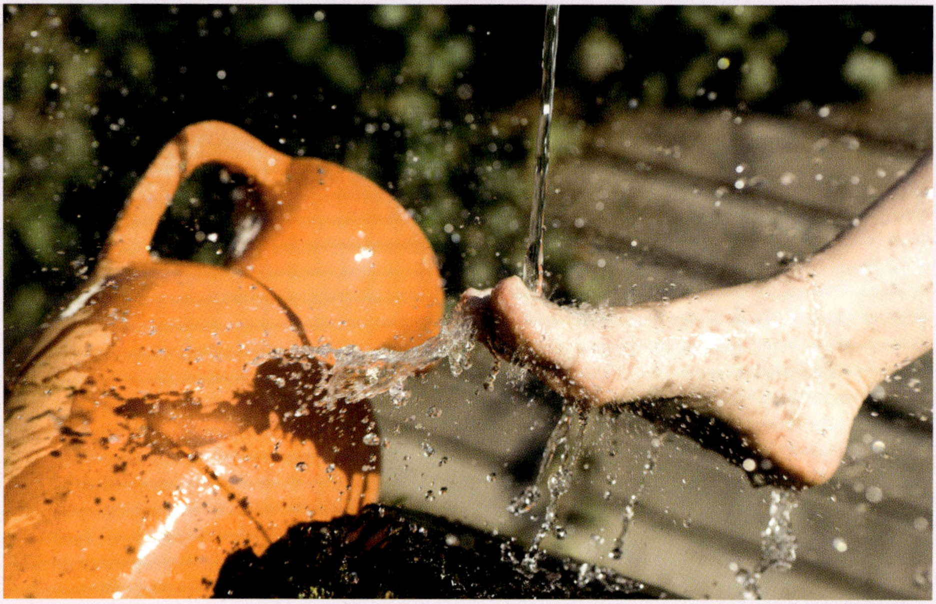

Grundlagen

Pfarrer Sebastian Kneipp (1821–1897) hat sich mit Bädern in der nur wenigen Grad kalten Donau von einer schweren Tuberkulose kuriert. Aber keine Sorge: Niemand muss heute in einen eiskalten Fluss springen, um von den wohltuenden Wirkungen des Wassers auf Herz-Kreislauf- und Immunsystem zu profitieren. Trotzdem ist es der Wechsel von warm und kalt, auf den es ankommt. Denn der Kälteschock stimuliert die Durchblutung: Kurz danach prickelt die Haut und ist sanft gerötet. Damit helfen Güsse bei Krampfadern, niedrigem Blutdruck oder Prellungen. Vorsicht ist hingegen bei Arterieller Verschlusskrankheit angesagt. Auch wer schon vor der Anwendung fröstelt oder durch eine Erkältung geschwächt ist, für den ist Kälte tabu. Im Zweifel weiß der Arzt oder der medizinische Bademeister weiter.

Rund 120 verschiedene Anwendungen sind entstanden, die nicht nur therapeutisch, sondern auch präventiv von Nutzen sind. Viele der Anwendungen lassen sich einfach in den Tagesablauf integrieren – und sind kinderleicht.

Gesichtsguss

Den Duschschlauch in die rechte Hand nehmen und eine angenehme Temperatur einstellen. Jetzt an der Stirnseite beginnen und das Gesicht langsam im Uhrzeigersinn umspülen.

- Wirkt erfrischend.
- Bei Migräne und Zahnschmerzen.

Warmer Nackenguss

Einen 38–40°C warmen Wasserstrahl vom rechten Handrücken langsam über die Armaußenseite bis zur Schulter führen. Am Nacken verweilen und mehrmals hin und her bewegen. Danach den Wasserstrahl über die linke Schulter zur linken Hand hinunterführen. Das Ganze soll nicht länger als 3–5 Minuten dauern.

- Bei Migräne und Spannungskopfschmerzen.

Kalter Armguss

Den rechten Arm locker über dem Badewannenrand hängen lassen. Mit der linken Hand den Duschschlauch vom Handrücken aus am Arm hoch bis zur Schulter führen und dort fünf bis zehn Sekunden verharren. Anschließend den Schlauch an der Arminnenseite entlang zurück zur Hand führen. Noch zweimal wiederholen und dann dreimal am linken Arm durchführen. Nach dem Guss das Wasser mit den Händen abstreifen und nachspüren.

- Wirkt durchblutungsfördernd und regt den Kreislauf an.
- Bei niedrigem Blutdruck, Kreislaufschwäche und Erschöpfung.

Ansteigendes Armbad

Beide Arme bis zu den Ellbogen in ca. 30 °C warmes Wasser tauchen. Langsam heißes Wasser nachlaufen lassen, so dass die Wassertemperatur innerhalb von 20 Minuten auf 40 °C ansteigt.

- Wirkt durchblutungsfördernd und regt den Kreislauf an.
- Bei Erkältungskrankheiten, Asthma und Herzschwäche.

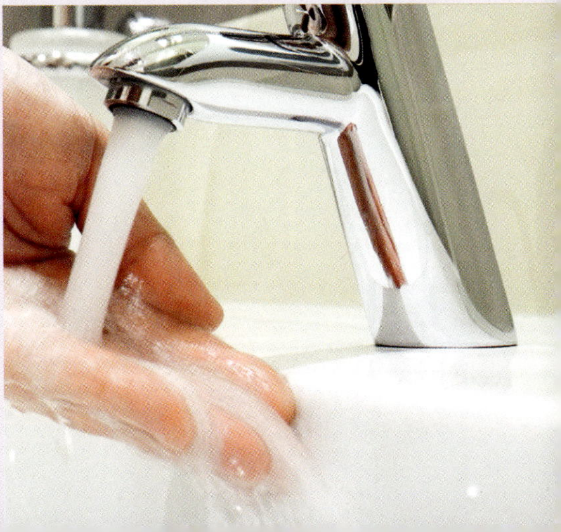

Kalter Beinguss

Den Duschschlauch von der rechten Ferse über die Rückseite des Beines bis zur rechten Hüfte führen, auf vorne über den Oberschenkel und das Schienbein wieder nach unten. Danach zum linken Bein wechseln.

• Bei Kopfschmerzen, Darmträgheit und Krampfadern sowie geschwollenen Beinen.

Kaltes Fußbad

Beide Füße in ca. 15 °C kaltes Wasser stellen und so 15–30 Sekunden verweilen. Danach dicke Wollsocken über die noch nassen Füße ziehen.

• Bei Einschlafstörungen, Krampfadern oder geschwollenen Beinen, Kopfschmerzen und Nasenbluten.

Ansteigendes Fußbad

Beide Füße in ca. 33 °C warmes Wasser tauchen. Langsam heißes Wasser nachlaufen lassen, so dass die Wassertemperatur innerhalb von 15–20 Minuten auf 42 °C ansteigt. Danach die Füße abtrocknen und warme Wollsocken anziehen.

• Bei Erkältungen, kalten Füßen und Schüttelfrost.

Wechselfußbad

Folgende Hilfsmittel werden benötigt:
2 Schüsseln, eine mit heißem, eine mit kaltem Wasser

Beide Füße für etwa 5 Minuten ins heiße Wasser stellen, dann für etwa 30 Sekunden ins kalte Wasser tau-

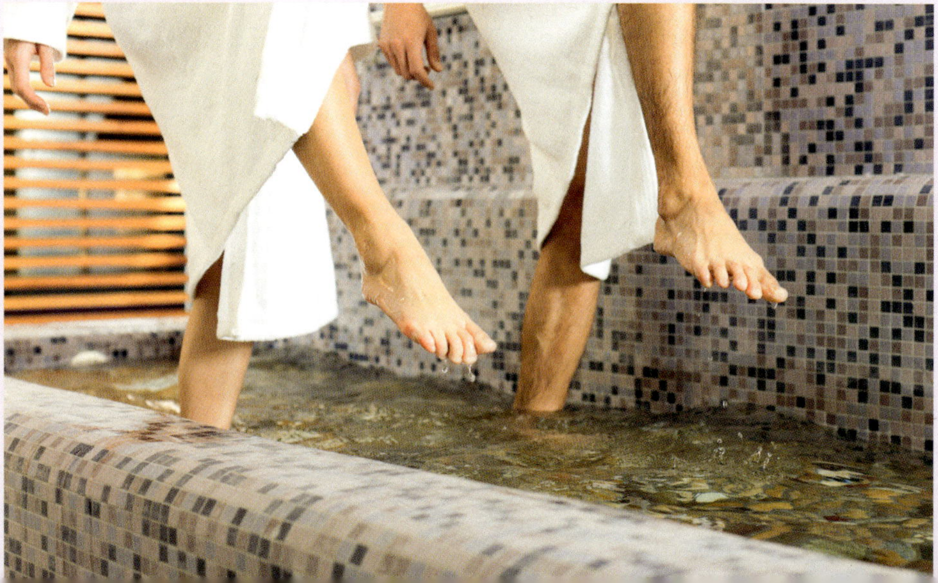

chen. Mehrmals wiederholen und anschließend dicke Wollsocken über die nassen Füße anziehen.

- Bei Einschlafstörungen, Immun- und Kreislaufschwäche, Depressionen und Erschöpfungszuständen.

Wassertreten
Folgende Hilfsmittel werden benötigt:
Bach, Tretbecken oder Badewanne

Wie der sprichwörtliche Storch im Salat mit hochgezogenen Knien durch das knietiefe kalte Wasser staksen. In der Badewanne ist auch das Treten auf der Stelle möglich, bei jedem Schritt sollte das Bein aber komplett aus dem Wasser herausragen. Nicht länger als 1 Minute durchführen.

- Stärkt das Immunsystem.
- Bei Erschöpfung, Stress und Depressionen, Schlafstörungen, Kopfschmerzen und Wetterfühligkeit.

Wechselduschen
Zunächst 2–3 Minuten warm duschen. Danach den kalten Brausestrahl vom linken Fuß ausgehend auf der Rückseite des Beines bis zum Po hochführen. Dann zum rechten Bein wechseln. Anschließend den Wasserstrahl von den Fingerspitzen der rechten Hand beginnend entlang der Außenseite der Arme bis zur Schulter führen. Dann zum linken Arm wechseln. Zuletzt kurz Brust, Bauch und Rücken abspülen. Zum Schluss weitere 2–3 Minuten warm duschen und die kalte Anwendung wiederholen.

- Wirkt durchblutungsfördernd und regt den Kreislauf an. Stärkt das Immunsystem.
- Bei Einschlafstörungen, depressiven Verstimmungen und Erschöpfungszuständen.

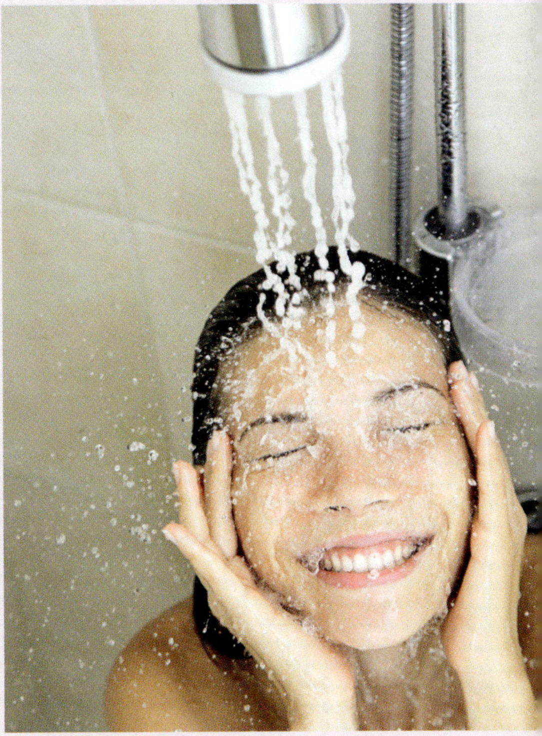

Bachblüten

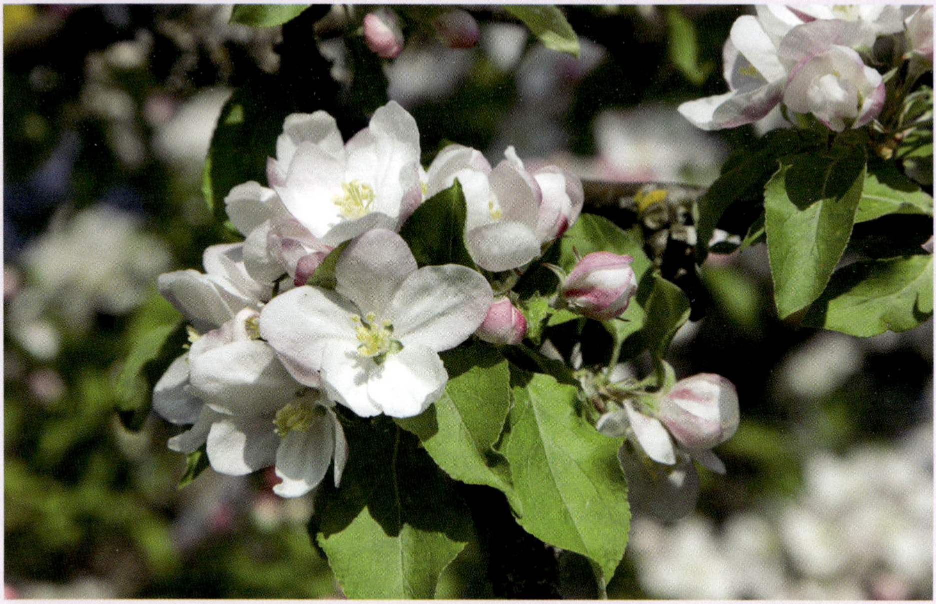

Die Bachblüten-Therapie geht auf den britischen Mediziner Dr. Edward Bach (1886–1936) zurück. Er bemerkte einen Zusammenhang zwischen der Persönlichkeit eines Menschen und seinem Gesundheitszustand. Insgesamt hat er 38 verschiedene Emotionen festgehalten, denen er eine heilsame Essenz zugeordnet hat.

Die Pflanzen wirken nicht durch ihre Bitter-, Duft- oder sonstigen Inhaltsstoffe. Bach war überzeugt, dass es ihre positive Energien und Schwingungen sind, die die negativen Emotionen lösen und das seelische Gleichgewicht wiederherstellen können. Dazu 1–2 Tropfen aus dem entsprechenden Fläschchen in ein halbes Glas Wasser gegeben und über eine Viertelstunde trinken. Wenn kein Wasser zur Hand ist, kann ein Tropfen direkt auf die Handinnenfläche gegeben und abgeleckt werden. Bei Bedarf wiederholen, bis der akute Zustand abklingt. Bachblüten sind über das Internet oder spezialisierte Apotheken erhältlich.

Die positiven Wirkungen der Bach-Blütentherapie ist nicht ausreichend durch wissenschaftliche Studien belegt, sodass gesetzliche Krankenkassen die Kosten für eine Behandlung meist nicht übernehmen.

Die 38 Emotionen und die dazu passenden Bachblüten

- Agrimony (Odermennig) – Oberflächlichkeit, Fröhlichkeit und Unbeschwertheit als Fassade
- Aspen (Espe oder Zitterpappel) – grundlose Angst, böse Vorahnungen
- Beech (Rotbuche) – Intoleranz, Kritiksucht, Spott und Hohn
- Centaury (Tausendgüldenkraut) – Unfähigkeit, „Nein“ zu sagen
- Cerato (Bleiwurz(Hornkraut) – Unsicherheit und mangelndes Selbstvertrauen
- Cherry-Plum (Kirschpflaume) – Innerer Zwang und Angst, die Selbst-Kontrolle zu verlieren
- Chestnut Bud (Knospe der Rosskastanie) – Unfähigkeit, aus Fehlern zu lernen
- Chicory (Wegwarte) – übertriebene Fürsorglichkeit
- Clematis (Weiße Waldrebe/Greisenbart) – Abwesenheit, Verträumtheit
- Crab Apple (Holzapfel) – Sauberkeitsfanatiker, Selbsthass
- Elm (Ulme) – Überforderung und Überlastung
- Gentian (Herbstenzian) – Zweifel, Pessimismus und Entmutigung
- Gorse (Stechginster) – Hoffnungslosigkeit, Resignation und Verzweiflung
- Heather (Heidekraut) – Ichbezogenheit und Selbst-Anliegen
- Holly (Stechpalme) – Hass, Neid und Eifersucht
- Honeysuckle (Geissblatt) – Sehnsucht nach der Vergangenheit
- Hornbeam (Weißbuche oder Hainbuche) – Antriebslosigkeit
- Impatiens (Drüsentragendes Springkraut) – Ungeduld, cholerisch
- Larch (Lärche) – Minderwertigkeitskomplexe und mangelndes Selbstvertrauen

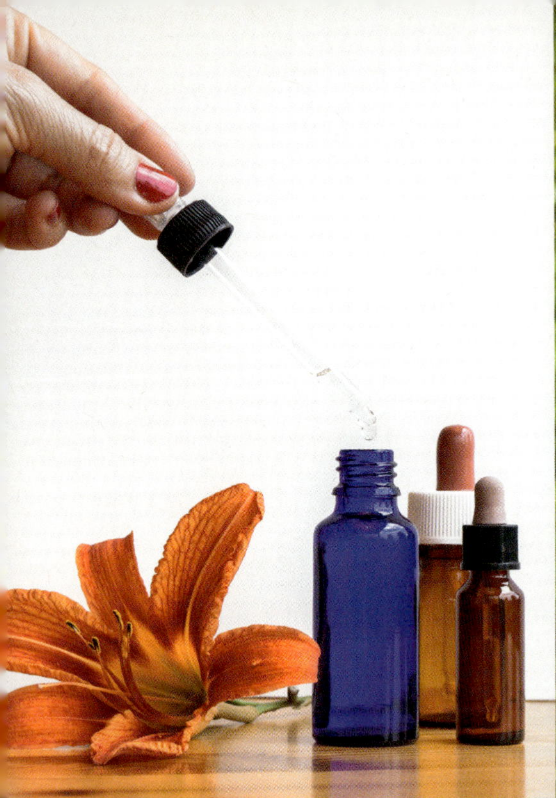
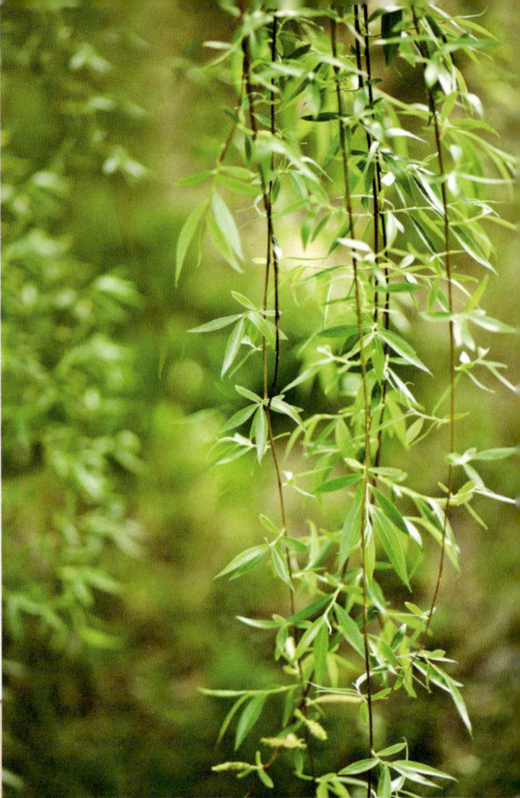
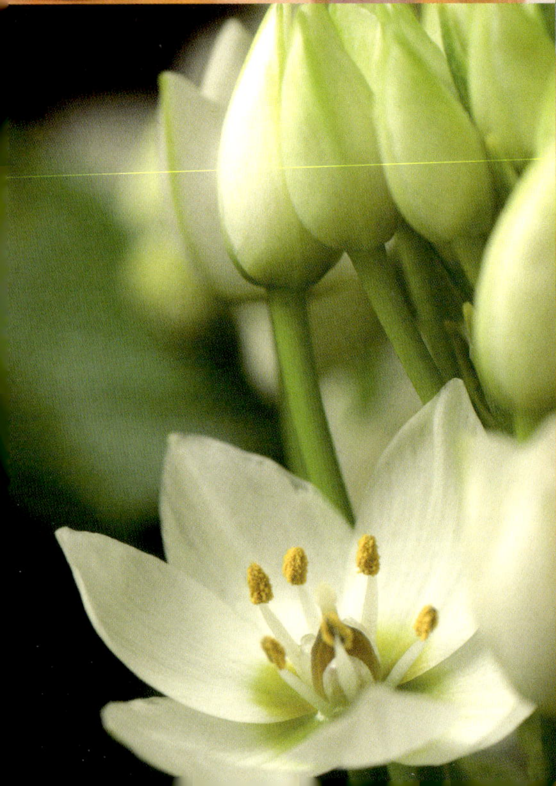
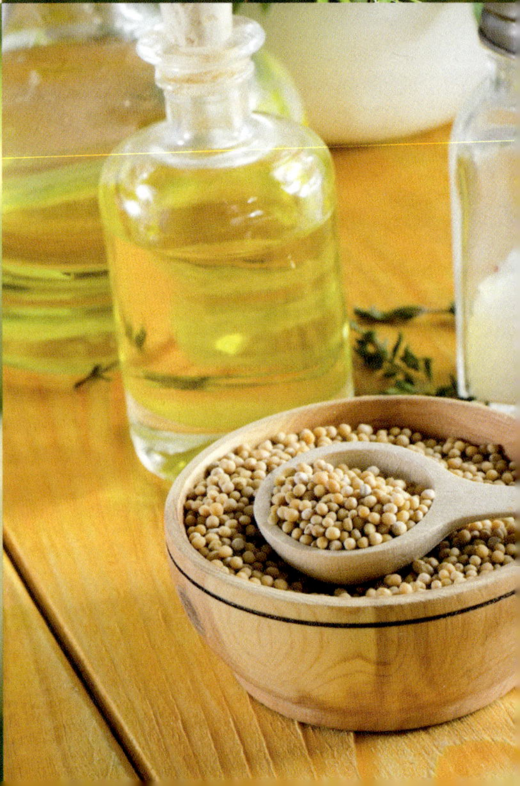

- Mimulus (Gefleckte Gauklerblume) – Ängstlichkeit und Übersensibilität

- Mustard (Wilder Senf) – Schwermut

- Oak (Eiche) – Falsch verstandenes Pflichtgefühl

- Olive (Olive) – Burn-out

- Pine (Schottische Kiefer) – Schuldgefühle und Selbstvorwürfe

- Red Chestnut (Rote Kastanie) – Selbstaufgabe

- Rock Rose (Gelbes Sonnenröschen) – Panik und seelischer Ausnahmezustand

- Rock Water (Wasser aus heilkräftigen Quellen) – Prinzipienreiterei

- Sclerantus (Einjähriger Knäuel) – Unausgeglichenheit, Sprunghaftigkeit

- Star of Bethlehem (Doldiger Milchstern) – unverarbeitete seelische Erschütterungen

- Sweet Chesnut (Edelkastanie oder Esskastanie) – innere Ausweglosigkeit

- Vervain (Eisenkraut) – Übereifer, starke Begeisterungsfähigkeit und hoher Idealismus

- Vine (Weinrebe) – Dickköpfigkeit, Rücksichtslosigkeit und Herrschsucht

- Walnut (Walnuss) – Verunsicherung und Wankelmut

- Water Violet (Sumpfwasserfeder) – Überheblichkeit

- White Chestnut (Rosskastanie oder weiße Kastanie) – unaufhörliches Gedankenkreisen

- Wild Oat (Waldtrespe) – Ruhelosigkeit und Ziellosigkeit

- Wild Rose (Heckenrose) – Resignation und innerliche Kapitulation

- Willow (Gelbe Weide) – Selbstmitleid und Groll

- Rescue (eine Mischung aus fünf Essenzen) – Notfalltropfen bei starker innerer Anspannung

Yoga

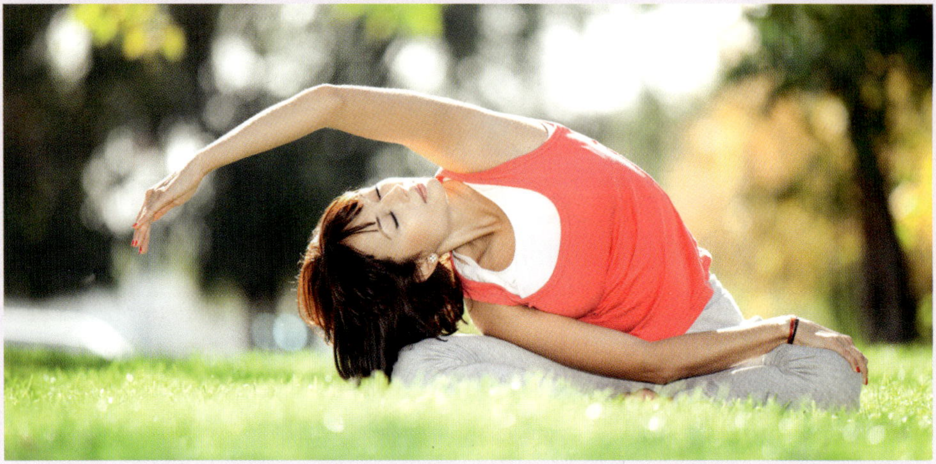

Yoga hat seine Wurzeln in Indien. Es ist eine philosophische Lehre, zu der sowohl geistige als auch körperliche Übungen gehören. Im Rahmen einer Übungsstunde werden daher neben den Körperübungen (die sogenannten Asanas) auch Atem- und Meditationsübungen gemacht. Ziel ist es, Körper, Geist, Seele und Atem in Einklang zu bringen und innere Gelassenheit zu erreichen.

Yoga ist für viele Menschen geeignet, unabhängig von Geschlecht, Alter oder Trainingszustand. Bei chronischen Krankheiten, Schilddrüsenfehlfunktionen oder Bluthochdruck sollte trotzdem zuvor das OK von Arzt und Yoga-Lehrer eingeholt werden. Das gilt insbesondere bei Rückenproblemen (z.B. an der Bandscheibe). Wer Yoga selbst ausprobieren möchte, belegt am besten einen Kurs in seiner Nähe. Vor allem Neueinsteiger profitieren vom Training in der Gruppe und den Korrekturen und Hinweisen eines erfahrenen Lehrers. Nur so ist gewährleistet, dass die Übungen im richtigen Atemrhythmus erfolgen und es durch übertriebenen Ehrgeiz nicht zu Verletzungen kommt. Zwar hat auch der Buchhandel eine Reihe von Ratgebern und Nachschlagewerken zu bieten, leider beschränken sich diese jedoch oft auf Abbildungen oder Skizzen von den Endphasen der Asanas. Die fließenden Bewegungsabläufe und ihre Variationen kommen meist zu kurz. Einige Krankenkassen unterstützen bei der Suche nach einer geeigneten Maßnahme, teilweise übernehmen sie sogar einmal pro Jahr einen Teil der Kosten.

Fußreflexzonen-massage

Die Fußreflexzonenmassage basiert auf der Annahme, dass jedem Organ eine bestimmte Stelle am Fuß zugeordnet ist. Drückt man diese sanft mit der Daumenkuppe ein und verharrt so einen Moment, wirkt sich das positiv auf die entsprechenden Organe aus. Bei Kopfschmerzen zum Beispiel massiert man zuerst den großen Zeh, und zwar an der inneren Seite. Anschließend massiert man alle Zehen. Hier befinden sich unter anderem die Reflexzonen für Nasennebenhöhlen, Ohren, Kiefer und Zähne.

Schmerzende oder feste Stellen sollten sanft bearbeitet werden, bis der Schmerz nachlässt. Sind die Schmerzen zu stark, sollte nur um die Stelle rotiert werden.

Wirkt schmerzlindernd, durchblutungsfördernd und beruhigend. Sie baut Stress ab, aktiviert die Selbstheilungskräfte und kräftigt die körperliche Verfassung. Darüber hinaus kann die Massage den Lymphabfluss in Armen und Beinen fördern, Muskelverspannungen lösen und Schmerzen lindern.

Praktisch: Es gibt Socken zu kaufen, auf denen die Fußreflexzonen aufgedruckt sind.

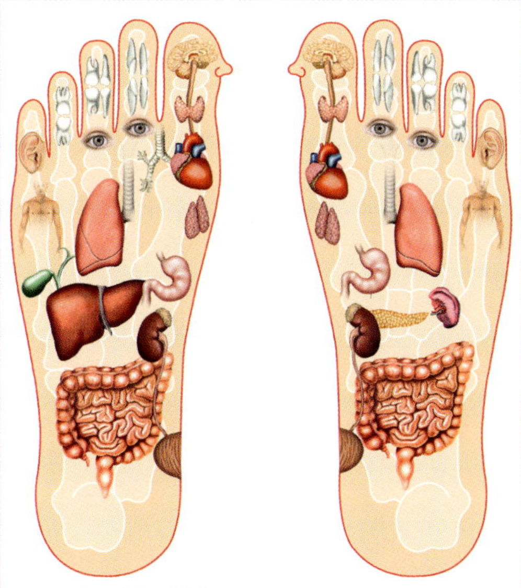

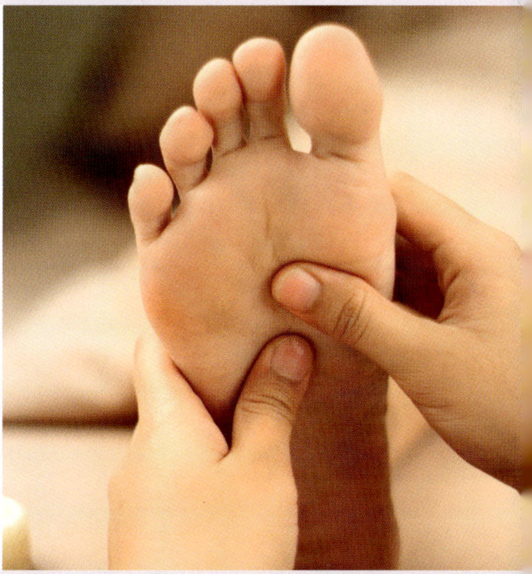

Register

Wo finde ich ein Rezept gegen ...

In meinem Garten wächst ...

Register

www.otus.ch

Komplettproducing: twinbooks, München (Jennifer Künkler)
Texte: Melanie Goldmann und Inka R. Stonjek für twinbooks, München
Alle Abbildungen © Shutterstock Images